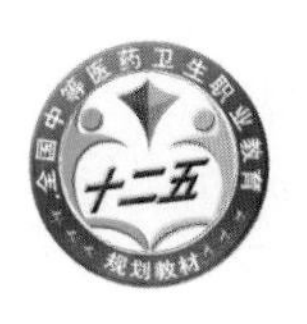

全国中等医药卫生职业教育“十二五”规划教材

生物化学检验技术

（供医学检验技术专业用）

主　编　钟楠楠（西安市卫生学校）
副主编　乔　梅（珠海市卫生学校）
　　　　郭　丽（临汾职业技术学院）

中国中医药出版社
·北　京·

图书在版编目(CIP)数据

生物化学检验技术／钟楠楠主编．—北京：中国中医药出版社，2014.7（2022.8重印）
全国中等医药卫生职业教育“十二五”规划教材
ISBN 978-7-5132-1528-2

Ⅰ．①生… Ⅱ．①钟… Ⅲ．①生物化学－医学检验－中等专业学校－教材
Ⅳ．①R446.1

中国版本图书馆CIP数据核字（2013）第135519号

中国中医药出版社出版
北京经济技术开发区科创十三街31号院二区8号楼
邮政编码 100176
传真 010-64405721
河北品睿印刷有限公司印刷
各地新华书店经销

开本 787×1092 1/16 印张 17.75 字数 392 千字
2014年7月第1版 2022年8月第4次印刷
书号 ISBN 978－7－5132－1528－2

定价 50.00元
网址 www.cptcm.com

服务热线 010-64405510
购书热线 010-89535836
维权打假 010-64405753

微信服务号 zgzyycbs
微商城网址 https://kdt.im/LIdUGr
官方微博 http://e.weibo.com/cptcm
天猫旗舰店网址 https://zgzyycbs.tmall.com

如有印装质量问题请与本社出版部联系（010-64405510）

全国中等医药卫生职业教育“十二五”规划教材
专家指导委员会

全国中等医药卫生职业教育“十二五”规划教材

《生物化学检验技术》编委会

主　编　钟楠楠（西安市卫生学校）

副主编　乔　梅（珠海市卫生学校）

郭　丽（临汾职业技术学院）

编　委　(以姓氏笔画为序)

刘　静（西安医学高等专科学校）

刘颖硕（河北联合大学三冀唐学院）

安晶红（哈尔滨市第一医院）

许国莹（淮阴卫生高等职业技术学校）

李晨燕（西安市卫生学校）

吴　芹（盐城卫生职业技术学院）

张士化（宁波卫生职业技术学院）

陈　正（广东省湛江卫生学校）

姚　茜（云南普洱卫生学校）

俱烨煊（咸阳市卫生学校）

高晶晶（山东省莱阳卫生学校）

曾　涛（惠州市第一人民医院）

前　言

“全国中等医药卫生职业教育‘十二五’规划教材”由中国职业技术教育学会教材工作委员会中等医药卫生职业教育教材建设研究会组织，全国120余所高等和中等医药卫生院校及相关医院、医药企业联合编写，中国中医药出版社出版。主要供全国中等医药卫生职业学校护理、助产、药剂、医学检验技术、口腔修复工艺专业使用。

《国家中长期教育改革和发展规划纲要（2010－2020年）》中明确提出，要大力发展职业教育，并将职业教育纳入经济社会发展和产业发展规划，使之成为推动经济发展、促进就业、改善民生、解决“三农”问题的重要途径。中等职业教育旨在满足社会对高素质劳动者和技能型人才的需求，其教材是教学的依据，在人才培养上具有举足轻重的作用。为了更好地适应我国医药卫生体制改革，适应中等医药卫生职业教育的教学发展和需求，体现国家对中等职业教育的最新教学要求，突出中等医药卫生职业教育的特色，中国职业技术教育学会教材工作委员会中等医药卫生职业教育教材建设研究会精心组织并完成了系列教材的建设工作。

本系列教材采用了“政府指导、学会主办、院校联办、出版社协办”的建设机制。2011年，在教育部宏观指导下，成立了中国职业技术教育学会教材工作委员会中等医药卫生职业教育教材建设研究会，将办公室设在中国中医药出版社，于同年即开展了系列规划教材的规划、组织工作。通过广泛调研、全国范围内主编遴选，历时近2年的时间，经过主编会议、全体编委会议、定稿会议，在700多位编者的共同努力下，完成了5个专业61本规划教材的编写工作。

本系列教材具有以下特点：

1. 以学生为中心，强调以就业为导向、以能力为本位、以岗位需求为标准的原则，按照技能型、服务型高素质劳动者的培养目标进行编写，体现“工学结合”的人才培养模式。

2. 教材内容充分体现中等医药卫生职业教育的特色，以教育部新的教学指导意见为纲领，注重针对性、适用性以及实用性，贴近学生、贴近岗位、贴近社会，符合中职教学实际。

3. 强化质量意识、精品意识，从教材内容结构、知识点、规范化、标准化、编写技巧、语言文字等方面加以改革，具备“精品教材”特质。

4. 教材内容与教学大纲一致，教材内容涵盖资格考试全部内容及所有考试要求的知识点，注重满足学生获得“双证书”及相关工作岗位需求，以利于学生就业，突出中等医药卫生职业教育的要求。

5. 创新教材呈现形式，图文并茂，版式设计新颖、活泼，符合中职学生认知规律及特点，以利于增强学习兴趣。

6. 配有相应的教学大纲，指导教与学，相关内容可在中国中医药出版社网站

（www. cptcm. com）上进行下载。本系列教材在编写过程中得到了教育部、中国职业技术教育学会教材工作委员会有关领导以及各院校的大力支持和高度关注，我们衷心希望本系列规划教材能在相关课程的教学中发挥积极的作用，通过教学实践的检验不断改进和完善。敬请各教学单位、教学人员以及广大学生多提宝贵意见，以便再版时予以修正，使教材质量不断提升。

中等医药卫生职业教育教材建设研究会
中国中医药出版社
2013 年 7 月

编写说明

本教材依照《国家中长期教育改革和发展规划纲要》（2010－2020年）关于“大力发展职业教育”的要求，把提高质量作为重点，以服务为宗旨，以就业为导向，以推进教育教学改革为原则，结合中等职业教育人才培养目标进行编写。

本教材以培养医学检验技术专业的实用性人才——检验技师为宗旨，着力培养具有一定的临床生物化学基础理论知识和较强实际操作能力能够胜任常规的检验工作、维护常用的实验仪器的实用型人才，以适应广泛的社会需求。编委会力求以现代职业教育教学理念为指导思想，在内容上以就业为导向，尽量做到贴近岗位实际和行业标准，适当反映生物化学检验技术的新知识、新技术；坚持以学生为中心，努力做到符合中职人才培养目标，编写适合中职学生年龄特点、心理特点、认知特点的教材。

本书借鉴国内外学科进展，在总结大量教学实践和临床实际经验、吸取各教材之精华的基础上编写而成。全书共15章，第一章、第二章、第三章介绍生物化学检验的实验室的基本常识，包括分析前的质量保证，如标本的采集、处理和病人准备等；还包括实验室的基本知识如实验室用水制备和纯度检测、实验用玻璃仪器的使用和清洗；第四章介绍常用的生物化学检验技术，如光度分析技术、电化学技术、电泳技术、层析和离心技术以及自动生化分析技术的原理方法和评价；第五章介绍酶学分析技术的基本知识和类型；第六、七、八章以物质代谢为纲，阐述物质代谢紊乱与疾病发展中的基本病理改变及生化诊断；第九、十、十一章、十二章和十三章以器官组织的病理损伤为主，介绍疾病时物质代谢的特点、相应体液成分的改变及其检验方法的原理、特点和评价，同时介绍了这些物质检验的临床意义和选择原则。根据临床实验室的实际应用，我们安排了第十四章实验室质量控制，介绍工作中的质量控制，如室内质控的材料、方法，室间质量评价的意义和方法，以及全过程质量管理和实验室认可的概念和意义等内容。近年来分子生物学发展迅速，在临床诊断中的地位也日益重要，根据这一需要，我们在第十五章安排了分子生物学诊断，介绍目前已经在临床广泛推广的PCR诊断技术及实时定量PCR技术。

参加本教材编写的作者均为从事医学检验技术专业教学工作第一线的教师和临床检验工作者，经过大约5个月的艰苦努力和通力协作，完成本书的编写工作。在编写过程中，所有编写人员付出了辛勤努力，参考了许多文献，找寻了大量图片，同时得到各单位领导和同行的支持，在此表示深切的谢意，并真诚的希望各位读者、专家提出宝贵意见，以便改进。

《生物化学检验技术》编委会

2014年5月

目 录

第十章 肾脏功能检验

第十一章 心脏标志物检验

第十二章 体液电解质检验

第十三章 血气分析及酸碱平衡

第十四章 实验室质量控制

第十五章 分子生物学诊断

第一章　绪　　论

一、生物化学检验的概念

生物化学检验是以健康和疾病时的生物化学过程为研究目的，通过测定组织、体液的成分，揭示疾病变化和药物治疗对机体生物化学过程和组织、体液成分的影响，为疾病诊断、病情监测、药物疗效、预后判断和疾病预防提供有用信息的一门学科。生物化学检验是医学的一个分支，它以生物和化学知识为基础，同时应用生物学、药理学、分子生物学、仪器学、计算机科学等多学科的相关知识，是一门理论和实践性很强的边缘性应用学科。

由于社会和经济的发展，其他相应学科的进展以及新技术的应用，生物化学检验这门学科及其实验技术在近二三十年中获得迅速发展和完善。它在临床医学中所起的作用和地位已日益受到重视，并已成为任何医院及有关研究部门建设中不可缺少的重要组成部分。它是检验医学中的主干学科之一，它的服务质量直接关系到整个医疗水平的提高和疾病防治的效果。

二、生物化学检验的发展和应用

早在3000年前就已经有人发现疾病可以导致体液成分的改变。最早被注意到的是尿液中的蛋白质和糖，第一个检查尿液蛋白的实验就是中国人发明的。用竹条搅动尿液，尿液起泡说明尿液中含有蛋白。在500年前的埃及人将尿液倒在干沙上，通过记录蚂蚁的数量来估计尿液中糖的含量。

19世纪以来有一系列关于健康与疾病时体液生物化学组成的研究。1926年，Waiter Gannon使用了内环境相对稳定一词，取代和发展了细胞内环境恒定的概念，这对推动生物化学检验的发展有着深远的影响，在过去50年中成为实验性研究的指导思想。至今临床生物化学中相当部分的工作就是细胞外液的临床生化检验。

比色法和光度法对促进这一领域中工作的质和量方面的变化起了根本性推动作用。19世纪，血液及尿中成分多采用传统的重量分析和容量分析法（滴定法），其灵敏度不高，标本用量多，耗费时间长，方法繁琐，限制了它在临床上的广泛应用。20世纪初，特别是从1904年Folin用比色法测定肌酐开始，建立了一系列血液生物化学成分测定的比色分析法。Duboseq第一个设计了目测比色法。

知识链接

1924 年我国北京协和医学院建立了由吴宪教授主持的生物化学系，成为当时我国医学生物化学教学与研究的中心。该系除了讲授基础生物化学外，还开设了血尿分析法、酶学、血液分析等进修课程，培养了我国第一批生物化学家和临床生物化学工作者；在血液分析、血滤液制备以及改建和发展新的比色分析法等方面作了一系列工作，并报告了我国正常成人血液化学成分的正常参考值。

20 世纪 30 年代后，由于光电比色计的应用，临床生物化学实验室的分析才发生了根本性的改观。至今，光度计和分光光度法在现代临床生物化学分析中仍占有突出的地位。

20 世纪 50 年代后，应用血清酶活力测定作为监测细胞、器官损害及肿瘤生长的指标，使生物化学检验的工作又增加了新的内容。近 30 年来它已发展成生物化学检验的重要分支——诊断酶学。1908 年 Wohlgemuth 首先提出，以检测尿中淀粉活力作为急性胰腺炎的诊断指标。以后又有血清碱性磷酸酶和脂酶的测定，但由于当时方法学存在的困难，应用进展缓慢。1954 年 Ladue、Worblewski、Karmen 等人先后发现血清乳酸脱氢酶及转氨酶在不少疾病时增高，此后血清酶在诊断上的应用和研究非常活跃。目前方法学上也有了很大发展，同工酶的概念和检测以及酶谱分析，都大大地增加了诊断的特异性和灵敏度。

由于病人对治疗药物的反应和代谢存在着个体差异，随着新的、有效的微量检测药物血浓度技术的发展，以及药代动力学知识的进展，治疗性药物监测工作在现代化医院中占有的比重日益增加。在有些大医院中，它的工作量已达整个临床生物化学检验工作的 1/3 左右。在我国，治疗性药物监测的工作也正在开展，并越来越受到重视。这对促使临床医生更有效、合理地使用药物，提高疗效，减少药物的副作用，了解药物在体内的转化与代谢规律等方面都具有重要意义。

超微量的仪器分析、免疫学、分子生物学、放射性同位素等技术在生物化学实验室中的应用使生物化学检验的工作内容有可能日益扩大深入。近 10 多年来，对于体内一些微量蛋白质、多肽等生物活性物质的测定，基因（核酸片段）的分析，微量元素的分析，以及它们在多种疾病中的变化，为临床医学提供了极有价值的数据。近 20 年来，由于临床生物化学检验工作内容迅速扩大，促进了分析仪器的机械化和自动化，1957 年 Skeggs 等首先在临床生物化学实验室中引用了连续流动式分析装置，1964 年后使用多通道分析仪和离心式分析仪，加上微处理机的使用，使生物化学检验分析工作大大改进了分析的质和量，提供了检测大批标本的工作程序，改进了对结果的处理和分析，设计出各种组合报告。例如，将蛋白质、血清酶、电解质和血气等多种项目配套分析结果经过处理，使数据转化为更高层次的报告。为了解某一器官的功能概貌，可组合一系列相关试验，经综合分析作出评价。目前在肝功能、肾功能、心肌损害、肿瘤标志、血脂分析以及内分泌功能检测方面的成套试验已被广泛地使用。

三、生物化学检验学习的任务

随着生物化学检验工作内容的不断增长，需要培养专门人才和建立工作质量控制程序。分析手段的现代化、自动化以及微处理机的使用，是现代生化实验室的重要组成。能否合理地选用仪器，取决于日常工作量、使用人员素质以及对使用效益和经济水平等有关因素的充分了解。制定各项测定项目最适用的分析方法，是一个实验室工作极其重要的环节，它要求充分考虑方法的准确性以及实用性。为保证这一目的，在较大医院的临床生物化学检验部门，有必要组织一定力量进行有关方法学的开发工作，经常研讨新的方法学及自动化设置，经过试用，逐步推广于常规工作。

人们越来越意识到，对疾病本质和过程的透彻理解，在很大程度上需要有关生物化学分析的确切信息。临床医生正面临着应付实验室带来大量分析数据的新课题。因此临床检验工作者有必要在这方面和医生合作，进行更多的“翻译”、“加工”，将生物化学分析结果的信息转化为更高层次的医学语言，从而为医学科学和临床诊疗水平的提高提供必要的服务。

学习本课程前，学生应已具备有关化学基础、生物化学、生理学及临床医学的相关知识。本书主要包括以下内容：

1. 以物质分类介绍疾病时的临床生物化学包括糖尿病及其他糖代谢紊乱，蛋白质与临床，血浆脂蛋白系统及其代谢紊乱，体液的平衡失调及生化诊断，钙、磷、镁的代谢障碍，微量元素与疾病等。

2. 以器官或组织病损为主介绍有关疾病时的临床生物化学包括内分泌腺、肾、肝胆疾病时的代谢紊乱及其生化诊断，神经与精神系统疾病的临床生化以及遗传疾病的生化诊断。

3. 诊断生物化学中常用的某些技术包括仪器分析技术、酶学分析技术以及分子生物学技术等。从学科发展的现状及各类应用技术的重要地位来说，它们应是临床生物化学的重要组成部分，但由于这些技术在不同学校根据各校的具体条件在课程组合时作了不同的安排，不少内容与基础知识在不同程度上于相关的基础或边缘学科中讲解，已经打下了一定基础。因此本书仅从这一主干学科培训内容的总体要求出发，作一提纲式的紧密结合检验应用的概述，反映了有关知识在学科发展中的系统性，避免了不必要的课程之间的重复。

第二章　生物化学检验标本的采集与处理

第一节　标本的采集与处理

随着先进技术、仪器及试剂盒在检验工作中的广泛使用，分析检测过程中的误差已大大降低。然而非分析检测过程所造成的误差往往不易被发现，却直接影响检测结果，因此须选择正确的标本采集、运送和保存方法，这是保证临床生化检验结果准确性的前提。

一、检验标本的种类

生化检验的标本有血液、尿液、脑脊液、胸水、腹水等多种体液成分，其中以血液最为常见，其次为尿液。血液标本又分为全血、血浆和血清，目前大多数生化检测项目多采用血清标本。

二、血液标本的采集与处理

根据来源不同，血液标本可分为静脉血、动脉血和毛细血管血。毛细血管血多取自手指或耳垂，采血量少，一般不能满足常规检测项目的用量，多用于需血量少的检验，主要用于儿童。

（一）采集前的准备

包括采集前受试者的准备、相关物品的准备和必要的核对等工作。

1. 受试者的准备　一般要求受试者在采血前24小时内避免运动和饮酒。采血时间通常在上午7～9时，多选择清晨空腹血（急症项目除外）。静脉采血一般采用坐位取血；桡动脉、末梢动脉穿刺不受体位影响；肱动脉穿刺采血取坐位或平卧位；股动脉穿刺采血仅限于平卧位。

2. 采血者的准备　按检测项目要求，认真核对病人姓名、床号、检品联号等，避免出现张冠李戴。用于采血的器材，应严格遵守无菌操作规定，使用一次性物品，采血针头要锐利光滑；准备相应的标本容器如试管、试剂瓶；选择适宜的抗凝剂。

（二）采集血标本的方法

1. 毛细血管采血　成人多用手指和耳垂，婴儿多用脚趾和足跟。采血部位须无水肿、炎症等异常现象，采血过程中不可用力挤捏勉强采血。小儿末梢采血深度不能超过

2 mm。毛细血管采血多用于需血量少的检验，如检测血型。

2. 静脉采血　静脉血是检验最常用的血液标本，采血部位通常选择前臂肘正中静脉，当肘静脉不明显时，可采手背或踝部静脉血，婴幼儿可采用颈外静脉。具体方法分为三种：

（1）真空采血器采血法　利用全封闭的真空负压贮血管进行采血。具有操作简便、快速、可连续多管采血、清洁安全等特点，另外还可避免或减少一般注射器引起的机械性溶血，是目前临床检验采血理想的工具。真空采血管（图 2–1）中根据临床检验要求配置了不同的抗（促）凝剂，可自动从血管吸入规定量的血液，使血液与抗（促）凝剂比例准确，有利于保证检验质量。

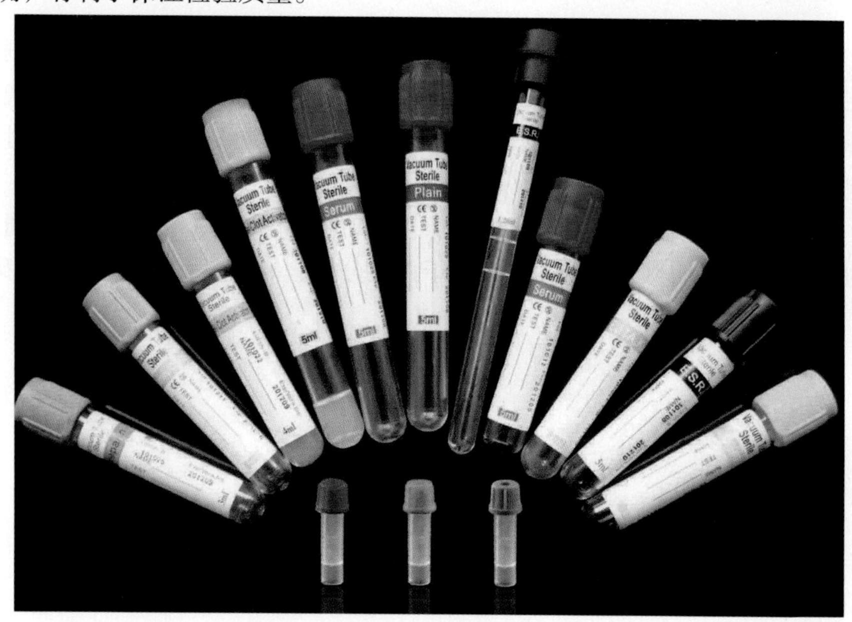

图 2–1　真空采血管

真空采血器采用国际通用标准，不同的标签颜色表示采血管内添加剂的种类和试验用途不同（表 2–1）。

表 2–1　标准真空采血管的种类及用途

名称	色标	添加剂	标本类型	用途
普通血清管	红色	空管	血清	常规生化和血清学试验
快速血清管	橘红色	促凝剂	血清	急诊血清生化试验
肝素抗凝管	绿色	肝素	血浆	血液流变学及常规生化试验
血浆分离管	浅绿色	惰性分离胶、肝素	血浆	电解质、常规或 ICU 急诊血浆生化
惰性分离胶促凝管	黄色	分离胶、促凝剂	血浆	急诊血清生化试验
草酸钾、氟化钠管	灰色	草酸钾、氟化钠	血浆	血糖、糖耐量试验
EDTA 抗凝管	紫色	EDTA-Na_2	全血	一般血液学试验
枸橼酸钠凝血试验管	蓝色	枸橼酸钠	全血	凝血试验
枸橼酸钠血沉试验管	黑色	枸橼酸钠	全血	血沉试验

知识链接

真空采血管的行业发展历程

真空采血管于1937年发明，1943年在欧美开始流通，在改革开放后流入我国，20世纪90年代部分医院开始使用。2002年卫生部发布了《WS/T 225—2002临床化学检验血液标本的收集与处理》和《WS/T 224—2002真空采血管及其添加剂》两个卫生行业标准，规定了临床化学检验收集血液标本必须使用一次性真空采血管。至2008年底，在中国生产真空采血管的企业已经超过20家。

（2）普通注射器采血法　局部常规消毒后，取出无菌采血器，将采血针刺入静脉血管，在针管见到回血后，松止血带，棉签按压穿刺部位，迅速将采血针头抽离静脉血管，去掉针头，沿管壁将血缓缓注入洁净干燥的容器内，切忌推压，以防机械性冲击引起血细胞破碎而发生溶血。

（3）动脉采血　采血部位多选择桡动脉、肱动脉（图2-2）。新生儿一般通过插入脐动脉的导管采集脐动脉血。动脉血多常用于血气分析，如检测氧分压、二氧化碳分压、pH等。

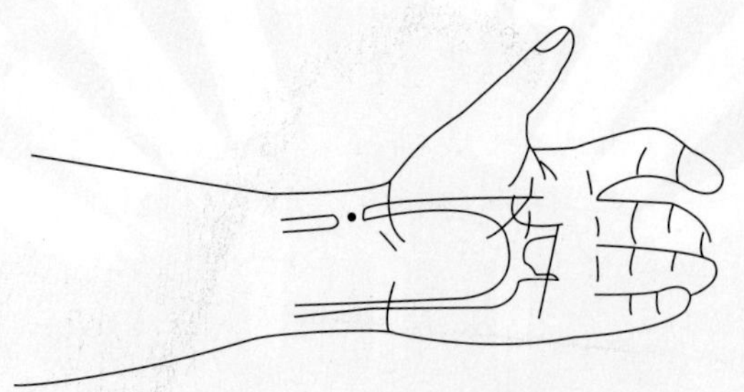

图2-2　桡动脉穿刺点

（三）血液标本的抗凝剂

某些检测项目使用血浆作为标本时，需要选择加入正确种类的抗凝剂。抗凝剂种类众多，性质各异，如果选择不当，将直接影响检测结果的准确性。常用的抗凝剂如下：

1. 草酸钾　可与血液中钙离子结合成草酸钙而阻止凝血。然而加入草酸钾可改变血液pH值，不适于酸碱平衡、血钾及血钙的测定。草酸钾还可抑制部分酶活性，也不适于酶活性测定。

2. 氟化钠-草酸钾　氟离子能结合钙而抗凝。氟离子抑制糖酵解途径中的烯醇化酶，阻止糖酵解，适用于血糖测定。但氟离子可抑制部分酶活性，不适于酶活性测定。

3. 肝素　肝素能抑制凝血酶的形成及增强抗凝血酶Ⅲ的抗凝作用，阻止血小板聚集，抗凝能力强。适合血气分析和绝大多数生化检测项目的测定。

（四）血液标本的保存

血液标本采集后，必须及时送检，及时分离血清（浆），最迟不应超过 2 小时，以防止血清与血细胞间的物质交换，而影响检测结果。如红细胞内外物质交换，可引起血清钾升高，血清钠钙偏低。溶血、脂血或胆红素血，应在检验报告单注明，以供医生参考。不能及时送检或需保存的标本，应根据检测项目的不同，选择不同条件保存。

三、尿液标本的采集与处理

尿液标本分为随机性一次新鲜尿、定时尿、24h 尿、晨尿等。其中 24h 尿最为常用。采集尿液标本应注意避免容器污染，防止患者精液、前列腺液、月经血、阴道分泌物等污染。

（一）24h 尿标本的收集

前日嘱咐患者将尿排尽弃去，并记录排尿时间。以后收集每次排出的尿液于一洁净、干燥、带盖的容器中，直至次日同一时间最后一次排尿为止，混匀，量取尿液总量，即为 24h 尿。多用于定量分析。

（二）尿液标本的保存

尿液容易生长细菌而导致其中的化学成分发生改变，因此 24h 尿的收集应在收集第一次尿液时加入防腐剂。如测定尿糖、胆红素、氨基酸、钾、钠、钙等可用 10% 的麝草香酚异丙醇溶液（用量 5mL），但不适宜尿蛋白测定；收集的尿液应及时送检，若不能及时送检应将尿液混匀，量其总量，记录体积，留取一部分置冰箱 4℃ ~6℃保存。

四、脑脊液标本的采集及保存

除血液和尿液的标本外，其他体液标本如脑脊液也常用于临床生化检验。脑脊液一般由医生或专科护士采集，经腰椎穿刺获得。通常分别收集于三支无菌试管，每管 2~3mL。因最初数滴可能含有少量红细胞，故第一管常用作细菌学检查，第二管用作生化和血清学检查，第三管用作细胞计数。脑脊液采集后应及时送检，因久置可引起细胞破坏、葡萄糖分解及病原菌破坏或溶解。细胞计数管应避免标本凝固。

五、标本采集中的影响因素

（一）运动

运动时间、运动强度及体育训练可影响体液的化学成分。运动引起新陈代谢加快，而细胞内 ATP 减少，细胞膜通透性增加，致使胞内酶如 ALT、AST、AKP 在血清中的活性增加。

（二）饮食

机体体液化学成分受饮食量和食物性质的影响。常规的饮食可使餐后血糖、钾、铁、三酯酰甘油浓度升高。高蛋白饮食可使血液尿素、尿酸及氨的浓度升高。

（三）药物

某些药物可引起生理变化而导致血中化学成分浓度的改变。如长期服用避孕药可使血 ALT、r-GT 活性升高。还有一些药物本身的理化性质如颜色、荧光、氧化还原性及对酶抑制等因素可干扰分析方法影响结果，如服用维生素 C 对 Trinder 反应的干扰。因此临床工作中，最好在清晨空腹采集血液标本，若用药物，须在化验单上注明药物的种类、服用时间和剂量。

（四）溶血

当待测物浓度在红细胞内外存在差异时，溶血会导致测定结果出现偏差。如溶血释放的血红蛋白可干扰胆固醇酶法测定，抑制胆红素的重氮反应等。

采血过程中造成溶血的因素较多，如采血器材不干燥、不清洁、穿刺不顺利、瘀血时间过久、抽血速度过快等。因此在采血时应予以避免，以保证血样标本符合检测要求。

第三章　生物化学检验实验室基本知识

生物化学检验实验室是学习生物化学检验技术基本知识，掌握生化检验基本技能的重要场所；要求实验人员具备认真的学习态度及严谨的工作作风，严格按照实验室要求规范操作，认真进行每一次实验。

第一节　常用玻璃仪器的使用

生化检验实验大多属于定量分析，检测结果的准确与否跟实验室里玻璃器皿的清洁程度以及是否正确使用有直接关系。

一、常用玻璃仪器的规格及使用

生物化学检验实验室里常用的玻璃仪器分为两大类：一类作为容器用的玻璃器皿，例如试管、烧杯等；一类用于计量液体体积的器皿，例如量杯、量筒等（图 3-1）。玻璃计量器都是以毫升作为计量单位，在量器上以 mL 标出。计量检定条件是以 20℃为标准，故量器上标示为 20℃。

玻璃量器又分为量入式和量出式。量入式是用于测定注入量器内液体的体积，标示有“TC”或“E”的字样，其计量方式一般是由下往上递增；量出式是用于测定从量器中倾出的液体体积，标示有“TD”或“A”的字样，其计量方式一般是自上而下递增。

（一）量筒、量杯

量筒呈圆柱形，分为有嘴和无嘴两种类型。量杯呈圆锥形，带倾液嘴。量筒、量杯常用于粗略地量取一定体积的液体。允许误差大致与其最小分度值相当。常用的规格 10 mL、25mL、50 mL、100 mL、250 mL、500 mL、1000 mL 等。

量筒、量杯不能加热，不能在其中配制溶液，不能在烘箱中烘烤。向量筒中注入液体时，用左手拿住量筒，使量筒略倾斜，右手拿试剂瓶，使瓶口挨着量筒口，液体缓慢流入。若注入的量比所需要的量稍少时，将量筒放平，改用胶头滴管滴加到所需要的量。

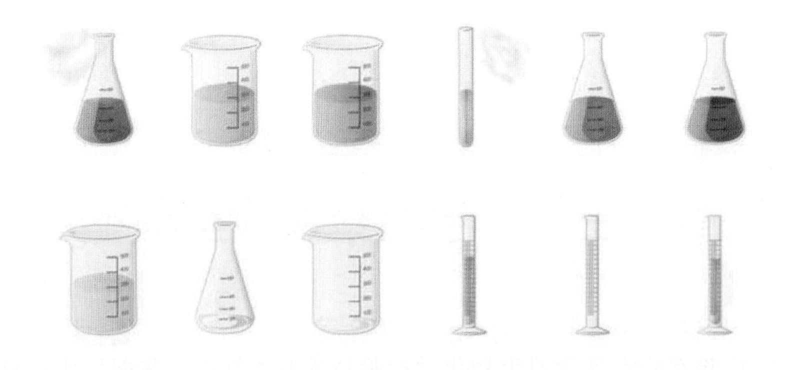

图 3–1 实验室常用的容量器皿

（二）容量瓶

容量瓶简称量瓶（图 3–2），是一种细颈梨形平底的容量器，带有磨口玻璃塞，颈上具有环线刻度，用于配制一定体积的标准溶液和定容实验。规格有 5mL、10mL、

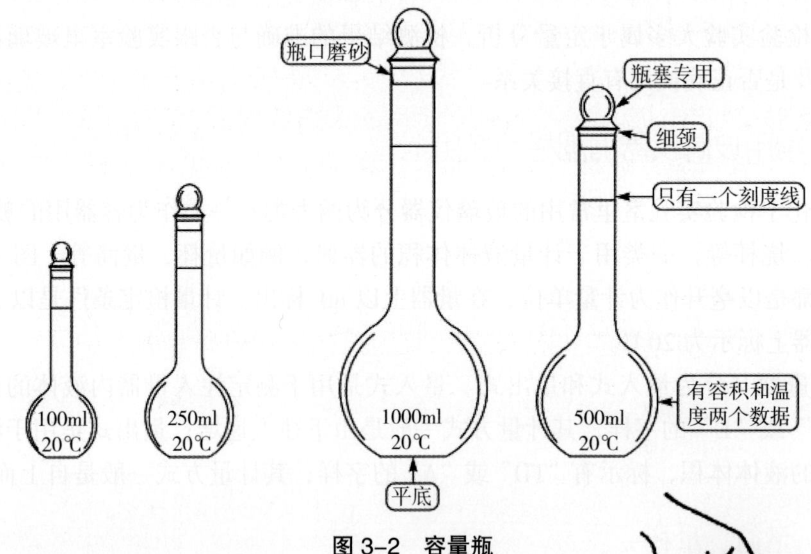

图 3–2 容量瓶

25mL、50mL、100mL、200mL、250mL、500mL、1000mL、2000mL 等。它也分为棕色和无色透明两种，前者用于制备需要避光的溶液。

使用容量瓶配制溶液前应检查容量瓶容积与所要求的是否一致及瓶塞是否严密不漏水（图 3–3），检查完好后才可使用。配制溶液时，若溶质是固体，先将准确称量的固体溶质放在烧杯中，加少量溶剂溶解，然后将溶液沿玻璃棒转移到量瓶中，为保证溶质能全部转移到容量瓶中，要用溶剂多次洗涤烧杯，并把洗涤溶液全部转移到容量瓶里。向容量瓶内加入液体，

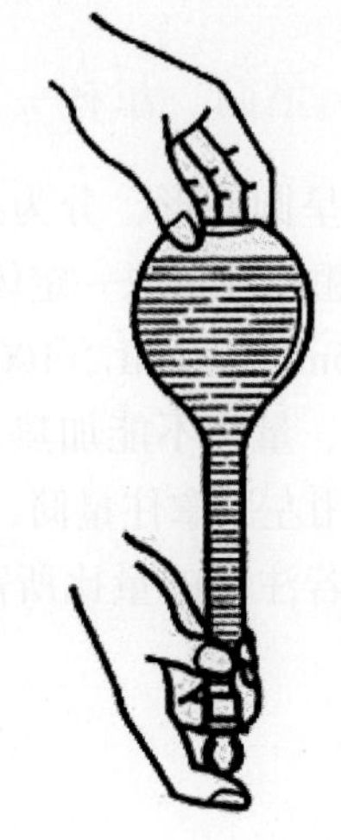

图 3–3 检查容量瓶是否漏水的方法

液面离标线 1~2cm 左右时，应改用滴管小心滴加，最后使液体的凹液面与刻度线正好相切。盖紧瓶塞，用倒转和摇动的方法使瓶内的液体混合均匀即可。

注意：量瓶与其磨口玻璃塞是密闭配套的，不能混用，防止量瓶倒转混匀时液体流出。玻璃量瓶不能用来储存强碱溶液，以防腐蚀玻璃。清洁后的量瓶不能放在烘箱中烘烤或者直接火烤使其干燥，热力会使玻璃发生变形导致容积发生改变。

（三）刻度吸管

刻度吸管（图 3-4）是生化实验室使用较多的一种精密液体计量仪器，规格容量有 0.1mL 、0.2mL 、0.5mL 、1mL 、2mL、5mL 、10mL 、15mL、20mL、25mL、50mL 等。根据是否需要吹出管尖不能自然流出的液体，将刻度吸管分成完全流出式和不完全流出式两种类型。前者在使用时需用洗耳球将管尖内残留液体吹出，通常这类刻度吸管上部管壁上标有“吹”和“TC”字样；后者在使用时不能将残留在管尖的液体吹出，该类吸管上部管壁标有字母“TD”字样。

使用刻度吸管前注意观察吸管有无破损，污渍；观察吸管的规格（所用吸管的规格应等于或近似等于所要吸取的溶液的体积）；观察有无“吹”字。使用时用拇指和中指夹住吸管将吸管垂直入液约 1cm 处，用洗耳球吸取溶液，取液高度高于所需量刻度 2~3cm。食指按紧吸管上端，观察液内有无气泡。刻度吸管保持垂直，右眼与刻度线平行，轻轻松开食指或转动刻度吸管，使液面缓慢降低，直至最低点与刻度线相切，让管尖在瓶壁上轻触并停留，待刻度吸管外壁上黏附的液体流入瓶内，再将刻度吸管移至容器内，松开食指，让刻度吸管内液体自然流出即可。

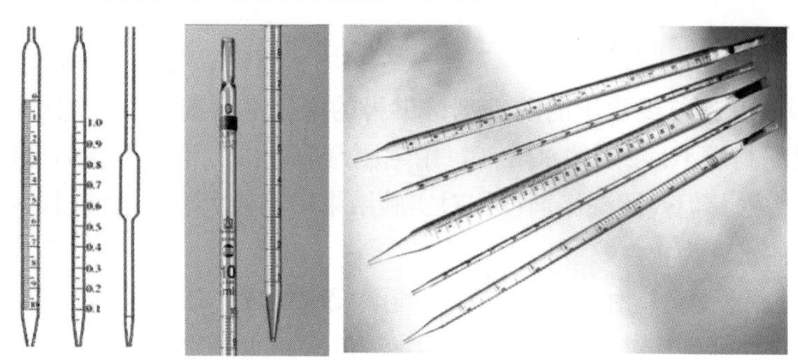

图 3-4　刻度吸管

注意：刻度吸管的不同区段其准确性亦不一样，一般刻度吸管的下部计量准确性较中上部差，故应尽量避开使用刻度吸管的下部。如吸取 0.7mL 溶液，可选用 1.0mL 刻度吸管，取液至 1.0mL 处，放溶液至 0.3mL 刻度处即可。

（四）微量加液器

微量加液器又称微量移液器，其下端为可拆卸、可更换尖管形移液嘴（枪头、吸头），上方为控制采样的推进按钮（图 3-5）。常分为固定式和可调式两种类型，在进行分析测试方面的研究时，一般采用微量加液器量取少量或微量的液体（1mL 以内）。移

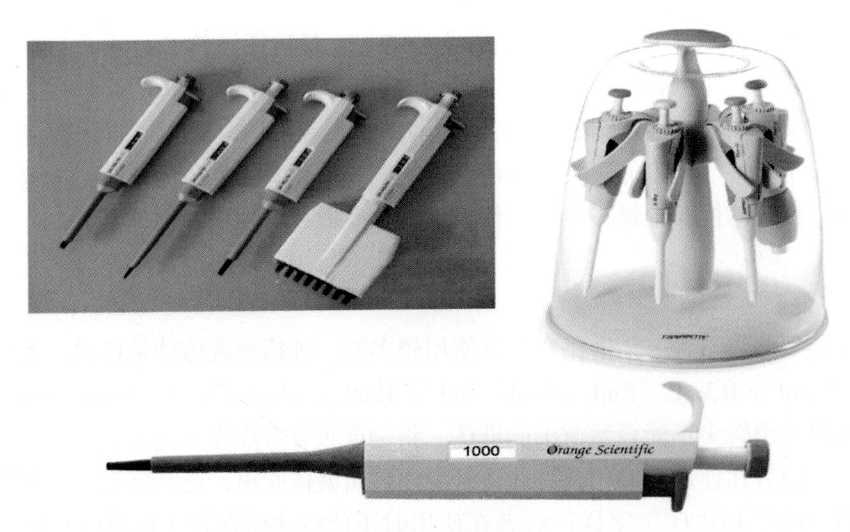

图 3–5 加样枪

液之前，要保证移液器、枪头和液体处于相同温度。吸取液体时，移液器保持竖直状态，将枪头插入液面下 2~3mm。在吸液之前，可以先吸放几次空气，以保证活塞内外气压一致。用大拇指将按钮按下至第一停点，然后慢慢松开按钮回原点。接着将按钮按至第一停点排出液体，稍停片刻继续按按钮至第二停点吹出残余的液体。最后松开按钮，此时，一次操作全过程完毕。

二、常用玻璃仪器的清洗

（一）常用洗涤液及其使用方法

1. 合成洗涤剂 最常用的洗涤剂，市售的如肥皂、洗衣粉等均可用于清洁玻璃器皿，使用时配制成 1%~2% 的水溶液，用毛刷蘸取刷洗。市售洗涤剂价格低廉，使用方便，去油污力强，但残留洗涤剂往往对实验结果影响较大，故清洗过的器皿需反复冲洗至内壁挂不住水珠为止。

2. 重铬酸钾洗液 由重铬酸钾和浓硫酸配制而成，通常称为清洁液，为强酸氧化剂。重铬酸钾在酸性溶液中有很强的氧化能力，对玻璃仪器极少有侵蚀作用，但铬污染环境并且有致癌作用，因此配制和使用洗液时要极为小心，除其他洗剂不易洗净的器皿外，尽可能避免使用铬酸洗液。其配制方法为称取 5g 重铬酸钾粉末，置于 250mL 烧杯中，加 5mL 水使其溶解，然后慢慢加入 100mL 浓硫酸（切忌不可将重铬酸钾溶液倾入浓硫酸中），溶液温度将达 80℃，待其冷却后贮存于磨口玻璃瓶内（防止浓硫酸吸水降低自身去污能力）。新配制的洗液为红褐色，氧化能力很强。当洗液用久后变为黑绿色，即说明洗液无氧化洗涤力。

3. 碱性洗液 碱性洗液用于洗涤有油污物的仪器，如洗涤二氧化碳测定仪及微量滴管。用此洗液是采用长时间（24 小时以上）浸泡法，或者浸煮法。从碱洗液中捞取仪器时，要戴乳胶手套，以免烧伤皮肤。

4. 尿素洗涤液　为蛋白质的良好溶剂，适用于洗涤盛过蛋白质制剂及血样的容器。

5. 5%~10%乙二胺四乙酸二钠（$EDTA-Na_2$）溶液　加热煮沸可洗脱玻璃仪器内壁的重金属离子和钙镁盐类化合物。

（二）洗涤方法

洗涤通常指从载体表面去除污垢的过程，在玻璃器皿清洁过程中，运用物理和化学的方法，去除污物，达到清洁的目的。

1. 新玻璃器皿的清洗　新玻璃器皿表面附着有游离碱，先用热合成洗液或者肥皂水刷洗，流水冲洗，再用1mol/L盐酸浸泡2~6小时，除去游离碱后用自来水冲洗，用2%合成洗涤剂刷洗后用蒸馏水淋洗2~3次即可。

2. 日常使用的玻璃器皿　用后应立即清洗干净，一般先用自来水冲洗后置于合成洗涤剂中浸泡，用毛刷刷洗，洗净后流水冲洗，最后用蒸馏水清洗2~3次。

3. 不能用毛刷清洗的器皿　刻度吸管、移液管、容量瓶等小口玻璃量器不能用毛刷清洗，在实验结束后立即用自来水冲洗，初步除去附着的试剂和蛋白质，晾干后浸泡于铬酸洗液中4~6小时或过夜，然后用自来水充分冲洗干净，最后用蒸馏水反复冲洗2~3次。

（三）干燥方法

1. 加热干燥　常用电热干燥箱、气流烘干器等干燥玻璃仪器。将需要干燥的玻璃器皿放置在温度为120°~150°的干燥箱中烘干，高温会使玻璃器皿变形，故定量用的玻璃器皿不能用高温的方式干燥，若急用，可置于低温干燥箱中干燥，温度应小于60℃。

2. 自然干燥　在清洗后将玻璃器皿倒置于干净的实验柜内，或是倒挂于晾干架上，在室温中，待其自然晾干。此种方法适用于不急用的器皿和各种计量玻璃仪器。

第二节　实验方法的选择与评价

一、实验方法的选择

临床生物化学实验方法的选择要从实际出发，根据检测要求和实验室条件选择适合的方法。在方法的选择上主要考虑常规分析方法和使用方便的参考方法。前者应有足够的精密度、准确度和特异度，有适当的分析范围，经济适用，且其性能指标符合临床或者其他目的需要；后者的准确度和精密度已经被充分证实，经过权威机构的认证，这类方法干扰因素少，系统误差小，有适当的灵敏度、特异度、较宽的分析范围并且线性范围良好，进行重复测定时随机误差可以忽略不计。大型实验室应用参考方法，建立自己的参考范围。对于常规分析方法在选择时尽量选择国内外通用的方法和推荐方法，便于实验方法的规范性和质量控制，重点考虑实验性和可靠性，为临床提供可靠的结果。

1. 实验性　实验性要具备四个条件：①微量快速，微量的标本适合做成套的生化项目检查，快速便于急诊检查；②方法简便；③安全可靠，实验方法安全，不会造成不利影响，结果可靠，对临床诊断有极大帮助；④经济实惠。

2. 可靠性　可靠性需具备较高的准确度、精密度和检测能力，保证测定结果的准确性能，满足方法允许范围误差限度的要求。

实验方法的选择步骤：

（1）广泛查阅各种文献，了解各种方法并对之进行比较。

（2）选定候选方法，对该方法进行全面的了解。

（3）进行候选实验的初步实验：①绘制标准曲线和确定重复性；②运用质控血清和新鲜标本重复实验；③分析浓度不同的标本，并与公认的参考方法结果进行对比。

二、实验方法的评价

临床生物化学检验所有的检测项目都是为临床服务，协助临床医生诊断疾病的发生发展及预后。实验方法评价的基本内容都是通过实验测定其精密度与准确度，强调的都是误差。评价实验的过程就是对误差进行测定，方法评价的各项实验都是配合检测各种类型分析误差而设计的，方法本身的“固有误差”是不能通过质量控制加以避免的。方法评价的实验具体如下：

（一）重复性试验

重复性实验用以考察实验方法的精密度，对同一标本进行重复测定，详细记录其测定值，然后再进行评价。考察实验方法精密度的实验有：

1. 批内重复试验　对一样本同时多次重复测定，重复次数一般为20~30次，计算出平均值、标准差、变异系数。不同性质对变异系数的要求不同，一般要求应小于5%，精密分析或多次平行测定结果应小于2%。

2. 批间重复试验　取3~4份标本，在一定时间内进行多次试验，一般连续监测10~20次，计算标准差和变异系数的波动范围。

3. 日内重复试验　在一天内对同一标本或数个标本进行重复测定，因为在一天内要重复测定几批，所以受到的影响因素要比批内多，所以变异系数比批内大一些。

4. 日间重复试验　对同一标本每天测定一次，连续测定20个工作日。这样得到的变异系数值比批内和日内大，能反映实际工作情况。

做重复试验的样品，应用标准液、质控血清或人工合成品。做批内重复实验，用标准液，可以得到不同浓度，简便，重复性好，若结果良好，说明其操作适宜，再进行其他样品测定。进行日间重复试验时，用质控血清较好，稳定、方便。

（二）回收试验

回收试验是测定实验方法的准确度较好方法之一。目的是测定比例系统误差，以衡量候选方法的准确度。试验方法：将被测物标准液加入病人标本中，成为分析标本；原病人样品加入相同量的无分析物的溶液做基础样品，然后用实验方法分析，两者测定结果的差值为回收量。

回收率计算：

回收浓度 = 回收样品测得浓度 – 基础样品测得浓度

加入浓度 = 标准液量 mL/（病人样品量 mL+ 标准液量 mL）× 标准浓度 mL

回收率 %= 回收浓度 / 加入浓度 ×100%

注意事项：

1. 吸量准确。
2. 总浓度必须在分析方法范围内。
3. 回收率为 100% ± 5%。
4. 加入标准液的体积应只占很小比例，一般为 10% 左右。

（三）干扰试验

干扰试验也是用来衡量候选方法的准确度的。在加入一定浓度干扰物的条件下，形成的恒定系统误差，干扰物浓度不同，所产生的误差大小也不相同。

干扰试验方法基本与回收试验相同，区别在于干扰试验加入的是有干扰或非特异性反应的物质而不是标准液。用候选方法对未加干扰物和加入干扰物的标本分别进行测定，两者之差即表示该干扰物产生的干扰所引起的误差，即干扰值。

干扰值计算：

干扰值 = 分析标本测得浓度 – 基础标本测得浓度

注意事项：

1. 加入干扰物的浓度应为确定使分析结果影响临床应用价值的最低可疑浓度值。
2. 进行干扰试验设计时，应考虑机体的因素，如胆红素、溶血、脂血、抗凝剂等会产生干扰。
3. 消除干扰的常用方法：①作空白对照试验，包括试剂空白和标本空白，前者可以校正标本读数中的试剂部分；后者补偿标本中被测物质以外的其他物质。②采取物理、化学的方法，分离除去干扰物。

（四）对比试验

对比试验用于检测候选方法的系统误差，对所得的数据进行分析，可提供系统误差的性质（恒定误差或比例误差）。试验方法：对一组病人同时用候选方法和参考方法进行测定，观察二者之间的差异。这是考验候选方法可用的重要措施。

第三节 实验的诊断性能评价

生化诊断实验是指临床生化实验室中用于某种疾病的诊断、筛查和监测的检查方法和项目。生化实验的诊断性能评价是以流行病学为基础，评价某种生化诊断项目在某种疾病诊断方面的诊断价值。

诊断实验分为定性实验和定量实验。定性实验结果用阳性和阴性标示，定量实验结果是数据，用分界值做划分同样可以分为阳性和阴性。在实验中，实验结果与患者疾病关系可以分为四种情况：①真阳性，指经实验后被正确分类的患者数目。②假阳性，指经实验后被错误分类的患者数目。③真阴性，指经实验后被正确分类的非患者数目。④假阴性，指经实验后被错误分类的非患者数目。实验结果有两个作用，首先，能够对疾病的状态进行识别；其次，对疾病状态可以进行预测，即患者患病的可能性预测和患病否定作用的预测。

一、准确性能的评价指标

准确性又称真实性，是诊断实验测定值或估计值与实际值的接近程度，即判断受检者患病与否的能力。

常见评价指标

1. 灵敏度 又称敏感性，真阳性率，在病患中，是用实验检查得到阳性结果的百分比。它反映实验发现病人的能力，灵敏度越大表明该实验结果准确性越高。

灵敏度 = 真阳性 /（真阳性 + 假阴性）× 100%

2. 特异度 又称特异性，真阴性率，在非病患中，该实验得到阴性结果的百分比。特异度反映该实验发现非病患的能力，特异度越大越好。

特异度 = 真阴性 /（真阴性 + 假阳性）× 100%

3. 漏诊率和误诊率 漏诊率又称假阴性率，即将患者诊断错误的概率，该值与灵敏度互补，越小越好。误诊率又称假阳性率，即将非患者诊断错误的概率。误诊率是与特异度互补的指标，同样值越小越好。

二、实验诊断的可靠性评价指标

可靠性又称重复性、精密度，指实验在相同条件下重复做所得到相同结果的稳定程度。对一项试验或方法的可靠性可以用变异系数或符合率来表示。

（一）变异系数

标准差与平均数的比值称为变异系数，记为 C · V。当进行两个或多个资料变异程度的比较时，如果度量单位与平均数相同，可以直接利用标准差来比较。如果单位和（或）平均数不同时，需采用标准差与平均数的比值（相对值）也就是变异系数来比较。

变异系数 C · V =（标准偏差 SD ÷ 平均值 MN）× 100%

变异系数越小，表示其重复性越好；反之，亦然。

（二）总符合率

用于评价计数资料可靠性的指标。总符合率越高，实验的可靠性就越好。

总符合率 =（真阳性 + 真阴性）/（真阳性 + 真阴性 + 假阳性 + 假阴性）× 100%

（三）影响实验诊断可靠性的因素

1. 生物学变异　指研究对象的个体内变异和个体间的变异，如同一测定者在用同一方法为同一位受检者测量血压，结果有可能不同。结果会因测定地点、时间及患者自身状态的不同而不同。

2. 观察者的变异　观察者对测定结果判断的不一致所致的差异，包括同一观察者变异和不同观察者变异。

3. 实验方法差异　包括不同批次的试剂、仪器不同、实验条件改变等所造成的变异。

第四节　实验纯水的分级与制备

水是常用溶剂，天然水中含有许多杂质，通过物理或者化学等简单的方法除去天然水中的悬浮物质和部分无机盐即得到自来水。天然水和自来水经过蒸馏、电渗析等方法处理，制成实验用纯水。实验纯水中仍然残留着一些杂质，纯水的质量决定了所配试剂的质量，试剂的质量直接影响实验最终结果。所以我们了解实验纯水的分级与制备是十分必要的。

实验纯水常规分为四个等级：纯水、去离子水、实验室Ⅱ级纯水和超纯水。

一、实验纯水的分级

（一）纯水

纯化水平最低，通常电导率在 1~50 μS/cm 之间。可经由单一弱碱性阴离子交换树脂、反渗透或单次蒸馏而制成。典型的纯水应用包括玻璃器皿的清洗、高压灭菌器、恒温恒湿实验箱、清洗机用水。

（二）去离子水

去离子水的电导率通常在 1.0~0.1 μS/cm 之间。去离子水是通过强阴离子交换树脂的混床离子交换制成的，但它有机物和细菌污染水平相对较高，能满足多种需求，如清洗、制备分析标准样、制备试剂和稀释样品等。

（三）实验室Ⅱ纯水

实验室Ⅱ级纯水：电导率 <1.0 μS/cm，不仅要求在离子指标上有较高纯度，而且要求有机物和微生物含量低。适用于多种需求，从试剂制备和溶液稀释，到为细胞培养配备营养液和微生物研究。实验室Ⅱ级纯水可双蒸而成，或整合逆渗透（RO）膜和离子交换多种技术制成，也可以结合吸附介质和 UV 灯。

（四）超纯水

电阻率大于 18MΩ/cm 或接近 18.2MΩ/cm 极限值（25℃），既将水中的导电介质几乎完全去除，又将水中不离解的胶体物质、气体及有机物均去除至很低程度的水。一般工艺很难做到，采用预处理、反渗透技术、超纯化处理以及后级处理四大步骤，须经多级过滤、高性能离子交换单元、超滤过滤器、紫外灯等多种处理方法，电阻率方可达 18.18MΩ/cm（25℃）。这种水中几乎没有杂质，更没有细菌、病毒、微量元素，不可直接饮用。超纯水适合多种精密分析实验的需求，如高效液相色谱（HPLC）、离子色谱（IC）和等离子质谱（ICP-MS）。

二、实验纯水的制备

（一）蒸馏法

将液体加热至沸腾，使液体变为蒸气，然后使蒸气冷却再凝结为液体，这两个过程的联合操作称为蒸馏。将自来水（或天然水）在蒸馏器中加热气化后，水蒸气冷凝后即得到蒸馏水。在蒸馏制水过程中，设备简单，但是耗能大，冷水消耗也多，同时要注意管道的清洁。

（二）离子交换法

利用液相中的离子和固相中离子间所进行的可逆性化学反应提纯或分离物质的方法，称为离子交换法。将自来水（或天然水）通过内置阴阳离子交换树脂的交换柱，除去水中杂质，达到纯化水的目的。

离子交换树脂是一种人工合成的带有交换活性基团的多空网状结构的高分子化合物，在网状结构上含有许多可与溶液中离子起“交换作用”的基团。根据树脂可交换的活性不同，分为阳离子交换树脂和阴离子交换树脂，两种离子交换树脂可以除去水中离子态的阴、阳离子。

此种方法制取纯水，除了可以除去杂质离子以外，还有吸附电中性杂质和过滤颗粒杂质的作用。制备速度快、制水量大且制出的纯水电导值高，但是设备较复杂，成本较高。

（三）电渗透法

电渗透法是将自来水通过电渗透器，除去水中阴、阳离子，实现净化的方法。在外加电场的作用下，利用阴阳离子交换膜的选择性允许阴阳离子的透过，使一部分离子透过膜迁移到另一部分水中去，从而使一部分水纯化，一部分水浓缩。本方法不需要消耗化学药品，设备简单，操作简便。缺点是消耗电能，当原水中盐浓度过低时，溶液电阻大，用电渗析不经济。

（四）炭吸附法

用活性炭柱处理自来水，利用活性炭优良的吸附能力除去自来水中的有机物，达到纯化水的目的。碳吸附法设备简单，操作方便，具有物理吸附和化学吸附双重性质。但是此方法制备效率低，所以仅是制备纯水过程中的一套配套措施。

（五）超滤膜法

仅能除去胶体细菌等大分子物质和悬浮物，所得水还得进一步纯化，所以本方法也是制备纯水过程中的一套配套措施。

（六）混合纯化系统

混合纯化系统是目前制备纯水应用最多的一种方法，基本过程为：供水先用滤膜预处理，碳吸附后通过离子交换处理，最后通过 0.45 μm 的滤膜除去微生物。多种方法混合纯化，可以得到更高级别的纯水。

第四章 常用生物化学检验技术

临床生化检验常用的分析技术有光谱分析技术、电化学分析技术、电泳分析技术、离心分析技术及自动化分析技术。其中光谱分析技术是最基本和最常用的技术。

第一节 光谱分析技术

光是一种高速传播的电磁波，具有波动性和粒子性，光的波长（λ）常用单位为纳米(nm)。光分为紫外光(波长 < 400nm)、可见光(波长为 400 ~ 760nm)、红外光(波长 > 760nm)。光的波长愈短，能量愈大，紫外光与红外光均为肉眼不可见的光。

各种化学物质均具有一定的光谱特性，表现在能选择性吸收、发射或散射某种波长的光。利用物质的吸收、发射光谱或散射光谱特征，对物质进行定性或定量的分析方法称为光谱分析技术。它具有灵敏、准确、选择性好等优点。光谱技术主要包括吸收光谱（可见分光光度法、紫外分光光度法、红外分光光度法和原子吸收分光光度法）、发射光谱（荧光法、火焰光度法）和散射光谱（比浊法）。可见吸收光谱和紫外吸收光谱是多原子分子的价电子在电磁辐射的作用下，由基态跃迁到激发态对辐射选择性吸收而得到的光谱。在临床生化检验工作中，紫外、可见分光光度法的应用最为广泛。

一、光吸收定律

（一）基本原理

光的吸收定律是可见吸收光谱和紫外吸收光谱用于定量分析的理论基础，也称为朗伯 - 比耳（Lambert–Beer）定律。它说明溶液中某物质对单色光的吸收程度与该物质的浓度及液层厚度之间的关系，是吸收光谱法的基本定律。当一束强度为 I_0 的平行单色光射入某种吸光溶液，部分光线被溶液吸收，透过的光线为 I_t,，则 I_t 和 I_0 之比称为透光度，用 T 表示，

$$T=\frac{I_t}{I_0}$$

$T\times100\%$ 即为 $T\%$，称为百分透光度。当光通过溶液时，如果完全不被吸收，则 $I_t=I_0$, 那么 $\lg\frac{I_0}{I_t}=0$；当光通过溶液被吸收时，所吸收光的量越大，则 $\lg\frac{I_0}{I_t}$ 的数值越

大，它表示溶液对单色光的吸收程度，称为吸光度（A）。于是溶液的厚度 C、液层的厚度（光径）L 与吸光度及透光度的关系如下式：

$$A=\lg\frac{I_0}{I_t}=-\lg T=K\cdot C\cdot L$$

该式即为朗伯 - 比耳定律，说明某波长的光通过吸光溶液（图 4-1）后，透光度 T 与浓度 C、液层厚度 L 之间的关系是指数函数的关系，而吸光度 A 与浓度 C、液层厚度 L 之间的关系是正比关系。在吸收光谱测定中，通常将光径固定，根据吸光度的大小来分析物质的浓度，即

$$A=\lg\frac{I_0}{I_t}=K\cdot C$$

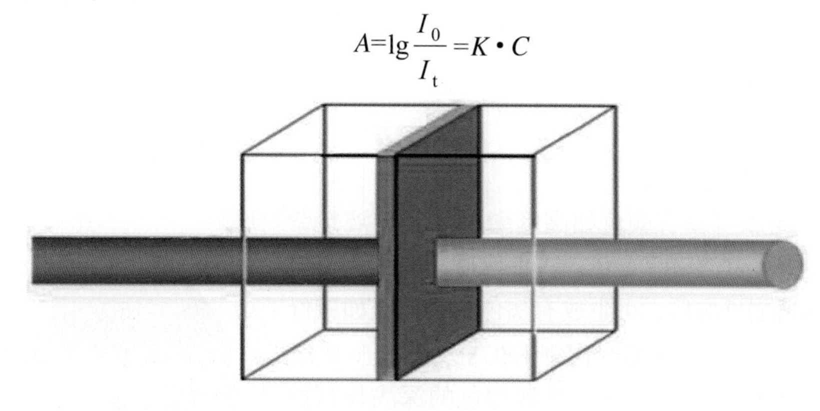

图 4-1 光吸收示意图

以同种待测物（标准品）的一系列不同浓度为基础，在同一光径和波长的条件下测定相应的吸光度，其测定值和物质浓度的关系见图 4-2。

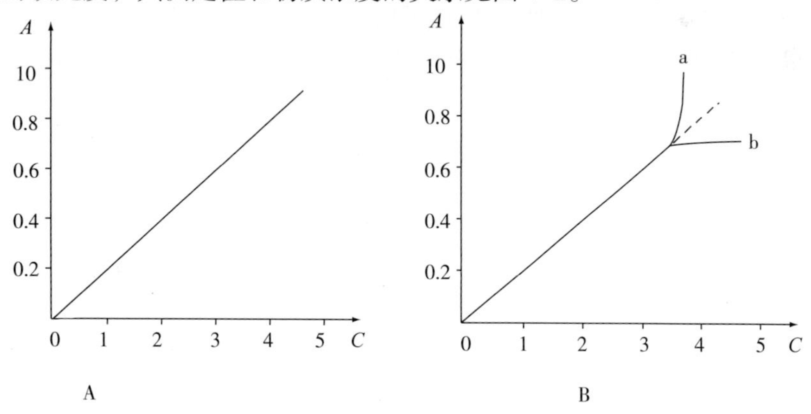

图 4-2 溶液吸光度与浓度的关系

图中曲线称为 A–C 曲线，是制作标准曲线所广泛采用的的一种方式，通常也称为工作曲线。标准曲线仅在一定范围内呈直线关系，如图 A，当浓度超过一定数值时，曲线顶端向上或向下弯曲如图 B 的 a、b 曲线，说明吸光度与浓度非正比例关系，也不再遵守朗伯 - 比耳定律。因此在测定中，应根据待测物的线性范围来确定标准体系的浓度值。A–C 曲线的数学表达公式为 $y=ax+b$，其中 y 为吸光度，x 为浓度，a 为斜率，b 为截距。在实际工作中称之为回归方程计算法，它可更简便、正确地做出标准检量表。

（二）吸光系数

在朗伯－比耳定律中，吸光系数 K 反映了吸光物质在单位浓度及单位厚度时的吸光度。当入射光波长、温度、溶剂等条件固定时，它只与吸收物质的性质有关，因此吸光系数可作为该物质吸光能力大小的特征性常数。根据吸光系数可以判断测定方法的灵敏度，还可用来计算待测物的浓度，尤其在使用生化自动分析仪对各种项目进行连续监测法测定中，可以直接利用产物的摩尔吸光系数换算待测酶活力单位或其浓度。吸光系数在检验工作中的应用较为广泛。

二、分光光度技术

（一）分光光度技术的原理

有些物质本身具有颜色如高锰酸钾及其溶液呈紫红色，硫酸铜及其溶液呈蓝色。有些物质本身无色，但与某些化学试剂反应后，可生成有颜色的物质，如三价铁离子 Fe^{3+} 与一定量的硫氰化钾 KSCN 反应，生成络合物 $Fe(SCN)_3$ 呈红色。有色溶液颜色的深浅与其物质浓度有关，浓度越大，颜色越深。通过比较有色物质溶液的颜色深浅来对物质定量分析的方法称为比色分析法。用于比色分析的光源应为单色光，是待测溶液颜色的互补色。各种颜色的互补关系见图 4-3，图中直线两端所示颜色互为互补色，即互有最大的吸收峰。

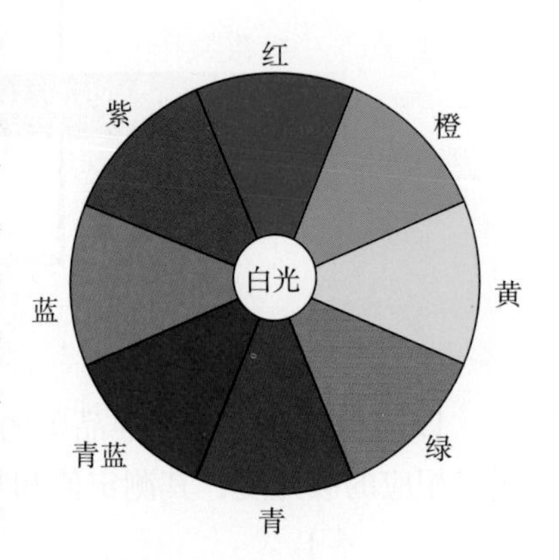

图 4-3 光色互补关系

知识链接

> 物质呈现颜色是由于其分子选择性地吸收了可见光中不同波长的光线后，透过或反射出相应的颜色。高锰酸钾在水溶液里电离成高锰酸根离子和钾离子，其中高锰酸根离子吸收光线后反射出紫红色的光，而使溶液呈紫红色；硫酸铜在水溶液中电离成铜离子和硫酸根离子，铜离子吸收光线后反射出蓝光，而使溶液呈蓝色。

以可见光为光源，通过测定有色溶液对某特定波长光线的吸收程度来确定其含量的分析方法称为可见光光度法；以紫外光为光源来测定无色物质的方法称为紫外分光光度法，使用的仪器称为分光光度计（图 4-4）。分光光度法基本原理是朗伯－比耳定律，即对于同一物质（ε 相同），在相同液层厚度下（L 相同），溶液的吸光度（A）与物质浓度成正比（$A=k \cdot C$）。

选择作为入射光的最适单色波长，应根据光的互补色关系，选择互补光（$\lambda_{最大}$）可使被测溶液单位浓度变化（ΔA）最大，但选择波长需同时具有最小的空白及干扰读数，才能获得最高的灵敏度和准确性。为了提高实验特异性，一般选择特有而非最大的吸收波长进行定量测定。

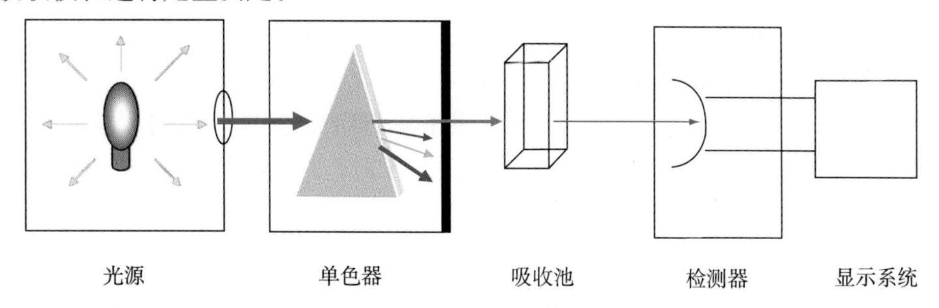

图 4–4 分光光度计的基本原理

（二）定量测定方法：标准对照法

1. 原理 标准对照法也称为对比法，将已知浓度的标准品溶液和待测样品溶液用同一实验方法、在相同条件下同时进行测定，分别读取吸光度，根据标准品浓度计算出待测样品浓度。依据朗伯 – 比耳定律，对于同一物质在同样条件下则有：

$$\frac{A_U}{A_S}=\frac{C_U}{C_S}\text{，故}C_U=\frac{A_U}{A_S}\times C_S$$

式中 C_U 为待测管浓度，C_S 为标准管浓度，A_U 为测定管吸光度，A_S 为标准管吸光度。如果样品与标准液加量不同，则应考它们的体积对计算的影响，上式应改为：

$$C_U=\frac{A_U}{A_S}\times C_S\times\frac{V_S}{V_U}$$

式中，V_U、V_S 分别为测定样品和标准液体积。

有时，标准液浓度以每毫升中物质的含量表示（如 mmol/mL、umol/mL、mg/mL 等），计算中应将待测物浓度换算成临床应用单位（如 mmol/L、umol/L、g/L、mg/L 等）。

对于反应中吸光度值下降的测定方法，也可利用测定管和标准管各自的空白对照管与其相减的 ΔA 计算待测物浓度，公式则为：

$$C_U=\frac{A_{UB}-A_U}{A_{SB}-A_S}\times C_S$$

式中 A_{UB} 为测定空白管，A_{SB} 为标准空白管。

2. 使用注意事项 用标准对照法分析时，为了减少由于试剂、仪器以及环境条件等因素引起的系统误差，应使标准品浓度尽量接近样品浓度。标准品的浓度一般都选在平均值附近。然而人体内各种被测物质的含量都有一定的生理波动范围，而且病理变化范围各不相同，因此为了减少距离标准品浓度较远的样品的测定误差，可采用双标准法，即采用两种高低不同浓度的标准液。计算结果时，不同浓度的测定管分别选择接近其浓度的标准为参照，从而使变异系数减少。

（三）定量测定方法：标准曲线法

标准曲线法是一种简便、快速的定量方法，分为两种方法。

1. 描点作图法 包括以下操作步骤：

（1）制备系列标准液 选择适当浓度范围的标准液，配置一系列（至少 5~6 个）等间距浓度的标准液。以血清总蛋白的测定为例，分别选取 20 g/L、40 g/L、60 g/L、80 g/L、100 g/L 等浓度。

（2）显色测定 与常规测定相同的条件下，对系列标准液进行与待测样品同样的处理（为减少器材及操作误差，每个浓度的标准液应做 2~3 个平行管）。在适宜的波长处测定各管的吸光度，记录结果，并计算各平行管的平均吸光度值。

（3）作图 以各标准管的浓度（换算为相当于待测标本每升中含量或酶的单位值等）为横坐标，以平均吸光度值为纵坐标，确定每管坐标点，连接各点过原点做一直线（*A–C* 曲线），即为标准曲线工或工作曲线（图 4–5）。

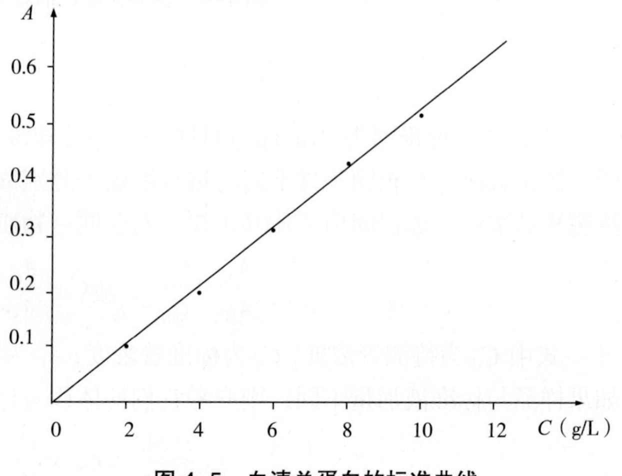

图 4–5 血清总蛋白的标准曲线

根据标准曲线计算出工作常数 $K=A/C$。若将待测管吸光度除以工作常数 *K* 即可算出待测物浓度。如果标准曲线的高端向下或者向上弯曲（即出现了正误差或负误差），则说明此处吸光度与标准液浓度偏离朗伯 - 比耳定律，不宜使用，应尽量利用其线性范围。

（4）作检量表 根据实际工作需要，选定适当范围，查出该范围内的各吸光度的相当含量（相当含量指各吸光度相当于每升中物质的含量，并不是该测定管中物质的实际含量），填入检量表内（表 4–1）。

表 4–1 标准检量表

项目__________ 方法__________ 日期__________

A	0	1	2	3	4	5	6	7	8	9
0.0										
0.1										
0.2										
0.3										
0.4										
0.5										
...										

2. 直线回归方程计算作图法　选择标准系列浓度进行比色分析后，得出各管平均吸光度值。以已知浓度为 x，相应吸光度为 y，代入直线回归方程式计算：

$$y=ax+b$$

式中，a 为斜率，b 为截距。

$$b=\frac{\sum y-a\cdot\sum x}{n},\quad a=\frac{n\cdot\sum xy-\sum x\cdot\sum y}{n\cdot\sum x^2-\left(\sum x\right)^2}$$

计算出 a、b 值后，将任意两管的浓度值代入直线回归方程，计算出校正后的吸光度。以相当浓度为横坐标，校正后的吸光度为纵坐标，分别将这两个点的坐标在坐标纸上标出，连接两点所得即为标准曲线。

直线回归方程计算作图法符合统计学规律，是定量分析中应用最广的标准曲线法。

绘制标准曲线可以帮助研究吸光度随待测物浓度或待测酶活力变化的规律，具有以下特点：它可确定检测过程的浓度与吸光度的线性范围，代替单标准及双标准法而减少分析的系统误差。通过比较标准曲线的斜率，可分析出各种检测方法的灵敏度；根据待测物的吸光度，从曲线上可直接读出相应浓度值，因此特别适合大量样品的分析。

3. 标准曲线法应用的注意事项

（1）配制标准液的浓度范围需足够大，一般应包含整个正常参考范围并向病理变化一端适当扩大。

（2）绘图的各实验点不在一直线时，应尽可能使更多的点落在直线上，直线以外的各点应均匀分布于直线两侧。

（3）为减少器材及操作误差，标准液需做 3 个平行对照组，然后求均值。

（4）为保证标准曲线的准确性，需定期用定值质控血清校验，当更换试剂或仪器以及室温变化明显时，需重新绘制标准曲线。

（5）当待测物浓度过高，吸光度超出线性范围时，应减少标本用量或稀释后再测，结果乘以稀释倍数即可。

（四）分光光度计

分光光度计是分光光度技术定量分析的常用仪器，主要包括可见分光光度计（图 4–6）、紫外分光光度计和紫外 – 可见光分光光度计三种类型。仪器的基本结构（图 4–7）。

1. 主要部件

（1）光源　可见光分光光度计常用光源是钨灯或卤钨灯，能发射出 350~2500nm 波长的连续光谱。紫外光光度计常用氢灯作为光源，能发射

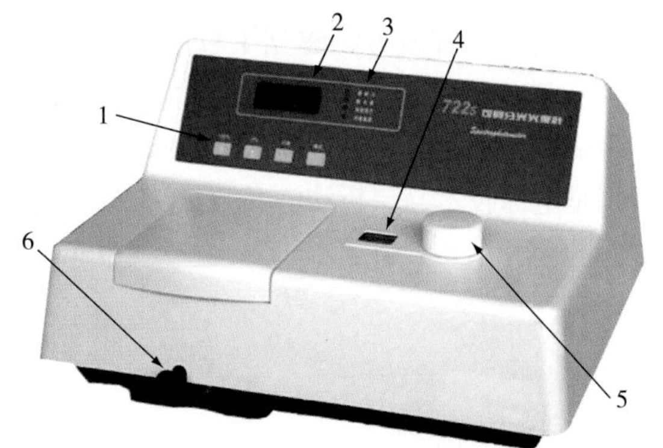

1. 从左向右依次为 0%、100% 调节按键、功能按键、模式按键；2. 显示屏；3. 模式显示；4. 波长指示窗；5. 波长调节旋钮；6. 样品室

图 4–6　722S 型可见分光光度计

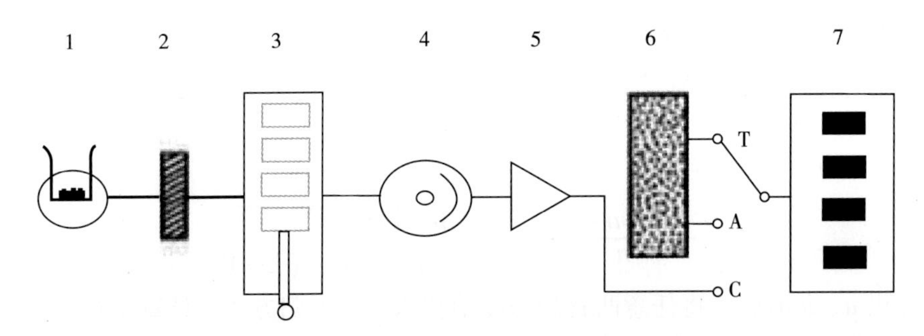

1. 光源；2. 单色器；3. 试样室；4 . 光电管；5. 线性运算放大器；6. 对数运算方法器；7. 数字显示器

图 4-7 分光光度计的基本结构示意图

150~400nm 波长的光。目前大型自动化分析仪，大都使用卤素灯或寿命更长的闪烁氙灯为光源。

（2）单色器 可将来自光源的复合光分散为单色光，其中色散元件是关键部分，包括滤光片、棱镜和光栅等。分光系统中，入射光波长范围越宽，色散得到单色光愈不纯，其吸光度与浓度关系愈偏离朗伯 - 比耳定律。

（3）比色皿 又称为比色杯，常用无色透明、耐腐蚀和耐酸碱的玻璃或石英材料做成。

（4）检测器 由光电管和运算放大器组成，可将透过溶液的光信号转换成电信号，并将电信号加以放大。

（5）显示器 常用显示器有检流计、微安表、记录器和数字显示器。

第二节 电泳技术

溶液中带电颗粒在直流电场中向电荷相反方向移动的现象称为电泳。利用电泳现象对物质进行分离的技术叫电泳技术。

电泳技术的应用始于 1937 年，瑞典 Tiselius 利用界面电泳即自由电泳将血清蛋白质分离成五种成分，建立了自由电泳法，奠定了现代电泳技术的基础，为此于 1948 年荣获诺贝尔奖。由于界面电泳仪构造复杂，价格昂贵而难于广泛应用于临床检验。Wieland 等于 1948 年发明了纸电泳法，使电泳技术大为简化。此后，电泳技术发展迅速，特别是电泳技术与层析法、免疫学方法的结合，使其分辨率达到 ng/mL 水平，成为医学检验的一种重要分析技术。

一、电泳

（一）电泳的基本原理

1. 溶液中粒子的带电状态 溶液中带电粒子必须带有净电荷才能在电场中移动，如果净电荷为零，则不能移动。粒子在溶液中的带电状态主要由粒子表面的化学基团和溶液的 pH 值决定。

氨基酸和蛋白质分子既带有羧基（—COOH）、巯基（—SH）等酸性基团，又带有氨基（$—NH_3$）、咪唑基等碱性基团；核苷酸和核酸分子既带有磷酸基（$—PO_3H_2$）等酸性基团，又带有碱基氮等碱性基团。因此它们都属于两性电解质，在溶液中发生两性电离。

在某一 pH 溶液中，某物质所有粒子都电离为兼性离子，即正负离子相等，净电荷为零时，该溶液的 pH 值称为该物质的等电点（pI）。血清蛋白的等电点见表 4-2。

表 4-2　血清蛋白等电点和电泳迁移率

血清蛋白	等电点	电泳迁移率（$cm^2/s·V$）
清蛋白	4.84	$5.9×10^{-5}$
$α_1$ 球蛋白	5.06	$5.1×10^{-5}$
$α_2$ 球蛋白	5.06	$4.1×10^{-5}$
β 球蛋白	5.12	$2.8×10^{-5}$
γ 球蛋白	6.85~7.30	$1.0×10^{-5}$

按照同离子效应，粒子在溶液中电离状态和荷电量可以通过调节溶液的 pH 加以控制。当 pH=pI 时，粒子全部成为兼性离子，净电荷为零，在电场中不移动；当 pH ＞ pI 时，即碱性条件下，羧基电离加强，氨基电离减弱，粒子带负电荷，在电场中向正极移动；当 pH ＜ pI 时，即酸性条件下，羧基电离减弱，氨基电离加强，粒子带正电荷，在电场中向负极移动。粒子的荷电量可以通过调节 pH 与 pI 之间的差值加以控制，差值越大，粒子荷电量越多。

2. 电泳迁移率　电泳迁移率是指带电粒子在单位电场强度作用下的电泳速度。

测定电泳迁移率一般在无支持物的自由界面电泳下进行。有支持物的区带电泳，因为支持物对粒子移动的影响因素较多，不宜用作电泳迁移率的测定。电泳迁移率是物质的特征常数，混合物各组分的电泳迁移率不同时，即可在电场中彼此分离。血清蛋白电泳迁移率见表 4-2。

（二）影响电泳速率与分辨率的因素

1. 分子的形状和性质　被分离物的带电荷量多少和电泳速度的关系成正比。带电荷量多，电泳速度快；反之，则慢。此外，被分离的物质若带电量相同，分子量大的电泳速度慢，分子量小的则电泳速度快，故分子大小与电泳速度成反比。被分离的物质分子量和电荷量接近时，球状分子比纤维状分子移动速度快。

2. 电场强度　电泳强度指在电场方向上单位长度的电位降落，又称电势梯度。电场强度增大，电泳速度加快，但是同时电流强度也增大，产热增多，水分蒸发加速，应配备冷却装置以维持恒温。电场强度降低，电泳速度减慢，不仅电泳时间延长，而且增加了标本的扩散，导致区带模糊，分辨率下降。为使电泳得到满意的结果，要选择适宜的电场强度。醋酸纤维素薄膜电泳的电场强度一般为 10 ～ 15 V/cm。

3. 电泳缓冲液　电泳缓冲液起着决定粒子带电性质和带电量的作用，同时起着导电的作用，电泳时对缓冲液的化学组成、pH 值和离子强度都有一定要求。

（1）缓冲溶质　缓冲对的组成常选用弱酸 / 弱酸盐、酸式盐 / 次级盐。对缓冲对的要求是化学性质稳定、缓冲容量大、电导率低、离子移动性好。在选择缓冲溶质时，要尽量选择 pKa 接近缓冲液 pH 值的弱酸成分。因为当 pKa=pH 时，缓冲容量达到最大。缓冲液中正负离子应有相近的迁移率，避免电晕出现正负离子分布不均。缓冲液的离子应该是一价的，多价离子有较厚的双电层，移动性差。

常用的缓冲溶液有巴比妥 / 巴比妥钠、柠檬酸 / 柠檬酸钠、NaH_2PO_4/K_2HPO_4、Tris/盐酸等。巴比妥 / 巴比妥钠是一种优良的电泳缓冲液，弱酸巴比妥电离度极小，因此在较低离子强度时具有较大缓冲容量，是血清蛋白电泳常用的电泳缓冲液。

（2）pH 值　溶液中粒子所带净电荷的性质及数量取决于缓冲液 pH 值与组分 pI 之间的差值。当 pH=pI 时，粒子净电荷为零；当 pH ＞ pI 时，粒子带负电荷；当 pH ＜ pI 时，粒子带正电荷。pH 值与 pI 差值越大，粒子荷电量越多。以血清蛋白为例，在缓冲液 pH 值为 8.6 时，各种蛋白质均带负电荷，电泳时向正极移动，荷电量由大到小的顺序为白蛋白、α_1 球蛋白、α_2 球蛋白、β 球蛋白、γ 球蛋白。虽然加大 pH 与 pI 的差值可增加粒子荷电量，使电泳速度加快，但是缓冲液不能过酸、过碱，以免使蛋白质变性，缓冲液的 pH 值一般设为 4.5 ~ 9.0 为宜。

（3）离子强度　电泳技术要求缓冲液具有一定的导电能力。缓冲液的导电能力可用离子强度 I 表示，设离子种类为 i，离子活度为 C，离子价数为 Z，∑代表累加，则：

$$I=1/2\sum C_iZ_i^2$$

缓冲液的离子强度影响缓冲容量、电泳速度和产热效应。I 越大，缓冲能力越大，pH 越稳定，但缓冲液所载分电流增加，标本所载分电流减少，电泳速度减慢，产热增加；I 越小，缓冲能力小，pH 不稳定，缓冲液所载分电流减少，标本所载分电流增加，电泳速度加快，产热减少，但会导致区带不整齐，分辨率降低。为了得到较好的电泳结果，对于上述三种效应需要综合考虑，一般设在 0.05 ~ 0.1mol/L 为宜。

4. 支持介质　支持介质对电泳的影响主要表现为吸附作用和电渗作用。对支持介质的基本要求是具有化学惰性，不与被分离的样品或缓冲液起化学反应，并具有一定的坚韧度。

（1）吸附作用　各种支持介质或多或少对标本有吸附作用，吸附力的大小与支持介质的性质有关。纤维素、淀粉为多聚葡萄糖，琼脂糖为多聚半乳糖，分子表面具有很多羟基（—OH）。这些基团可带电荷，对蛋白质、核酸等具有一定的吸附能力。醋酸纤维素的侧链基团为乙酰基，聚丙烯酰胺的侧链基团为酰胺基，这些基团电离很弱，基本不带电荷，对标本的吸附作用很小。吸附作用可阻滞标本的移动，使电泳速度减慢，出现拖尾现象，因此要选择吸附作用小的支持介质。

（2）电渗作用　电场中液相对固相的相对移动称为电渗。产生电渗作用的原因是固相支持介质表面带有电荷。例如淀粉、纤维素和琼脂糖等具有很多羟基，这些基团都带有负电荷，在固相支持介质表面形成负电层，吸附缓冲液中的 H_3O^+ 离子，形成贴壁正电层，在电场作用下向负极定向移动。如果支持介质表面带有正电荷，则吸附缓冲液中的负离子，形成贴壁负电层，在电场作用下向正极定向移动（图 4–8）。

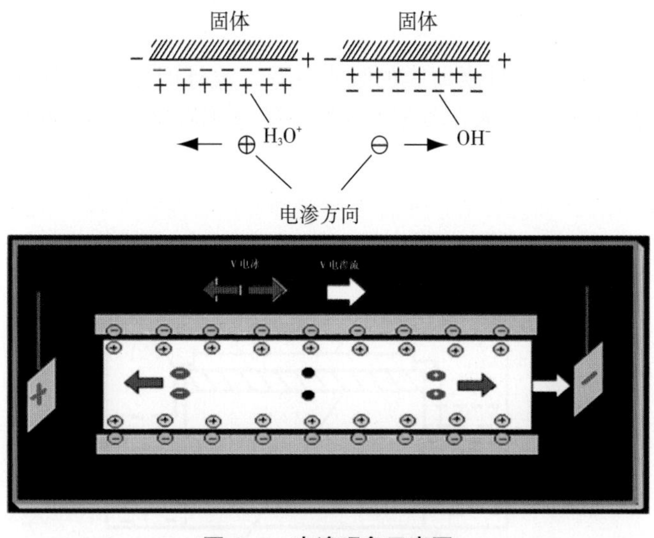

图 4-8 电渗现象示意图

电渗作用对混合物各组分影响相同，因此电渗作用只影响电泳速度而不影响分辨率。电渗方向与电泳方向相同，离子移动速度等于两者速度之和，电泳速度加快，顺水行舟；电渗方向与电泳方向相反，离子移动速度等于两者速度之差，电泳速度减慢，逆水行舟。

5. 蒸发 蒸发对薄膜电泳的影响较大。醋酸纤维素薄膜等支持介质液层薄、蓄液量少、电阻大，电泳时产热多，水分蒸发快。水分的蒸发导致支持介质中缓冲液浓缩，离子强度增大，标本分电流减小，电泳速度减慢。由于支持介质水分的蒸发，使虹吸作用加强，两边电泳槽中缓冲液沿着支持介质由两端向中间对流，使标本区带向中间集中并弯曲，导致分辨率下降。随着蒸发的继续，离子强度越来越大，电流强度越来越高，产热越来越多，形成恶性循环。为减少蒸发，电泳槽密闭性要好，电流强度不宜过大，必要时开启冷却循环装置。

二、电泳技术的分类

（一）醋酸纤维素薄膜电泳

醋酸纤维素薄膜电泳（CAE）是以醋酸纤维素薄膜作为支持介质的一项电泳技术（图 4-9）。醋酸纤维素是将纤维素分子中葡萄糖单体上的羟基乙酰化而形成纤维素醋酸酯，然后用丙酮和水的混合溶剂溶解，涂成均匀薄膜。常用于血清蛋白、同工酶的分离。醋酸纤维素薄膜是目前最常用的支持介质，有成品供应。

CAE 的优点是醋酸纤维薄膜微孔细小，质地致密，标本电泳速度快，50 分钟即可将血清蛋白分离，区带清晰，分辨率高，几乎无拖尾现象（图 4-10）。由于乙酰基不电离，所以醋酸纤维素几乎不带电荷，吸附作用和电渗作用都很微弱。醋酸纤维素膜不吸附染料，区带周围染料可完全清掉，背景白净，区带易于观察。醋酸纤维素膜在冰醋酸乙醇溶液中或液状石蜡中极易透明，便于区带扫描定量。透明后的薄膜易于干燥，电泳区带可长期保存。

CAE 的缺点是醋酸纤维素薄膜的吸水性差，电泳时水分容易蒸发。因此要求电泳槽密闭性能要好，始终维持水蒸气饱和，电流强度不宜过大，一般保持在 0.4 ~ 0.6 mA/cm 宽为宜。

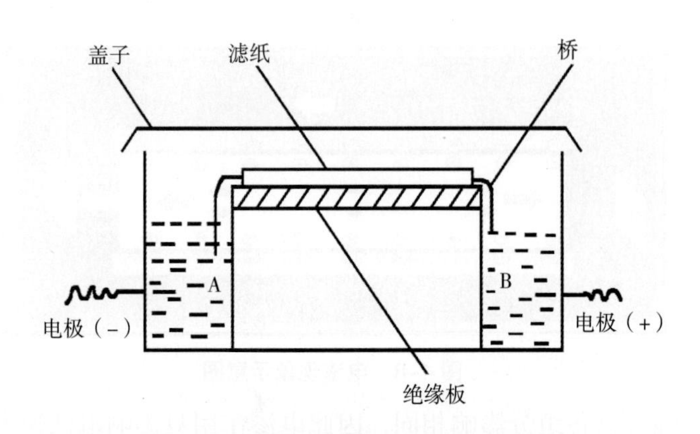

图 4-9 醋酸纤维薄膜电泳装置示意图

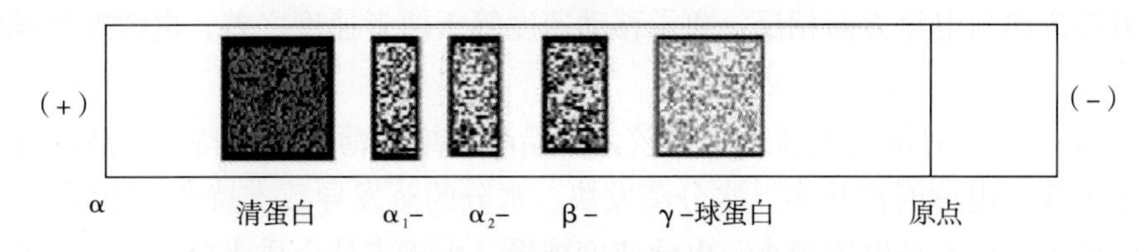

图 4-10 血清蛋白醋酸纤维素薄膜电泳图谱示意图

（二）琼脂糖凝胶电泳

琼脂糖凝胶电泳（AGE）是以琼脂糖凝胶作为支持介质的一项电泳技术（图 4-11）。琼脂糖由琼脂分离纯化而得，化学组成是一类由多个 D- 半乳糖 -O-3,6- 脱水 -L- 半乳糖彼此连接而成的线性多糖，在形成凝胶时主要通过氢键相互交联。常用于血浆脂蛋白、免疫球蛋白、同工酶和 DNA 酶切片段的电泳分离（图 4-12）。

AGE 的优点是电泳时，由于琼脂糖凝胶中含水量大（98%~99%），近似自由电泳，固体支持物的影响较少，故电泳速度快、区带整齐。吸附作用和电渗作用很小。一般琼脂糖凝胶的浓度在 0.5% ~ 0.7%时，电泳图谱清晰、分辨率较高、重复性好、凝胶无色透明、不吸收紫外光，故电泳后可直接用紫外分光光度法作定量分析琼脂糖。不与染料结合，染色后背景染料容易洗脱，洗脱液可用于定量检测。凝胶透明度好，便于区带扫描定量。凝胶易于干燥制成薄膜，结果可长期保存。

AGE 的缺点是琼脂糖凝胶仅仅是琼脂糖分子间的物理交联，没有分子间的化学聚合，凝胶网络结构疏松分辨率较聚丙烯酰胺凝胶电泳低。用于分离蛋白质时，允许分子量达 10^6 的蛋白质自由通过，没有分子筛效应；用于大分子量 DNA 分离时，则具有分子筛效应。

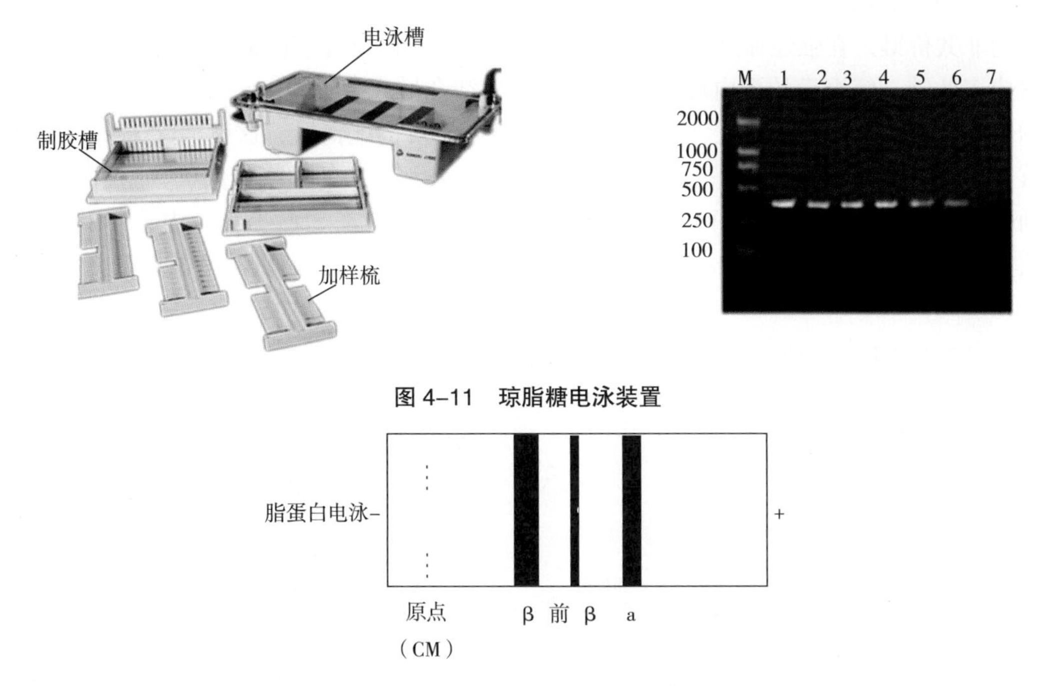

图 4-11 琼脂糖电泳装置

图 4-12 血浆脂蛋白琼脂糖凝胶电泳图谱示意图

（三）聚丙烯酰胺凝胶电泳

聚丙烯酰胺凝胶电泳（PAGE）是以聚丙烯酰胺凝胶作为支持介质的一项电泳技术。聚丙稀酰胺凝胶是以丙烯酰胺作为单体，以甲叉双丙烯酰胺作为交联剂，在过硫酸铵催化剂和 TEMED 加速剂的作用下，在溶液中聚合交联而成的三维网状结构凝胶。

根据凝胶系统的均匀性，PAGE 可以分为连续凝胶电泳和不连续凝胶电泳。连续凝胶电泳是指整个电泳系统中所用的凝胶网孔、缓冲液及 pH 都是相同的，电泳时沿电泳方向的电势梯度均匀分布，带电颗粒在电场中泳动主要靠电荷和分子筛效应；不连续凝胶电泳是指电泳系统中采用两种或两种以上的缓冲液、pH 和凝胶孔径，电泳过程中形成的电势梯度不均匀，带电颗粒在电场中泳动不仅有电荷效应，分子筛效应，还具有浓缩效应，因而能将较稀的样品浓缩成密集的区带，从而提高分辨率。

PAGE 的优点是聚丙烯酰胺凝胶化学上惰性较强，不易产生电渗现象。标本在聚丙烯酰胺凝胶中电泳时，既有电荷效应又有分子筛效应，电荷效应与其他区带电泳相同，分子筛效应使分子量小的组分所受阻力小，电泳速度快，分子量大的组分所受阻力大，电泳速度慢，这就使得电泳迁移率相同的组分，只要分子量具有一定的差异，即能电泳分离，这是 PAGE 分辨率高的重要原因之一。此外，由于不连续 PAGE 可以将标本压缩成薄层，因此扩散减少，从而进一步提高分辨率。

PAGE 的缺点是单体丙烯酰胺及甲叉双丙烯酰胺对神经系统和皮肤有毒性作用；TEMED 对黏膜和上呼吸道组织及皮肤有很大的破坏作用等。

SDS- 聚丙烯酰胺凝胶电泳（SDS-PAGE）是在聚丙烯酰胺凝胶系统中引进 SDS（十二烷基硫酸钠）（图 4-13）。SDS 是一种阴离子表面活性剂，能破坏蛋白质分子之间的非共价键，在强还原剂如巯基乙醇的存在下，蛋白质分子内的二硫键被打开并解聚成多肽链。解聚后的蛋白质分子与 SDS 充分结合形成带负电荷的蛋白质 -SDS 复合物，复合物所带的负电荷大大超过了蛋白质分子原有的电荷量，这就消除了不同蛋白质分子之间原有的电荷差异，蛋白质 -SDS 复合物在溶液中的形状近似于雪茄烟形的长椭圆棒，其短轴长度一样，而长轴与分子量大小成正比。在 SDS-PAGE 中，SDS- 蛋白质复合物的迁移率不再受蛋白的电荷和形状的影响，而只与蛋白质的分子量正相关（图 4-14）。

SDS-PAGE 是目前分析蛋白质亚基组成和测定蛋白质分子量最简便的方法（图 4-15）。

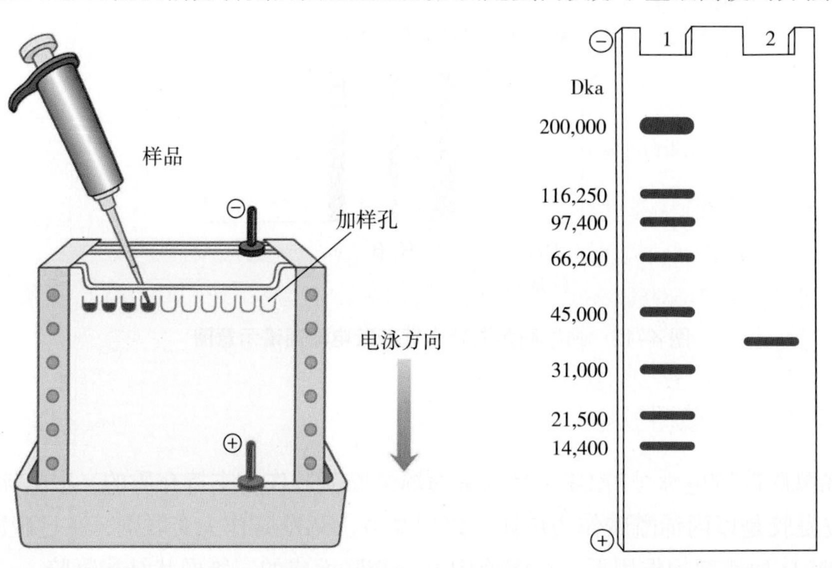

图 4-13　SDS-PAGE 电泳加样示意图

1 为标准分子量，2 为目的蛋白

图 4-14　SDS-PAGE 电泳结果示意图

图 4-15　考马斯亮蓝染色的 SDS-PAGE 电泳结果

（四）其他电泳技术

1. 等电聚焦电泳　等电聚焦电泳（IEF）是一种不均一 pH 电泳，常用于蛋白质组分的精细分离。IEF 的原理是：在电泳系统中建立一个从正极到负极呈线性分布的 pH

梯度，由于标本各组分 pI 不同，电泳时，当某一组分移动到 pH=pI 的区域时，该组分便电离为兼性离子，净电荷为零，在电场中不再移动而聚集在这一区域。只要电场存在，区带便不会扩散（图 4-16）。

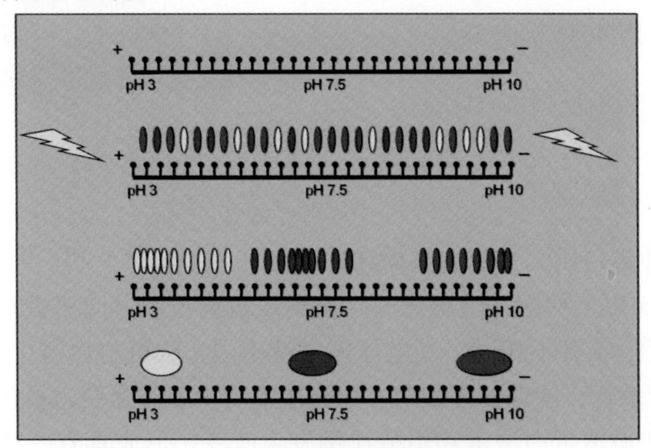

图 4-16　等电聚焦电泳原理

IEF 分辨率可达 0.01pH 单位，特别适用于分离分子量相近而等电点不同的蛋白质分子。IEF 可将血清蛋白分离为 50 多条区带，区带清晰无拖尾。

2. 双向电泳　双向电泳是等电聚焦电泳和 SDS-PAGE 垂直电泳相结合的一项技术，它可以把蛋白质分子先按照等电点进行分离，再按照分子量分离，从而使混合的蛋白质分子获得最大程度的分离。双向电泳进行时是先把样品从一个方向进行等电聚焦电泳分离，然后反转方向进行第二次 SDS-PAGE 电泳分离。第一相电泳时，标本各组分按照电荷效应分离，第二相则按照分子量不同进行分离（图 4-17）。

IEF 可将血清蛋白分离为 50 多条区带，每条区带又包含 pI 相同而分子量不同的若

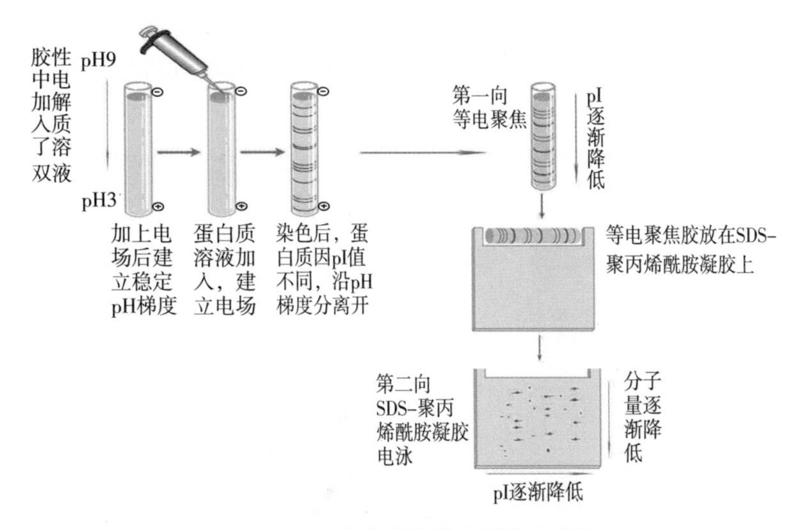

图 4-17　双向电泳仪基本原理示意图

干组分，这些组分再经过第二相 PAGE 胶电泳又可进一步根据分子量分离，最终可将血清蛋白分离为 200 多个斑点，被誉为“指纹图谱”，极大地提高了分辨率（图 4–18）。

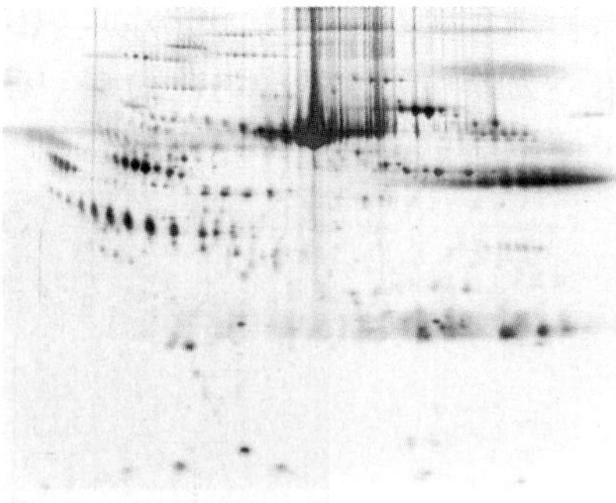

图 4–18 双向电泳结果

三、电泳技术的临床应用

（一）血清蛋白电泳

血清含有各种蛋白质，其等电点均在 pH 7.5 以下，若置于 pH 8 以上的缓冲液电泳时均游离成负离子，再向正极移动。由于其等电点、分子量和分子形状各不相同，其电泳速度就不同，故可将血清中蛋白质区分开来。分子量小，带电荷多者，泳动速度最快，可测定血清中各类蛋白占总蛋白的百分比。

许多疾病可使血清蛋白浓度和组分比例发生改变，形成具有一定特征的血清蛋白图谱。如妊娠时 α_1 区带增高，伴有 β 区带增高；肾病综合症、慢性肾小球肾炎时呈现血清蛋白下降，α_1、β 球蛋白升高；缺铁性贫血时，由于转铁蛋白的升高而呈现 β 区带增高；慢性肝病或肝硬化呈现清蛋白显著降低。

（二）尿蛋白电泳

尿蛋白是尿液通过酸化加热后混浊而检出的蛋白质。正常人 24 小时尿蛋白的范围为≤ 0.15g，常规化验检测为阴性，如果检测尿蛋白> 150mg/ 日，即尿蛋白阳性时，说明人体排出的尿蛋白量明显增多，属于异常尿蛋白。尿蛋白持续阳性，往往代表肾脏发生了病变，故临床可依据尿蛋白阳性的多少来判定肾病损伤的程度以及肾病治疗的效果。因此，出现异常尿蛋白，一定要有效控制并消除，防止病情恶化进展。

尿蛋白电泳在临床上主要用于判断肾脏病变的严重程度和确定尿蛋白的来源（图 4–19）。

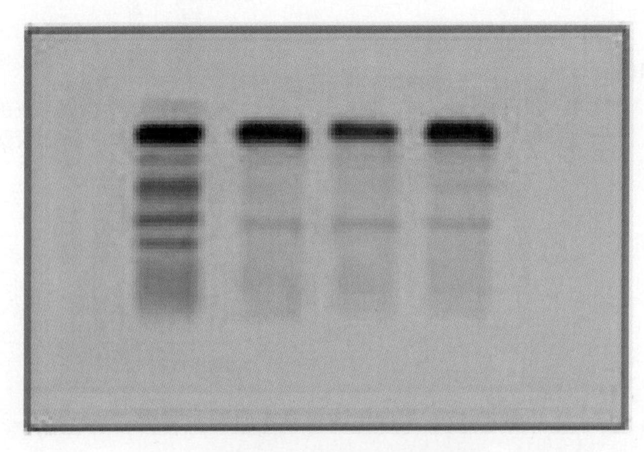

图 4–19 尿蛋白电泳图谱

（三）血红蛋白及糖化血红蛋白电泳

血红蛋白（Hb）是人体红细胞的主要蛋白质，由珠蛋白与亚铁血红素组成。Hb 的分离和鉴定方法很多，电泳分析是最为常用且最为有效的方法，是诊断 Hb 疾病不可缺少的手段。

血红蛋白（Hb）在电泳中可被分离出正常血红蛋白 A_1（HbA_1）、血红蛋白 A_2（HbA_2）、抗碱血红蛋白 F（HbF）成分。

临床上 HbA_2 升高见于维生素 B_{12} 或叶酸缺乏所致的巨细胞贫血，部分轻型珠蛋白生成障碍性贫血；HbA_2 降低见于缺铁性贫血；HbF 升高见于纯合子 β 珠蛋白生成障碍性贫血，杂合子 β 珠蛋白生成障碍性贫血和正常新生儿。

人体血液中红细胞内的血红蛋白可与血糖经过不可逆的非酶促反应结合生成是糖化血红蛋白。糖化血红蛋白的含量与血糖浓度成正比。红细胞平均寿命是 120 天，检测糖化血红蛋白可以观测受检前 1~2 个月血糖的平均水平，而与血糖的短期波动无关，因此在临床上已成为糖尿病患者血糖水平的长期控制程度的良好指标（图 4-20）。

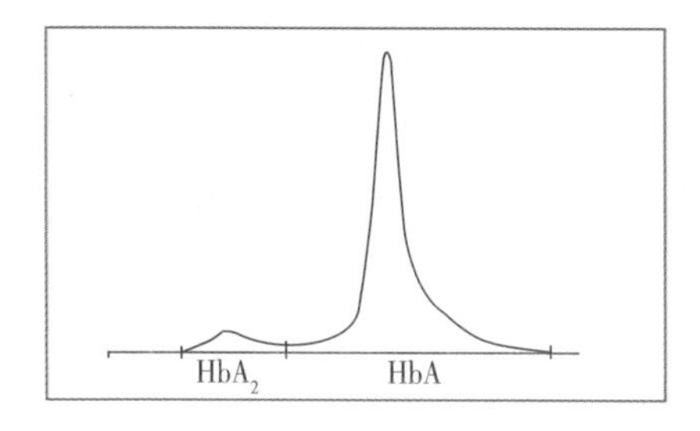

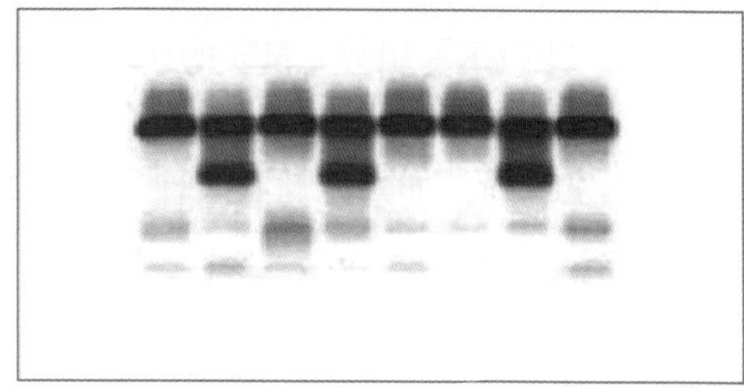

图 4-20 糖化血红蛋白电泳图谱

（四）免疫固定电泳

免疫固定电泳是将区带电泳和沉淀反应相结合的免疫化学分析技术（图 4-21）。其原理类似免疫电泳，不同之处是将血清直接加在电泳后的蛋白质区带表面，或将其浸有

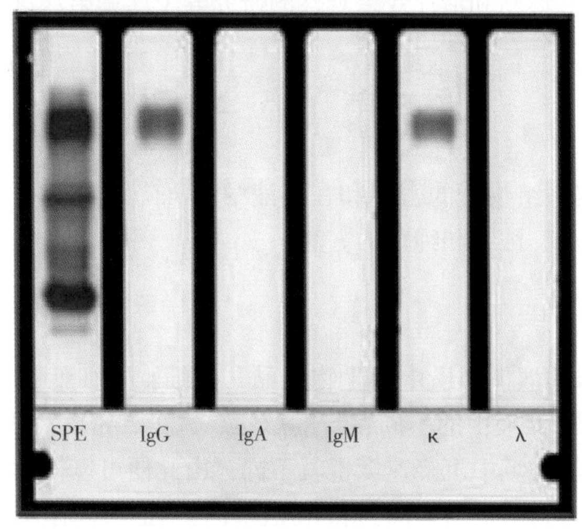

图 4-21 免疫固定电泳图谱

抗血清的薄膜贴在其上，抗原抗体被免疫固定经漂洗染色和脱色、干燥后，既可用于鉴定迁移率近似的蛋白、M 蛋白、免疫球蛋白的轻链、尿液和脑脊液中的微量蛋白、补体裂解产物等。本法操作简便、结果清晰、快速，目前应用于半自动、全自动电泳分析仪。

（五）同工酶电泳

同工酶是指催化的化学反应相同，但酶蛋白的分子结构、理化性质乃至免疫学特性不同的一组酶。在研究同工酶的所有方法中，电泳法使用最为广泛，因为此法简便、快速、分离效果良好，并且一般不会破坏酶的天然状态。这是常规实验室同工酶常用的测定方法。

临床上以肌酸激酶同工酶电泳和乳酸脱氢酶同工酶电泳常用。

1. 肌酸激酶同工酶电泳分析 通过电泳分析，CK 同工酶可分为 CK–MM、MB 及 BB 三种组分。当颅骨损伤时，电泳图上出现明显的 CK–BB 峰，一般超过总 CK 的 2%。中度心肌梗死时，CK–MB 峰变的明显，占总 CK 的比例在 5%~12%。典型肝癌、肺癌患者 CK 同工酶图谱明显的特征是 CK–MM 峰表现出“双峰”现象，这个峰除了 MM 组分外，还存在“巨 CK”组分，MM 的比例由原来的 95% 以下降到 20%~30%。

2. 乳酸脱氢酶（LDH）同工酶电泳 主要用于急性心肌梗死、肺梗死和急性肝炎等的诊断和鉴别诊断。如在急性心肌梗死时 $LDH_1>LDH_2$。

（六）脂蛋白电泳

脂蛋白是由脂质和载脂蛋白组成的脂类复合物。脂蛋白电泳的基本原理与蛋白电泳相同，是根据各种脂蛋白所带电荷不同，在电泳图谱中的位置不同而分类（图 4–12），共分为乳糜微粒（CM）、β – 脂蛋白（β –LP）、前 β – 脂蛋白（前 β –LP）、α – 脂蛋白（α –LP）。

临床上主要用于高脂血症的分型、冠心病危险性估计，以及动脉粥样硬化性及相关疾病的发生、发展、诊断和治疗效果观察的研究等（详见第八章）。

第三节　离心技术

离心技术是根据一组物质的密度和在溶液中的沉降系数、浮力等不同，用不同离心力使其从溶液中分离、浓缩和纯化的方法。

一、离心技术原理

悬浮在某种特殊的液体介质中的生物样品，如细胞、细胞器、病毒和生物大分子等都称为颗粒。由于悬浮液中的不同颗粒的形状、大小、密度和质量等彼此各不相同，在同一固定大小的离心力场中沉降速度也就不同，由此便可以得到相互间的分离。颗粒在离心运动中受到离心力、重力、浮力和介质的摩擦力的共同作用（图 4–22）。

1. 离心力 颗粒沿圆周运动受到一个向外的拉力，离心力（*Fc*）的大小等于离心

加速度 ω^2X 与颗粒质量 m 的乘积。即：

$$F_C=m\omega^2X$$

其中 m 是质量，以克为单位；ω 为离心转子转动的角速度，以弧度/秒为单位；X 为离心半径，即转子中心轴到沉降颗粒之间的距离，以 cm 为单位。

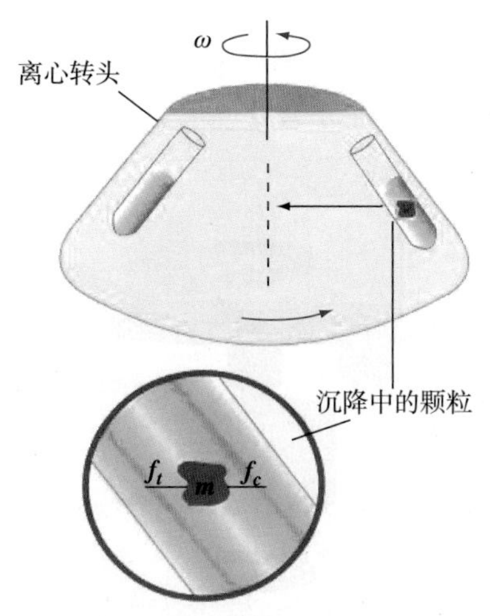

处于离心场中的固定角转头中颗粒的受力情况

图 4-22　角转头中物体的受力情况

2. 相对离心力（RCF） 又称相对离心加速度，是指离心力相当于重力加速度的倍数。其计算公式如下：

$$RCF=1.118\times10^{-5}\cdot n^2\cdot X$$

其中 n 为转子每分钟的转速，以转/分为单位。

显然 RCF 是一个只与离心机相关的参数，而与样品并无直接的关系。只要 RCF 值不变，一个标本可以在不同的离心机上获得相同的结果。

3. 沉降速度 指在离心力场作用下，单位时间内物质移动的距离。其计算公式如下：

$$v=\frac{d^2}{18}\cdot\frac{(\varrho-\varrho_0)}{\eta}\omega^2X$$

其中 d 为球状粒子直径；η 为流体介质黏度；ϱ 为粒子的密度；ϱ_0 为介质的密度。

4. 沉降系数 指单位离心力场作用下的沉降速度，用 S 表示，$1S=1\times10^{-13}$ 秒。沉降系数与颗粒的大小、形状、密度、介质密度和黏度有关。

$$S=\frac{d^2}{18}\cdot\frac{(\varrho-\varrho_0)}{\eta}$$

当生物大分子或亚细胞结构的化学组成或分子量不了解时，常用沉降系数来描述其结构特征，如 16S、23S 和 70S 核糖体等。

5. 沉降时间 在离心机上把某一溶质从溶液中全部沉降分离出来所需的时间。

二、离心机的结构与分类

离心机的种类很多，根据用途不同可分为制备型离心机和分析型离心机。

（一）制备型离心机

制备型离心机主要用于对不同密度和形态的物质微粒进行分离提纯（图 4–23）。按转速（机器额定的最高转速）高低可分为低速离心机、高速离心机和超速离心机三种类型。

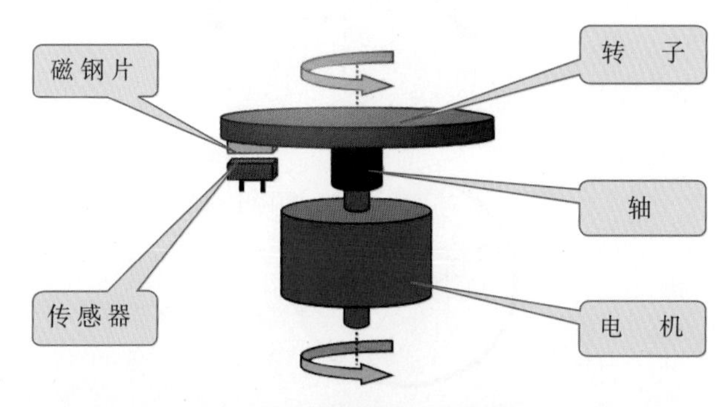

图 4–23 离心机作用原理

1. 低速离心机 习惯上把转速低于 6000 r/min 以下的离心机称为低速离心机，其最大 RCF 在 10000g 以下。主要用于分离细胞、细胞碎片以及培养基残渣等固形物和粗结晶等较大颗粒。低速离心机的分离形式、操作方式和结构特点多种多样，可根据需要选择使用。

2. 高速离心机 转速为 10000 ~ 25000 r/min 的离心机称为高速离心机，其最大 RCF 为 89000g。由于高速旋转，空气和转子间因摩擦力而产生热效应，为了防止高速离心过程中温度升高而使蛋白质等生物分子变性失活，有些高速离心机装设了冷冻装置，称高速冷冻离心机。

3. 超速离心机 转速超过 30000 r/min 的离心机称为高速离心机，最大 RCF 在 510000g 以上。超速离心机的精密度相当高。为了防止样品液溅出，一般附有离心管帽；为防止温度升高，均有冷冻装置和温度控制系统；为了减少空气阻力和摩擦，设置有真空系统。此外，还有一系列安全保护系统、制动系统及各种指示仪表等。

（二）分析型离心机

分析型离心机都是超速离心机，主要用于观察、分析物质微粒在离心时的运动情况，从而测定该物质的一些相关物理特性，如沉降系数 S、扩散系数 D、物质质量 m 等，其最大转速达 70000 r/min，最大 RCF 为 500000g，它是研究生物大分子沉降特性和结构的重要工具。通过摄影、电子系统来观察沉降粒子在离心过程中的行为，根据这些结果可以测定沉降粒子的一些物理特性。分析型超速离心机具有以下特点：转速高，离心力大；可以选择转速；可以选择转子腔的温度；可以检测离心过程中的变化。

（三）离心机的基本结构

离心机的主要结构包括转子或离心机头、驱动轴和电机（图 4–24）。高速和超速离心机还具有速度控制系统、真空系统、温度控制与制冷系统以及安全保护装置。而分析式离心机比制备式在结构上又要复杂一些，主要增加了光学测试、照相或打印和绘图装置。

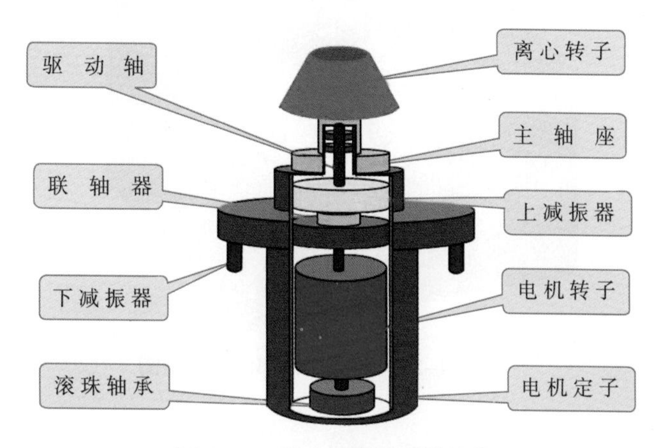

图 4–24　离心机驱动系统结构

1. 制备型超速离心机结构（图 4–25）

（1）离心管　普通离心机配置特别的玻璃离心管。高速和超速离心机配有塑料或不锈钢离心管，并配有离心管帽。进行离心时，离心管中标本液不可盛放过满，以免溢出污染或损坏转子及转子腔。

（2）转子　离心机转子是离心机的重要部件。一般用高强度铝合金或钛合金、超硬铝、锻铝制成。由于高速、超速离心时的转速很大，相应的离心力很大，转头制作过程的每一步骤都有严格的要求，并有相应的标准，出厂前都进行过一系列超速、满速爆炸试验及寿命试验以确保安全。离心转子可分以下几种形式：固定角式转子、水平转子、垂直管转子、区带转子、连续离心转子，此外还有分析转子、细胞洗脱转子、水平吊桶式转子、水平吊架式转子、土壤脱水转子等。固定角式转子是基本转子，也是各类离心机的最高速转子，转子强度高，重心低，运转平衡，使用方便，寿命较长。离心管中心线和旋转轴夹角 15° ~ 40°。离心管温度分布均匀、离心所需时间短，但是由于靠近离心管外壁部分形成强烈对流和漩涡，影响了分离纯度，常用于差速离心。水平转子结构复杂，强度较低，寿命较短，重心较高，离心容量较小，离心所需时间较长，特别适于密度梯度法和等密度离心法进行高纯分离。FA、SW、V、Z、CF 分别表示固定角式转子、水平转子、垂直管转子、区带转子、连续离心转子的标记符号，其后的数字及字母分别表示转子的最高转速及制作转的金属材料，如 SW65Ti 表示水平转子最高速度为 65000r/min，有钛合制成。不标字母，则为铝或铝合金制成的转子。

（3）平衡装置　这是一种保护装置。由于转子高速旋转，能产生很大的离心力，如果离心管稍有不平衡就会产生很大的侧拉力使转轴弯曲甚至断裂。超速离心机上都有

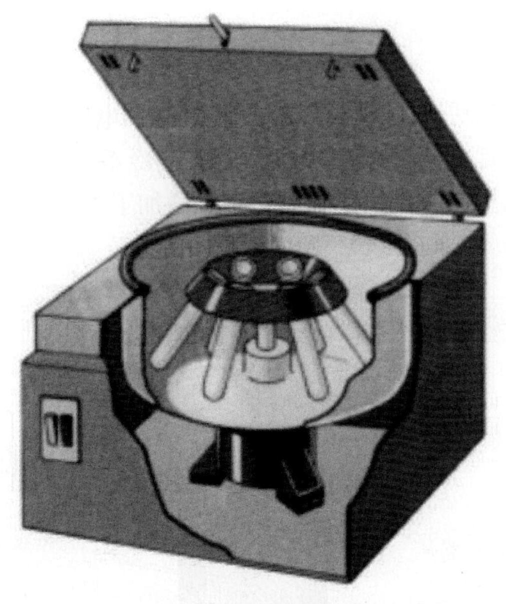

图 4-25 离心机内部结构示意图

这种装置。

2. 分析型超速离心机结构

（1）离心池　由坚韧的合金钢材料制成，其外观分为单槽池、双槽复合离心池、多槽离心池、机械分离离心池及区带沉降离心池等。构成离心池的材料应具有透光性。

（2）光学检测系统　一般装有 3 套光学检测系统：干扰光、吸收光和折射光检测系统。有两种记录系统：摄影系统和光电扫描系统。

三、离心方法

根据分离样品的要求，可以采用不同的离心方法，一般可分为制备离心方法和分析离心方法两类。

（一）制备离心方法

1. 差速离心法　又称差级离心法，利用不同的离心速度和离心时间，使沉降速度不同的颗粒分批分离的方法。操作时，采用均匀的悬浮液进行离心，选择好离心力和离心时间，使大颗粒先沉降，取出上清液，在加大离心力的条件下再进行离心，分离较小的颗粒。如此多次离心，使不同大小的颗粒分批分离。这种方法操作简便，主要用于分离大小和密度差异较大的颗粒，对密度相差较小的颗粒，分离效果不甚理想。

2. 密度梯度离心法　又称区带离心，较差速离心法复杂，但具有很高的分辨能力，可以同时使标本中的各个组分得到分离。其方法是将标本放在密度梯度介质中进行离心。通过离心，标本中各组分便会按照各自的特性在密度梯度液中形成有层次的标本区带，从而达到分离标本的目的。常用的梯度材料有蔗糖、聚蔗糖、氯化铯、NaCl、甘油、溴化钾等。

（1）速率区带离心法 先在离心管内装入密度梯度介质，将样品小心加至梯度液顶部，在离心场力作用下，样品中不同的颗粒在梯度液中沉降速度或漂浮速度的不同（沉降与漂浮速度取决于介质密度、被分离颗粒的大小和形状），使具有不同沉降速度的颗粒处于不同密度的梯度层内，达到分离的目的。

该法的优点是标本分辨率高，沉降系数相差20%以上的组分，可一次达到分离纯化目的。缺点是标本量小，标本浓度受到密度梯度的限制。

（2）等密度区带离心法 先在离心管内装入密度梯度介质，其密度沿离心方向逐渐增加。在离心过程中，样品中不同密度的颗粒在离心力作用下，分别迁移至与其密度相等的介质中而停止沉降，由此使不同密度的颗粒停止在各自的等密度区带而得以分离。其沉降平衡主要依赖于颗粒的密度，与颗粒大小及形状无关。

该法的优点是一次离心就能获得接近100%的纯度和产率，而且有较高的分辨率，两个组分密度差达0.005g/mL时，均可用此法一次离心得到分离，标本处理量较速率区带离心法大。缺点是离心平衡时间太长，一般需要10小时以上。

（二）分析离心法

用分析离心机进行的离心的方法称分析离心法。主要包括沉降速度法，沉降平衡法和等密度区带离心法。

1. 沉降速度法 主要是利用界面沉降来测定沉降系数值，用于样品组分的定性、定量分析及制备产品的纯度检查。还可结合扩散系数和偏微比容测出样品的分子量。沉降速度法测分子量所需数据多，操作复杂，目前已很少应用。但对于某些分子量特别大的大分子仍需用沉降速度法测量，如染色质DNA和多糖。

2. 沉降平衡法 在分析离心方法中是最常用的，是一种测定分子量的离心方法。将纯的分析样品放于离心池中，进行低速度长时间离心，样品颗粒沉降形成浓度差，而扩散又使样品颗粒由高浓度区向低浓度区扩散。最终达到沉降与扩散的平衡状态，此时样品颗粒在离心池内的浓度分布不再随离心时间而变化。样品颗粒在离心池顶部较稀，在底部较浓，形成连续的浓度分布。

3. 等密度区带离心法 主要用来测定样品的浮力密度值和对混合组分样品的不同密度组分作定性和定量分析，分辨力可达0.001g/cm^3。测定须在特定的梯度材料的溶液中进行，所测到的是在此梯度材料溶液中的样品的浮力密度值，与其真正的密度值不同。许多样品在不同的梯度材料的溶液中表现不同的浮力密度值。等密度区带分析离心在核酸的分析和研究中有重要应用。

四、使用离心机的注意事项

1. 转子的保养 高速与超速离心机的转子使用时应检查转子上各密封圈的完整性和弹性，及时调换，最好每次离心前转子预冷。每次使用后，必须仔细检查转头，及时清洗、擦干，搬动时要小心，不能碰撞，避免造成伤痕，转头长时间不用时，要涂上一层上光腊保护。如果转头累计的使用时间超过了该转头的最高使用年限时，则须按规定降速使用。

2. 离心管 保证标本、溶剂等不腐蚀离心管及盖组件；过期、老化、变形、有裂纹或已受腐蚀的离心管不能使用或降速使用；控制塑料离心管使用的次数；更换或修复离心管盖组件时，要注意规格相同。

3. 装样 薄壁离心管要加满；水平转子离心管加到离管口 2~3mm；厚壁管及离心瓶加到一半以上；离心管要按规定盖紧，转子盖也要拧紧。

4. 离心过程中不得随意离开 应随时观察离心机上的仪表是否正常工作，如有异常的声音应立即停机检查，及时排除故障。

5. 按离心机的操作规程进行离心 根据需要选择合适的转速、时间和温度；选择合适的离心管，并做到对称位置的平衡；离心结束关机后，应让其自然停止，不可用手或其他物品强迫停止。

6. 定期保养 离心机每使用一段时间要核对转速，检查温度控制系统和计时器。离心机的保养维修记录应妥善保存。

第四节　自动生化分析技术

自动生化分析技术是将生化分析中的取样、加试剂、去干扰、样品预处理、样品分析、数据打印及器材清洗等步骤部分或全部进行自动化的分析检测技术。为完成这些分析技术专门设计的仪器称为自动生化分析仪，自 1957 年第一台管道式自动生化分析仪问世以来，随着科技的进步，自动生化分析仪已发展了多种类型。自动生化分析仪的使用不仅提高了工作效率，而且减少了主观误差，稳定了检验质量；它具有灵敏、准确、快速、节省和标准化等优点，因此在临床生化分析中得到广泛的应用。

一、自动分析仪的种类

（一）按机械结构原理分类

1. 流动式自动生化分析仪 仪器检测分析是各个样品依次进行，样品与试剂的混合、反应及检测是在同一管道的连续流动状态下完成，属于第一代自动分析仪。

2. 分立式自动生化分析仪 每个待测样品与试剂混合、保温、反应及检测分别在各自的反应杯中独立完成的，属于第二代自动分析仪。

3. 离心式自动生化分析仪 各待测样品和试剂分别置于各自的反应槽内，在离心力的作用下，样品与试剂几乎同时混合、反应及检测，属于第三代自动分析仪。工作原理与前两代生化分析仪有所不同，第三代自动生化分析仪的效率更高，属于“同步分析”，而第一、二代自动生化分析仪属于“顺序分析”。

4. 干片式自动生化分析仪 将测定中所需试剂直接加载并固化于特殊结构的反应装置上，当液体样本加到试剂载体上时，一定的化学反应使检测载体信号发生改变，通过检测信号改变即可得样品浓度。

目前临床上以分立式应用最为广泛，而干片式分析仪器具有体积小、操作简便、无污染、可以全天候急诊等优点，多为急诊检验采用。

（二）按同时可测项目分类

自动生化分析仪按照测定项目可分为单通道与多通道两类。单通道即每个样品每次只能进行一个项目测量，而多通道则每个样品每次可同时进行多个项目测定，分立式自动生化分析仪有单通道和多通道之分，离心式的一般都为单通道。

（三）按仪器的复杂程度和分析功能分类

自动生化分析仪按照复杂程度分为小型、中型、大型三类。小型自动生化分析仪一般为单通道，只能测某一特定项目，如血糖、血钙测定仪。中型自动生化分析仪的有单通道也有多通道，单通道可通过更换程序而更换测定项目，多通道可同时测定 2~10 个项目。而大型自动生化分析仪的往往可同时测定 10 个以上项目，而且分析项目可自由选择、组合，除进行常规生化项目外，还可进行激素、免疫球蛋白测定，以及酶免疫、荧光免疫分析等，具有操作灵活方便、准确度好、精密度高的优点。

（四）按照开放程度

根据自动生化分析仪的开放程度可分为封闭式和开放式系统两类。封闭式生化分析仪是指仪器厂家使用自己固定的分析参数、配套试剂盒、校准品和质控系统。开放式生化分析仪是指仪器所用的试剂和分析参数对用户开放，无配套试剂要求。

（五）按自动化程度分类

根据仪器的自动化程度可分为半自动生化分析仪和全自动生化分析仪两类。

二、半自动生化分析仪

1. 结构特点及工作原理　半自动生化分析仪是在分析过程中，部分操作如加试剂、混匀、保温、需手工处理，而另一部分操作由仪器完成。工作原理呈连续流动式分析，流动管道内置一个微量比色杯，因此仪器像一台智能化的连续比色计。仪器一般不受试剂和方法的限制，结构简单、体积小、操作简便、反应迅速，价格便宜，较适合中、小型医院实验室的日常生化检测，也适用作急诊生化检测。

2. 性能介绍　半自动生化分析仪（如图 4-26）有全字体输入键盘，包括英文键、数字键及功能键；带有背景光液晶显示屏；具有多功能软件，除常规生化试验程序外，还可进行特种蛋白、药物检测及凝血象的测试；全自动方式选择波长；可应用于连续检测法、两点法、平衡法的检测，既可用人机对话的方式将检测的几十个项目的各参数输入仪器进行贮存，也可随试验项目、方法、试剂等条件的改变进行具体调整；内置有敏感控制温度的恒温器，能在数秒内快速达到要求的温度；内置有金属石英窗 60 度湍流比色池，防止气泡的产生及样本间的交叉污染；所有的检测步骤及检测结果可由显示窗显示并通过打印机自动打印出来。

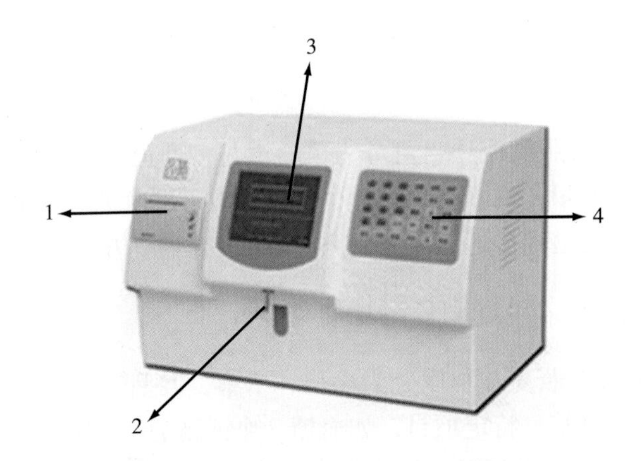

1. 打印机；2. 吸样孔；3. 显示屏；4. 操作键盘

图 4-26　半自动生化分析仪

三、全自动生化分析仪

全自动生化分析仪式（如图 4-27）从加样到数据打印均由仪器自动完成，操作者只需编程即可。仪器可随机安排程序，进行选择性的多项组合分析，还可随时加入急诊项目，优先分析。它具有精确度高、重复性好、功能齐全、检测项目多、快速简便等优点，适用于大中型医院的实验室临床生化项目检测。

仪器基本结构由以下部分组成（以分立式自动生化分析仪为例如图 4-28）：

1. 样品架　用来放置样品如常规患者标本、急诊患者标本、校准品、质控品、标准品等。

2. 取样装置　由步进马达或传输泵、闭盖穿刺装置或开盖闭盖装置、加样臂及样

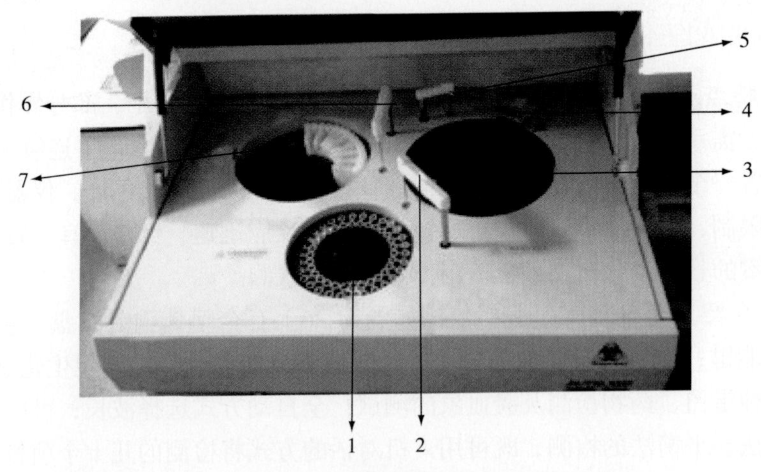

1. 样品架；2 加样针；3 反应盘；4 清洗装置；5 混匀装置；6 试剂针；7 试剂盘

图 4-27　全自动生化分析仪

品探针等组成。通过闭盖穿刺定量吸取样品至反应杯中，可减少潜在的生物危害和样本间的交叉污染，也降低了外界环境（如温度、湿度、风速等因素）对血清的影响，提高

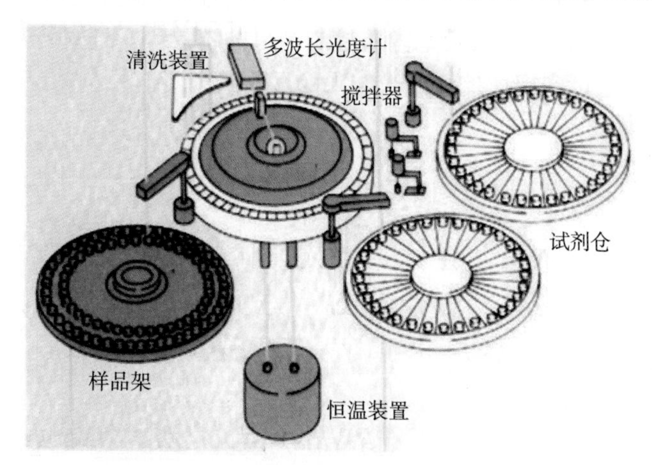

图 4-28 分立式自动生化分析仪的基本结构

了检测结果的可靠性。样品探针具有液面感应功能，一旦接触到样品液面后缓慢下降并开始吸样。另外，它还可检出凝块或气泡现象，并通过自动报警及自动冲洗而避免加样的错误。

3. 试剂仓　用于放置反应试剂，大型分析仪均设有两个试剂仓分别放置第一试剂和第二试剂，大多数试剂仓都有冷藏装置，维持温度在 4℃ ~12℃的范围内，这样就延长了试剂的保存时间。

4. 取液装置　用于定量吸取试剂至反应杯，大型生化分析仪都有两组注加试剂装置，可同时添加两种试剂，而不影响检测速度。

5. 恒温装置　用于保证反应在恒温条件下进行，常用的反应温度是 37℃。

6. 反应盘　反应盘是装载有反应杯的转盘，反应杯是样品与试剂反应的场所，还可作为比色杯进行比色。

7. 混匀装置　样品与试剂加入反应杯后，需将其充分混匀，混匀的方式有机械振动、搅拌及超声混匀等。搅拌混匀采用多头回旋棒搅拌，可避免液体的粘附。一些仪器还采用超声混匀技术，就完全避免了搅拌带来的携带污染。

8. 光学检测系统　由光源、分光系统、检测器组成，用于检测待测液的吸光度。常见光源有氙灯和卤素灯，分光系统有前分光和后分光两类，目前以后分光技术较常用。后分光是将一束混合光源照射到样品杯，通过样品杯的光再经光栅分光，检测器可检测任一个波长的光吸收量。后分光技术可同时选择双波长或多波长进行测定，有效抑制了血脂、溶血、黄疸对检测结果的影响；并且无需移动仪器比色系统中的任何部分，可提高分析的精确度并降低故障率。

9. 清洗装置　由多个清洗管道组成，通过依次完成吸取废液、注入清洗液、吸取废液、注入及吸取洁净水、吸干等步骤而实现反应杯的清洗工作，以供下一个检测项目使用。

10. 计算机控制系统 从样品、试剂的注加和识别到检测结果的打印、质控的监控及仪器故障报警等均由计算机控制完成。随着数据处理功能的日趋完善，生化分析仪还可完成各种测定方法、校准方法及室内质控制结果的统计等。通过计算机与实验室信息系统（LIS）的对接还可实现质控和病人结果的网络管理。

知识链接

光学系统是自动生化分析仪的关键部分。目前先进的光学组件在光源与比色杯之间放置一组透镜将光转变成点光束，即使比色杯再小（如有些分析仪采用透明膜片做成的一次性反应比色杯）点光束也能通过。这样既节约试剂，比色杯用完封闭后即可抛弃，也减少了交叉污染。另外光－数码信号转换技术的使用可将光信号直接转变为数码信号，完全避免了电磁波对信号的干扰及信号传递过程中的衰减作用，检测的精确度提高近百倍；光路系统的封闭组合也使得光路无需保养、分光准确且使用寿命延长。

四、自动生化分析仪的参数设置

封闭式生化分析仪常采用仪器厂家的专用试剂和校准品，所有分析参数均由厂家直接提供，无需人为设定。而开放式生化分析仪选用的试剂和校准品通常无限定，因此对于不同厂家的试剂和校准品，需要自行设定相应的分析参数。常规设定的主要参数如下：

（一）反应温度

一般有三种温度可供选择，分别是25℃、30℃和37℃，为保证酶促反应与人体内环境的温度一致，通常选用37℃。

（二）测定波长

选择被测物质反应产物的最大吸收峰对应的波长为主波长，如果最大吸收峰处有干扰物质，选取次最大吸收峰作为主波长。为消除干扰物质的影响，一般设定双波长，选择与干扰物在主波长具有相同吸光度的波长作为次波长，测定时用主波长吸光度减去次波长吸光度即可。

（三）分析方法

分析方法有多种，常用的是两点法、终点法和连续检测法。一般需根据被测物质检测的具体方法原理来确定相应的类型。

（四）反应方向

反应方向有两种，选择吸光度增加为正向反应，吸光度降低为负向反应。

（五）样品量和试剂量

根据试剂厂商提供的说明书设定相应的样品量和试剂量。每一种生化分析仪需要的反应液体积不同，需对两者的比例进行同时增大或缩减。有时还需设定标本量增量或减量，以消除非线性范围内的影响。

（六）分析时间

分析时间的设定是参数设定最关键的一步，直接影响结果的准确性，分为三种类型。孵育时间是样品与试剂混匀开始至反应终点为止的时间（终点法）或吸光度的两个选择点之间的时间（两点法）。延迟时间是线性反应期之前的时间（速率法）。连续监测时间是延迟时间之后开始，一般为60~120秒。

（七）线性范围

用于设定吸光度的最大值和最小值，确保吸光度与物质浓度成正比，当吸光度不处于线性范围时，需以样本增量（减量）的方式重新分析。

五、自动生化分析仪的校准

生化分析仪测定的准确度是衡量其性能的最重要指标，这主要与仪器各部件的精密度和工作状态如吸样量的准确性、试剂针与反应杯是否交叉污染及温控程度等均有关系。因此生化分析仪应定期进行校准，尤其当仪器的加样系统或比色分析系统进行维修时，需及时进行校准，具体方法如下：

（一）K因素法

也称为标准化法或线性法，当吸光度在线性范围内时选用该法。原理是选择校准品进行反应，测定其吸光度，根据朗伯－比尔定理计算K因素的大小。当检测待测物时根据所得K因素计算出待测物的浓度（活性）大小。K因素法应用广泛，适用于常规生活项目的测定。

（二）非线性法

也称为曲线拟合法，当吸光度不在线性范围内时选用该法。原理是选择多个（3~6）浓度的校准品，在特定波长测定其吸光度，根据浓度与吸光度之间的关系绘制非线性标准曲线。生化分析仪多采用Logit-log等方法进行拟合计算各相应的常数。非线性法适用于免疫分析法如C－反应蛋白的测定。

实验　可见分光光度计的使用

一、可见分光光度计的结构

可见分光光度计能够实现在近紫外区和可见光谱区内对待测样品的定性和定量分析，是光谱分析技术的常用仪器之一。现以722S型分光光度计为例介绍：

工作原理：722S型分光光度计由钨灯发出连续辐射光经滤色片选择、聚光镜聚光后投向单色器，该复合光经过平行直变后射向色散元件光栅，通过衍射作用形成按照一定顺序均匀排列的连续单色光谱，经出射狭缝选择出指定带宽的单色光，通过聚光镜落在试样室待测样品中心，样品吸收后，透射的光经光门照射到光电转换元件，光信号转变为电信号，经运算放大处理后由数字显示器显示出来。

二、仪器的基本操作（以测溶液吸光度为例）

1. 开机预热　接通电源，打开仪器开关，打开样品室盖，使仪器预热至少30分钟，以确保仪器内部达到热平衡。

2. 调节波长　通过旋转波长调节手轮调节仪器的波长至需要值，视线要与视窗垂直。

3. 放置样品液

（1）选择测试用的比色皿。

（2）将空白液、标准液及待测液样品液分别转移至比色皿。

（3）将比色皿放到四槽位样品架内。

（4）推动样品架拉杆来改变样品架的位置，使空白液置于光路中。当拉杆到位时有定位感，前后轻轻推拉以确保定位正确。

4. 调节0%(T)　按“MODE键”，点亮“透射比指示灯”。打开样品室盖，按“0%ADJ”键至显示数值为0.00，一次未到位可加按一次。

5. 调节100%(T)　关闭样品室盖，按“100%ADJ”键至显示数值为100.0，一次未到位可重复调节。

6. 调节0%(A)　按“MODE键”，点亮“吸光度指示灯”。按“0%ADJ”键至显示数值为0.00。

7. 测定及记录　重复步骤4、5、6；将标准液和待测液依次推入光路，分别测量溶液的吸光度（$\boldsymbol{A}$），并记录检测结果。

三、其他应用操作

通过 调节“MODE键”，可以改变具体操作模式。

1. 测定溶液的透射比　开机预热→调节波长→放置样品→调0%（T）→调100%（T）→选择“透射比操作模式”→拉动拉杆使待测样品进入光路 → 读取测试数据并记录。

2. 运用 A–C（吸光度 – 浓度）标准曲线测定物质浓度 配制不同浓度的标准液→配制空白液→开机预热→调节波长→放置样品→调 0%（T）→ 调 100%（T）→选择“吸光度操作模式”→测定吸光度并记录数据→绘制阿 A–C 曲线或运用仪器的 RS232C 接口配合仪器专用软件拟合出 A–C 曲线→根据待测液吸光度从曲线上读出相应的浓度。

3. 浓度直读应用 当分析对象比较稳定且其标准曲线基本过原点时，可直接采用浓度直读法作定量检测。

操作步骤如下：

测出待测样液和标准液的吸光度→选择测试浓度操作模式→设定浓度直读为标准含量或含量值的 10^n 倍→浓度值 = 显示值 $\times 10^n$ 倍，记录测试数据。

要求：待测溶液的浓度大概在标准样品浓度的 2/3 左右。

4. 浓度因子功能应用 按“浓度直读”执行前 3 步→选择浓度因子操作模式→下次测试前时直接输入该浓度因子数值→选择浓度直读模式→即测定浓度。

操作步骤如下：

开机预热→调节波长→放置样品→调 0%（T）→调 100%（T）→选择“浓度因子操作模式”→显示标准品浓度因子数值并记录→设定浓度因子为已测得的浓度因子值→选浓度直读操作模式→记录待测样品浓度。

四、注意事项

1. 由于仪器检测器（光电管）有一定的使用寿命，应当尽量减少对光电管的光照，预热期间应打开样品室盖，切断光路。

2. 比色皿要配对使用，拿取时，手指应捏住其毛玻璃的两面，以免沾污或磨损透光面。

3. 倒入溶液前，应先用该溶液淋洗内壁 3 次，倒入量不可过多，以吸收池高度的 4/5 为宜。

4. 比色皿放入样品槽架时应有固定朝向。

5. 使用完毕后，应用蒸馏水仔细淋洗，并以吸水性好的软纸吸干外壁水珠，放回吸收池盒内。

6. 具有腐蚀性的溶液，不得长时间盛放在比色皿中；清洗时忌用强碱或强氧化剂，应选择稀盐酸或有机溶剂洗涤。

7. 样品室污浊时，可用洗液或玻璃仪器清洗超声波清洗。

8. 使用旋转波长调节手轮调波长时，切勿用力过大。

9. 保持仪器的清洁。

第五章　酶学分析技术

酶是能催化生物体内化学反应的一类特殊蛋白质，在人体的各种代谢途径中都起着非常重要的催化作用。人们利用体液中酶活性的测定进行临床诊断已有百年的历史。酶学分析技术是20世纪70年代发展起来的一类检测技术，是临床生物化学检验的一项重要内容。目前临床酶学分析占临床生化实验室常规工作量的25%~55%，自动生化分析仪的广泛使用使酶学分析在临床医学上进入了一个崭新的时期。本章在介绍酶学分析技术基本知识的基础上，讲述酶活性测定的基本原理和方法、代谢物浓度测定方法、同工酶测定方法和意义以及诊断酶学的临床应用。

知识链接－酶的发现

1783年，意大利科学家斯帕兰扎尼（1729—1799）设计了一个巧妙的实验：将肉块放入小巧的金属笼中，然后让鹰吞下去。过一段时间他将小笼取出，发现肉块消失了。于是，他推断胃液中一定含有消化肉块的物质。但是什么，他不清楚。

1836年，德国科学家施旺（1810—1882）从胃液中提取出了消化蛋白质的物质，解开了胃的消化之谜。1926年，美国科学家萨姆纳（1887—1955）从刀豆种子中提取出脲酶的结晶，并通过化学实验证实脲酶是一种蛋白质。20世纪30年代，科学家们相继提取出多种酶的蛋白质结晶，并指出酶是一类具有生物催化作用的蛋白质。20世纪80年代，美国科学家切赫（1947—）和奥特曼（S.Altman，1939—）发现少数RNA也具有生物催化作用。

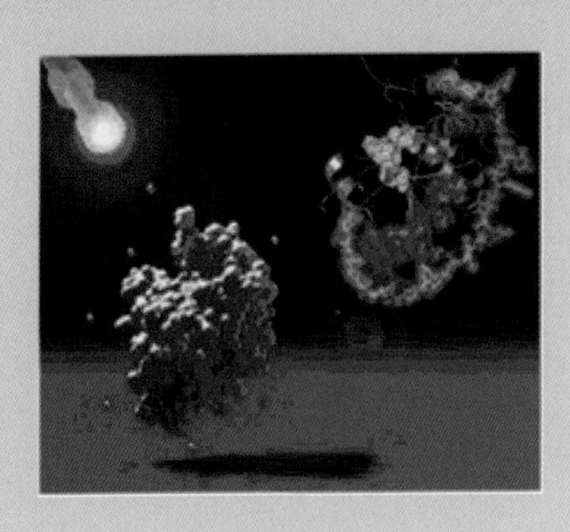

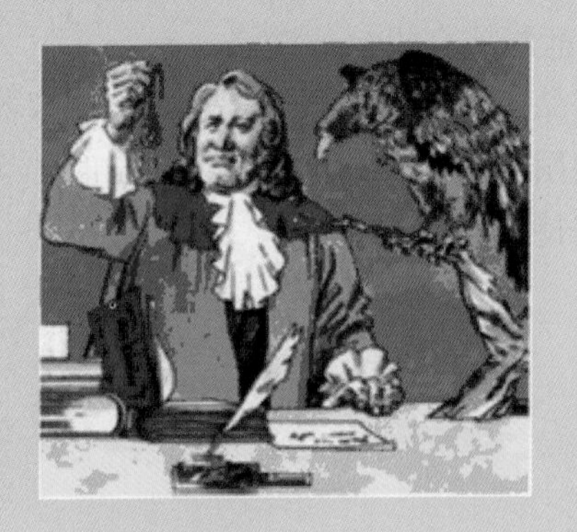

第一节　酶学分析的基本知识

一、概述

（一）酶的结构和分类

酶是活细胞赖以生存的基础，是一类具有特定分子结构和功能的蛋白质。根据组成成分不同可分为单纯酶和结合酶。单纯酶是仅由氨基酸残基构成的酶；结合酶由蛋白质部分和非蛋白质部分组成，前者称为酶蛋白，后者称为辅助因子。辅助因子是金属离子或小分子有机化合物。如金属离子、铁卟啉或含 B 族维生素的小分子有机物。体内大多数酶为结合酶，辅助因子按照其与酶蛋白结合的紧密程度不同可分为两类：①辅酶：与蛋白质结合疏松，往往是维生素或维生素衍生物，如 NAD^+ 和 $NADP^+$。②辅基：与酶蛋白结合紧密，多数是金属离子。

酶除具有大分子蛋白质的共性之外，还有高催化效率、高特异性和可调节性等特点。根据酶所催化的反应类型可将酶分为氧化还原酶、转移酶、水解酶、裂解酶、异构酶和合成酶六大类。

知识链接 – 酶的系统命名

国际酶学委员会 1961 年提出酶的系统命名法（又称 EC 命名法）：即每种酶用四个数字加系统编号来命名，数字前冠以 EC，数字之间用黑点隔开。第一个数字表示酶的类别，第二个表示亚类，第三个表示亚 – 亚类，第四个表示酶的编号序数。还规定凡是以酶为主体的论文应该把酶的编号、系统命名和来源在第一次叙述时全部写出，后文可用习惯命名。如乳酸脱氢酶属于第 1 大类，第 1 亚类，第 1 亚 – 亚类，在第 1 亚 – 亚类中的编号为 27，故此酶的专有编号为 EC1.1.1.27，英文缩写为 LDH。这种命名和编号是相当严谨的，没有“同名同姓”，而且从酶的名称中就可以直观地知道其所参与的是何种作用物，催化何种反应类型。多数学者还是喜欢沿用习惯命名，即根据酶所催化的底物、反应性质以及酶的来源等进行命名。

（二）酶活性及酶的活性单位

酶学分析的重要内容是对酶进行测定，包括酶绝对质量和相对质量（酶活性）测定两种方式。由于大部分酶在血液中含量极微，故直接测定酶的绝对质量比较困难，目前成熟的是肌酸激酶同工酶（CK–MB）质量测定。根据酶具有高效催化活性的特点，测定酶活性比较方便，因此临床广泛应用的是酶活性测定，用于间接表示酶质量。

由酶催化的化学反应称酶促反应，酶活性表示酶催化底物的能力，一般用酶促反应速度来表示。酶促反应速度是指在规定条件下单位时间内底物的减少量或产物的生成量。在实际测定时，由于底物浓度设计往往过量，难以准确测定，产物是从无到有容易准确测定，因此酶促反应速度是测定单位时间内产物的生成量。

酶活性的高低用酶活性单位来计量。酶活性单位是指在一定条件下使酶促反应达到某一速度时所需要的能量。酶活性单位是一个人为规定的标准，有惯用单位、国际单位和 katal 单位。

惯用单位是酶活性测定方法的建立者所规定的单位，由于单位不同，彼此难以比较，给临床诊断带来困难。

酶的国际单位（international unit，IU）是 1963 年国际酶学委员会推荐采用的统一标准。1IU 指在规定条件下（25℃，最适 pH，最适底物浓度），每分钟转化 1μmol 底物的酶量。目前临床酶学测定时，为了与人体实际情况接近加快反应速度，反应温度大都选择 37℃，故省略“国际”二字，常将 IU 简写为 U。

katal 单位是为了与国际单位 SI 制相接轨，由国际生物学协会在 1979 年提出。1katal 指在规定的条件下，每秒钟转化 1mol 底物的酶量。国际单位和 katal 间关系如下：

$$1\text{katal} = 60 \times 10^6 \text{IU}$$

当前国际单位是常规使用的酶活性单位，在临床化学中习惯用 U / L 来表示单位体积中酶的活性浓度。根据酶的国际单位定义，酶活性浓度的计算公式如下：

$$\text{酶单位/升} = \frac{\text{产物的增加量}}{\text{每单位规定的产物增加量}} \times \frac{\text{每单位规定时间}}{\text{实际保温时间}} \times \frac{1000(\text{mL})}{\text{实际标本量(mL)}}$$

（三）正常上限升高倍数

酶活性或活性浓度是一个相对的概念，与测定方法及测定条件有关。不同的测定方法，酶活性的结果可以相差数倍。例如，乳酸脱氢酶用逆向反应测得的结果是正向反应的 3 倍。用相同的方法不同的缓冲液测定碱性磷酸酶，其结果可相差 1 倍以上。即使方法与配方完全一致，如果试剂供应商的原料来源不同其结果之间的差别也会较大。

酶活性测定的影响因素如此之多，以至各实验室之间的测定结果难以比较，参考范围也难以统一，给临床医生的诊断和治疗带来许多麻烦。为了直观地反映酶含量的变化，许多实验室开始使用正常上限升高倍数（ULN）这一方法。所谓 ULN 是指用测得的酶活性结果除以参考范围上限。在目前尚缺乏统一的校准品以前，测定方法也不能完全统一的前提下，使用 ULN 有一定的好处。

二、酶促反应进程

酶促反应不同于一般的化学反应；反应不是瞬间完成的，而是经过一个进程。酶分子首先要和底物分子结合，然后才开始催化底物反应，一个典型的酶促反应过程一般包括延滞期、线性期和非线性期三个阶段。如果将酶反应过程中测得的产物浓度或底物浓度变化量对反应时间作图，可得酶促反应时间进程曲线。图 5-1 中吸光度变化率就代表酶促反应的速度。

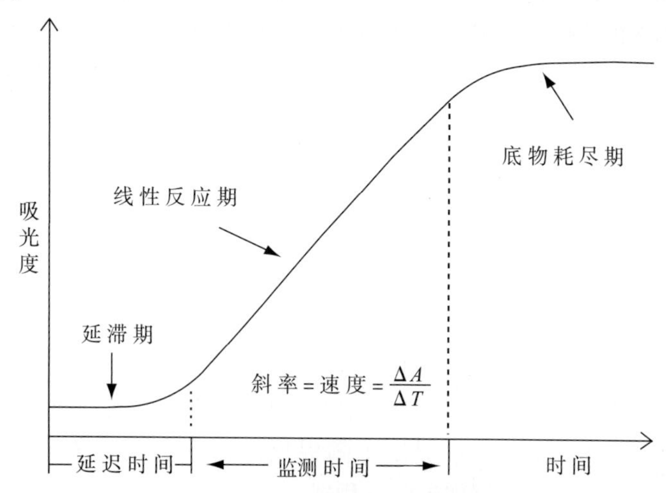

图 5-1　酶促反应时间进程曲线

从酶促反应时间进程曲线可以看出，酶促反应的各期具有以下特点：

1. 延滞期　对单一酶促反应而言，在过量的底物存在下，底物与酶结合启动酶促反应。由于各种因素的影响，酶促反应的初始速度比较慢，经过一段时间后，反应速度加快并到达最大，这段时间称为延滞期。此期从几秒至几分钟不等，通常为 1~3 分钟。

2. 线性期　指酶促反应速度达到并保持恒定速度进行反应的时期。此时反应速度不受底物浓度的影响，又称零级反应期。此期酶活性与酶促反应速度成正比，是酶活性测定的最佳时期，一般为 1~5 分钟。

3. 非线性期　随着反应时间的延长，底物消耗越来越明显，酶促反应速度明显下降，偏离线性期而进入非线性期。此时，反应速度与底物浓度成正比，故又称一级反应期。如果反应速度受两种或两种以上物质浓度的影响，则反应可为一级、二级或多级反应，此期的酶促反应速度不再与酶活性成正比。

要准确测定酶活性，必须找出酶促反应的线性期，即在过量底物存在条件下的零级反应期速度，此时测定的反应速度才能准确代表酶活性，这也是检验酶促反应和检测系统是否适宜的标准。传统的手工分析技术无法准确在线性期内测定酶促反应速度，故结果不够准确。而自动生化分析仪能方便准确地找到线性期，结果测定准确可靠。

三、酶促反应动力学

酶促反应动力学主要研究酶促反应的速度以及影响反应速度的各种因素。这些因素主要包括酶浓度、底物浓度、pH、温度、抑制剂和激活剂等。

（一）中间产物学说和米 – 曼方程

实验发现，在酶浓度不变的情况下，酶促反应速度和底物浓度不呈直线关系，而呈双曲线关系。根据这一实验结果，Bronn 和 Henri 先后在 1902 年和 1903 年提出中间产物学说。该学说认为，酶促反应进行时，酶首先与底物结合为中间产物，然后再催化底物反应生成产物。目前中间产物学说已被公众认为是解释酶促反应中底物浓度和反应速度关系最合理的学说。如果用 E 代表酶，S 代表底物，ES 代表中间产物，P 代表产物，则：

$$\underset{\text{底物}}{S} + \underset{\text{酶}}{E} \rightleftharpoons \underset{\text{中间产物}}{ES} \longrightarrow \underset{\text{酶}}{E} + \underset{\text{产物}}{P}$$

中间产物学说指出酶浓度和底物浓度是决定酶促反应速度的两个关键因素。即当底物浓度较低时，反应速度的增加与底物浓度的增加成正比；此后，随底物浓度的增加，反应速度的增加量逐渐减少。最后，当底物浓度增加到一定量时，反应速度达到一最大值，此后反应速度不再随底物浓度的增加而增加，说明此时酶分子已被底物充分结合达到饱和状态。所有的酶都有此饱和现象，只是达到饱和时，所需底物浓度各不相同。

1913 年 Michaelis 和 Menten 提出了酶促反应速率和底物浓度关系的数学方程式。即著名的米－曼氏方程式，简称米氏方程式：

$$V=\frac{V_{max}\times[S]}{K_m+[S]}$$

式中 V_{max} 为最大反应速度，K_m 为米氏常数（Michaelis constant），[S] 为底物浓度，V 是在不同 [S] 时的反应速度。K_m 是酶的特征性常数之一，只与酶的性质有关，而与酶浓度无关，具有重要的临床应用价值。

如果用 V 对 [S] 作图所得的双曲线求 K_m 和 V_{max} 不够现实，因为要使 V 达到 V_{max}，要求很高的底物浓度。可将米－曼方程经过演变转换成直线方程，然后根据直线的斜率或用外推法处理实验数据即可得出 K_m 和 V_{max}。其中以 Linweaver-Burk 双倒数作图法最常用。将米－曼方程进行倒数处理，得下列方程：

$$\underbrace{\frac{1}{V}}_{Y}=\frac{K_m+[S]}{V_{max}[S]}=\frac{K_m}{V_{max}[S]}+\frac{1}{V_{max}}$$

$$=\underbrace{\frac{K_m}{V_{max}}}_{k}\cdot\underbrace{\frac{1}{[S]}}_{x}+\underbrace{\frac{1}{V_{max}}}_{b}$$

以 1 / V 为纵坐标，1/[S] 为横坐标作图可得一直线，见图 5-2。

纵轴截距为 $1/V_{max}$，斜率为 K_m 和 V_{max}，横轴截距为 $-1/K_m$。根据 $1/K_m$ 和 $1/V_{max}$ 的数值，即可求得 K_m 和 V_{max}。米－曼方程只适用于较为简单的酶促反应，对多酶体系、多产物、多底物等较复杂的酶作用过程不能全面概括。

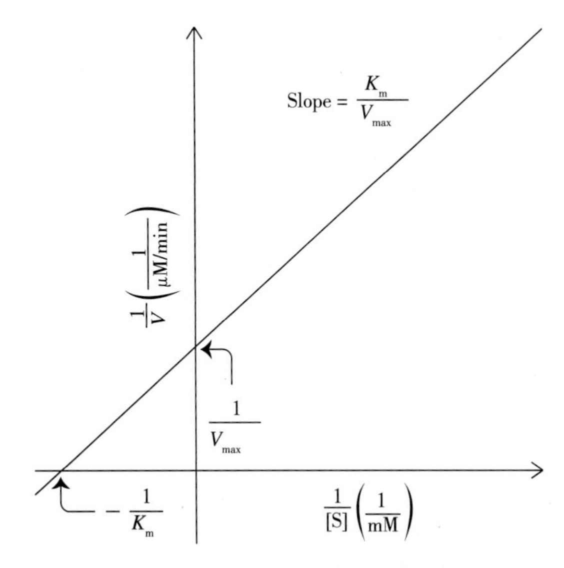

图 5-2 Linweaver-Burk 双倒数作图法

（二）Km 和 V_{max} 的应用

1. K_m 计算　当 V=1/2V_{max} 时，由米 - 曼方程推导出 K_m+[S]=2[S]，K_m=[S]。因此，K_m 等于酶促反应速度达最大值一半时的底物浓度，所以 K_m 的单位为底物浓度单位。

2. 鉴定酶的种类　K_m 是酶的特征性常数，在反应条件一定时，只与酶的结构、底物和反应环境（如温度、pH、离子强度）有关，与酶的浓度无关。各种酶的 K_m 值范围很广，大致在 10^{-6}~10^{-2}mol/L 之间。对于同一底物，不同的酶有不同的 K_m 值。因此一种未知的酶，可在规定的条件下测定其 K_m 来判断是否为不同的酶，这一点在同工酶测定中有应用价值。

3. 反映酶和底物的亲和力　酶与底物的亲和力体现在反应速度上，从米 - 曼方程中可以看出 V 与 K_m 成反比关系。K_m 值越大，酶与底物亲和力越小；K_m 值越小，酶与底物亲和力越大。用 1/K_m 表示酶与底物的亲和力更加直观，1/K_m 越大，表明酶与底物的亲和力越强。

4. 选择酶的最适底物　K_m 可用来判断酶活性测定时的最适底物。当酶有几种不同的底物存在时，K_m 值最小者，为该酶的最适底物。一般 K_m 值最大的酶所催化的反应是该酶的系列反应中的限速酶。如测得一种酶催化正逆两个方向底物的 K_m 及底物浓度，可大体推测该酶在体内催化反应的方向及其催化效率。

5. 设计适宜的底物浓度　K_m 可用来确定酶活性测定时所需的底物浓度。酶促反应进程曲线表明，只有初速度才能真正代表酶活性，一般要求初速度达到最大速度的 92% 左右，这样既可近似表示酶的活性又不至于使底物浓度过高而造成浪费。从米 - 曼方程计算得出，底物浓度范围设计在 $10^{-20}K_m$ 时，初速度可达最大速度的 90%~95%。当 [S]=10K_m 时，V=91%V_{max}，这时 [S] 为最合适的测定酶活性所需的底物浓度。

6. V_{max} 可用于酶的转化率的计算　V_{max} 指酶完全被底物分子饱和时的反应速度。在酶的浓度不变时，对于特定底物而言，V_{max} 也是一个常数。当酶的总浓度和最大速度已知时，可计算出酶的转化率，即单位时间内每分子酶可催化底物转变为产物的分子数。转化率越大，酶的催化效率越高。大多数酶的转化率在 10^1~10^5/S 之间。

（三）酶促反应影响因素及反应条件的选择

影响酶促反应的因素主要有底物浓度、酶浓度、温度、pH、抑制剂、辅因子和激活剂等。

1. 底物浓度 有些酶专一性不强，可有多种底物，一般选择 K_m 最小的最适底物。当底物浓度 [S] ≤ K_m。米 - 曼方程分母中的 [S] 可忽略不计，则 $V \approx V_{max}[S]/K$，反应速度 V 与底物浓度 [S] 成正比，这是利用酶的催化作用以测定作用物浓度的条件。如测定某种代谢物如葡萄糖、尿酸、胆固醇等。

当底物浓度 [S] ≥ K_m，米 - 曼方程中的 K_m 可以忽略不计，此时 $V \approx V_{max}$，反应速度达最大速度，反应速度与酶浓度成正比，在此条件下，酶均能与足够底物进行反应，因此临床酶学测定要给予充分的底物浓度。根据米 - 曼方程，一般酶活性测定时底物浓度最好为 K_m 的 10~20 倍，此时初速度可达最大速度的 90%~95%。

2. 酶浓度 按照中间产物学说，只有 [S]>[E] 时，酶才能被底物分子饱和，反应速度才能达到最大值。当反应系统中底物的浓度足够大时，酶促反应速度与酶浓度成正比。在病理情况下酶浓度过高时，底物过早而且过多地被消耗，影响酶活性测定，故需用生理盐水或其他缓冲液进行适当稀释。

3. 温度 一般来说，酶促反应速度随温度的升高而加快，但当温度升高达到某一点后，由于发生了酶蛋白的热变性，反应速度迅速下降。酶促反应速度随温度升高而达到一最大值时的温度就称为酶的最适温度。酶的最适温度与实验条件有关，因而它不是酶的特征性常数。温血动物组织中酶的最适温度多在 35℃~40℃，高于或低于最适温度，酶活性都降低。温度的变化对酶活性有着重要影响，因此要求酶活性测定时要在恒温条件下进行，温度波动要控制在 ±1℃。

4. pH 值 反应介质的 pH 可影响酶分子，也可影响底物和辅酶的解离程度，从而影响酶与底物的结合。在一系列不同 pH 的最终反应体系中，酶促反应速度达到最大时的 pH 称为最适 pH，pH 过高或过低均可导致酶活性下降。一般来说，血清中大多数酶最适 pH 在 6.5~8.0 之间。有些酶在最适 pH 附近活性变化非常显著，但多数酶在一定 pH 范围内相对稳定，测定酶活性时一定要选择在最适 pH 处。最适 pH 并非是酶的特征性常数，易受缓冲液的种类、离子强度及底物浓度等因素的影响。

在测定酶活性时，要求缓冲液具有足够的缓冲容量，以便使 pH 保持稳定。血浆或血清标本含有多种缓冲溶质，具有较强的缓冲能力。为了防止血浆或血清标本缓冲溶质对反应液酸碱度的影响，使 pH 不致偏离设定值，标本用量不宜过大，血浆或血清标本体积 / 反应体系体积≤ 1/10 为宜。

5. 抑制剂 凡是能降低酶促反应速度，但不引起酶分子变性失活的物质统称为酶的抑制剂。根据抑制剂的抑制作用，可将其分为不可逆抑制作用和可逆抑制作用两大类。它们的差别在于抑制剂和酶的结合方式不同，从而对酶促反应动力学参数 K_m 和 V_{max} 的影响不同。在设计和选择酶测定方法时，应设法避免抑制剂对酶促反应的影响。

6. 辅助因子　某些金属离子和维生素类辅酶是结合酶的辅助因子。例如，Zn^{2+} 是羧基肽酶的辅基，Mo^{6+} 是黄嘌呤氧化酶的辅基，NADH 是不需氧脱氢酶的辅酶。这些酶离开它们的辅基或辅酶就不能表现活性，因此在酶活性测定时，要保证辅基或辅酶的供给。临床酶学测定中广泛应用金属离子等激活剂来提高测定的灵敏度。

7. 激活剂　有些酶在有激活剂存在时才有活性或活性较高，如 Mg^{2+} 是肌酸激酶的激活剂，Cl^- 是淀粉酶的激活剂。

综上所述，测定酶活性时，最适条件的选择应该遵循最适底物浓度、最适温度、最适 pH、满足辅助因子和激活剂、避免抑制剂的原则。

第二节　酶活性测定方法

20 世纪 50 年代人们用分光光度法建立了连续监测酶活性浓度的方法，到 60 年代特别是 80 年代以后，由于各种工具酶和酶分析试剂盒的生产与普及，半自动和全自动生化分析仪的应用，使得各种体液酶的测定方法与临床应用有了长足的进步与发展。

测定酶活性是临床酶学分析中最为常用的方法，具有快速、灵敏、成本低等特点。根据酶促反应进程曲线，使酶促反应的初速度达到最大速度，即在过量底物存在下的零级反应期的速度，此时反应速度与酶浓度之间有线性关系，从而进行酶活性测定。酶活性的测定方法如按监测方法分类，可分为量气法、分光光度法、荧光法、放射性核素法、电极法和其他方法，以分光光度法最为常用。如按反应时间进行分类，可分为定时法和连续监测法。

一、定时法

这是早期测定酶活性的方法。定时法是指底物与酶作用一段时间后，加入强酸、强碱、蛋白沉淀剂等终止酶促反应，测定这段时间内底物的减少量或产物的生成量，计算酶促反应的平均速度。

定时法的优点是操作简单，将标本与底物保温到预定时间后加试剂终止反应，测定底物的减少量或产物生成量即可，无须保温设备，显色剂的选择不用考虑对酶活性的影响。缺点是难以确定反应时间是否处于线性期。为了准确测定酶活性，事先要测定时间 – 速度曲线，找出线性期。实际测定时，延滞期很难确定，而且延滞期很短，对酶活性测定产生的影响可以忽略不计，因此一般都是从保温一开始就计算反应时间。随着保温时间的延续，酶变性失活加速，随着底物的减少和产物的增加，逆反应加强。因此定时法时间段的设定不宜过长，一般以 30~60 分钟为宜。

图 5–3 显示定时法中酶促反应的三种可能进程。虽然从 t_1 到 t_2 三种反应所生成的产物量相同，但实际反应有很大区别。曲线 1 说明酶促反应接近终点时已经减慢，曲线 2 说明在反应早期存在停滞期，只有曲线 3 用定时法可以准确测定代表酶活性浓度的反应速度。因此用定时法时必须了解不同酶促反应速度和时间的关系，应先做预实验找出

酶促反应速度恒定的时期，确定线性时间，然后在这段时间进行测定，避开延滞期和一级反应期。

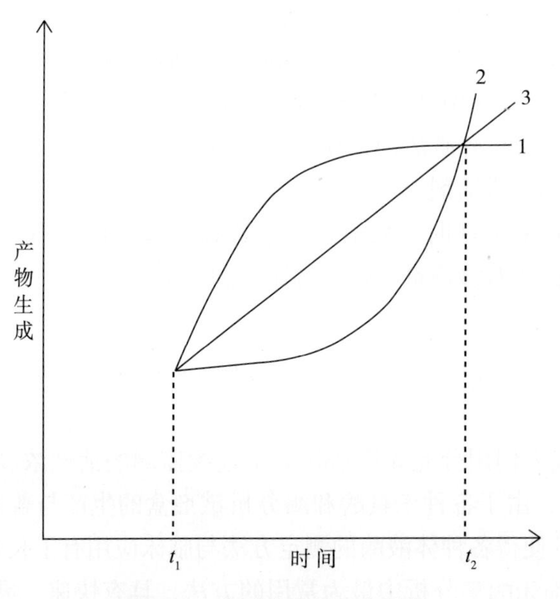

图 5-3 定时法酶促反应进程

目前，在我国的一些基层单位还经常使用定时法。对于某些酶而言，采用定时法测定也可以得到比较准确的结果，碱性磷酸酶的测定就是一个典型的例子。IFCC 推荐法以 4- 硝基磷酸酚钠盐（PNPP-Na_2）为底物，以 2- 甲基 -2- 氨基 -1 丙醇（AMP）做缓冲液。由于：① 该法延滞期短，小于 1 分钟；② 线性期长，400U 的样品，线性期可达 15 分钟；③ 产物对硝基酚有标准品供应；④ 终止液 NaOH 不会对产物的摩尔消光系数有影响。因此，在酶促反应条件不变的情况下，可以使用定时法而不必使用连续监测法，两法的结果准确性相当，定时法唯一的缺点是需加做样品空白。

二、连续监测法

20 世纪 50 年代中期，国际临床实验室开始采用“连续监测法”，就是习惯上所称的“动态法”。目前随着自动生化分析仪的广泛应用，连续监测法已逐步取代定时法成为临床实验室测定酶活性浓度最常用的方法。

（一）连续检测法的概念和特点

连续监测法是测定底物或产物随时间的变化量，在酶促反应的线性期每间隔一定时间测定一次产物或底物的变化量，根据其变化量间接求出酶活性浓度，连续监测又称“速率法”。与定时法不同的是无须停止酶促反应，不需添加其他显色试剂，就可测定反应物的变化，很容易观察反应的整个过程。连续检测法的优点是连续观测反应进程，可以准确地找到反应的线性期，结果准确可靠，标本和试剂用量少，可在短时间内完成测定。

连续监测法要求精确地控制温度、pH 和底物浓度等反应条件，具有恒温装置及自动监测功能，半自动或全自动生化分析仪都能达到这些要求。自动生化分析仪能自动间隔一定时间（10~60 秒）测定一次底物或产物的变化量，连续测定多点，以测定结果对时间作图，绘制反应速度曲线，自动判断是否偏离线性，因而可以选择线性期来测初速度，从而计算酶活性。所以连续监测法更适合于自动化仪器，其结果远比“定时法”所测平均速度准确，在高浓度标本时尤为明显。

对于一个酶促反应，是选择正向反应还是逆向反应，一般根据测定底物或产物的难易程度来决定，原则上选择对底物亲和力大，酶转化率高的方向。当然，还应考虑内源性干扰、底物来源、价格和稳定性等诸多因素。例如用速率法测定乳酸脱氢酶活性，反应式为：

$$\text{乳酸}+NAD^{+} \xleftrightarrow{LDH} \text{丙酮酸}+NADH^{+}+H^{+}$$

乳酸脱氢酶的测定国内多采用正向反应（L–P），与 IFCC 在 2001 年发表的操作手册一致。理由是乳酸脱氢酶经常被组合在心肌酶谱中，正向反应有利于 ID_1 的活性表达，有更高的诊断敏感性，试剂稳定性好。肌酸激酶也是一个很好的例子，因其逆向反应是正向反应的 6 倍，而且不受 ATP 酶、碱性磷酸酶（ALP）、内源性丙酮酸的干扰，所以目前普遍采用逆向反应。

（二）连续监测法的种类

1. 直接连续监测法 要求底物或产物能够直接测定。这类方法是使用各种手段如分光光度法、荧光法、旋光法、pH 计、电导仪、黏度计等连续监测产物的生成量或底物的减少量来推测酶的活性。其中以分光光度法应用最广，其基本模式是：

$$A \xrightarrow[NAD^{+} \quad NADH+H^{+}]{} B \quad \text{（直接测定产物的生成量）}$$

A 为底物，应用最多的有 NAD（P）H 反应系统，可以测定大部分的脱氢酶。B 为产物，有的是所谓“色素原”底物，其本身为无色或微黄色，在酶的作用下生成有色化合物，适用于测定水解酶和一些转移酶。如目前应用硝基苯酚和硝基苯胺的衍生物进行水解酶和一些还原酶的测定。

2. 间接连续监测法 直接法虽然简单，但只有底物与产物在光学性质或其他理化性质等方面有显著差异时才能使用。至今也只有很少一部分酶能用直接法进行测定，而采用较多的是间接法。

间接法又分为一步间接法和酶偶联法。一步间接法指在原来反应体系中加入一些试剂，这些试剂不与酶作用也不影响酶的活性，同时又能与产物迅速作用，产生可以被仪器检出的物质。酶偶联法指在原来的反应体系中再加入一些酶试剂，使加入酶的酶促反应和被测酶的酶促反应偶联起来，最后的反应产物可直接监测，进而推测出第一种酶的活性浓度。

第三节　代谢物酶学分析技术

代谢物酶学分析技术是指用酶法分析的方法来测定人体内的代谢物或代谢产物浓度的技术。此法因反应条件温和、安全、样品不需预处理可直接测定，方法特异性和灵敏度高等优点，已被广泛应用于体液中各种有机物的测定，如葡萄糖、尿素、肌酐、胆红素、尿酸、胆固醇、三酰甘油、胆汁酸、乳酸、丙酮酸、酮体、乙醇、唾液酸、氨等，也可以用来测定无机离子和微量元素如钾、钠、氯、无机磷、碳酸氢根、铜、锌、镁等。

一、工具酶

通常把酶学分析技术中作为试剂用于测定代谢物浓度或酶活性浓度的酶称为工具酶，工具酶在酶学分析中具有重要作用。酶学分析有两种方式，一是借助工具酶来测定某一化合物的浓度，如测定血清中的葡萄糖、胆固醇、尿素、尿酸和肌酐等。还有就是借助工具酶来测定待测酶的产物，如转氨酶、肌酸激酶和淀粉酶等。常用的工具酶多为氧化还原酶类，这是因为氧化还原酶的产物最容易被直接监测。以 NAD（P）H 为辅酶或辅基的脱氢酶和过氧化物酶（POD）是常用的酶偶联法的工具酶。

例如丙氨酸氨基转移酶（ALT）活性测定，在 ALT 催化丙氨酸和 α－酮戊二酸反应生成丙酮酸以后，可以用乳酸脱氢酶（LDH）催化丙酮酸与 NADH 反应生成乳酸和 NAD^+，然后检测 340nm 波长处吸光度的改变，间接测得 ALT 活性。在这里 ALT 为待测酶，LDH 为工具酶，它的作用相当于试剂。

二、单酶反应和酶偶联反应技术

在代谢物酶学分析技术中，即所有用酶作为试剂来测定代谢物浓度的方法中，分光光度法仍然是最常用的测定手段。根据测定方法的原理不同一般将其分为单酶反应和酶偶联反应两种技术。

单酶反应比较简单，通常将工具酶和待测底物一起保温，可以按照定时法或连续监测法对待测底物进行测定，在相对应的氧化还原酶作用下产生可以直接检测的信号。如尿酸在尿酸氧化酶作用下生成的尿囊素在 293nm 波长处有特异的吸收峰，胆红素在胆红素氧化酶作用下生成胆绿素造成 450nm 波长处的吸光度下降，而乳酸、丙酮酸、酮体、乙醇等代谢物经过氧化还原反应后，使辅酶 NAD（P）在氧化型与还原型之间转换，很容易用分光光度法检测。体内还有很多代谢物可以直接测定，关键是需要找到相对应的酶。

与酶活性测定一样，单酶反应测定项目是有限的。而酶偶联法若不限制偶联酶的数量，不考虑酶的来源和价格，从理论上讲几乎可以测定所有代谢物。而且每种代谢物可以使用不同的酶而建立多种检测方法，如三酰甘油、肌酐等都有多种酶试剂法。指示反应主要分为 NAD（P）H 和过氧化物酶（POD）系统两大类。

目前广泛使用的是酶偶联反应技术。在酶活性测定时，如果底物或产物不能直接测定或难于准确测定，可采用酶偶联法测定，即在反应体系中加入一个或几个工具酶，将待测酶生成的某一产物转化为新的可直接测定的产物，当加入酶的反应速度与待测酶反应速度达到平衡时，可以用工具酶的反应速度来代表待测酶的活性。有时偶联的工具酶不止一个。

（一）酶偶联反应原理

以一个指示酶偶联反应为例：

$$S \xrightarrow{E_x} P_1 \xrightarrow{E_i} P_2$$

式中 S 代表底物，P_1 代表待测酶产物（不能直接测定），P_2 代表指示酶产物（可以直接测定），E_x 代表待测酶，E_i 代表指示酶。用酶偶联法实际测定酶活性浓度时，酶促反应进程存在四个时相：①预孵育期：先将 E_i 加入样本中保温，使内源性 S 和 P_1 消耗殆尽。②延滞期：然后加入底物启动反应，开始时反应速度较慢。③线性反应期（稳态期或恒态期）：随着反应的进行 P_1 的生成速度等于转化为 P_2 的速度，反应达到动态平衡。④偏离线性期（非恒态期）：反应后期，底物已经大部分消耗，反应速度减慢，进入非恒态期。图 5–4 为酶偶联法测定 ALT 的吸光度变化曲线。

应用酶偶联法测定时，关键在于确定线性反应期，因为只有线性反应期才能代表酶活性。只有此阶段的吸光度才会有明显线性变化。线性反应期可以通过测定指示酶的 V_{max} 和 K_m 等动力学因数加以计算确定。

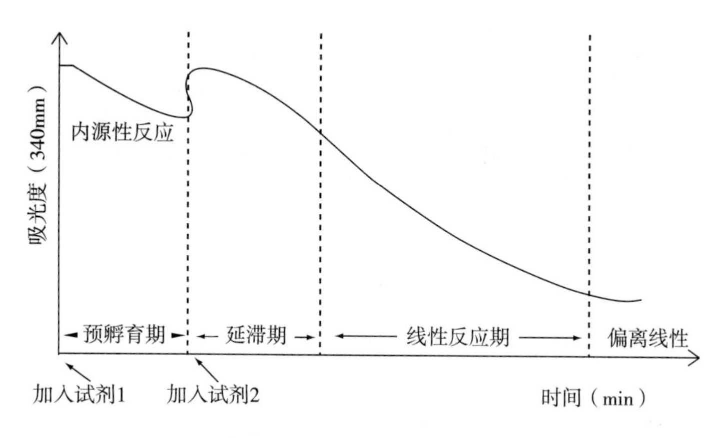

图 5–4 酶偶联法测定 ALT 的吸光度变化

（二）常用指示酶及其指示反应

近年来，在临床生化检验中，许多项目的测定往往使用有工具酶参与的类似反应原理，即所谓通用反应途径。最常用的有两类方法，一类是利用氧化 – 还原酶反应使其连接到 NAD（P）H 的正 / 逆反应后，直接通过分光光度法或其他方法测定 NAD（P）H 的变化量。另一类是利用较高特异性的过氧化物酶产生过氧化氢（H_2O_2），再加氧化发色剂比色。

1. NAD（P）+ 或 NAD（P）H 偶联的脱氢酶（DH）及其指示反应　用做工具酶的脱氢酶都是以 NAD（P）H 为辅酶的脱氢酶。还原型的 NAD（P）H 在 260nm 和 340nm 波长处有吸收峰，而氧化型 NAD（P）$^+$ 只在 260nm 波长处有吸收峰，这是因为分子中有腺嘌呤。因此，用 340nm 波长处吸光度的变化可以反映反应体系中 NAD（P）H 量的增减量。目前，用 NAD（P）H 在 340nm 波长处的吸光度的变化测定各种脱氢酶的方法已经成为应用最广的一类方法。

最常用做工具酶的脱氢酶有 LDH、苹果酸脱氢酶（MDH）、谷氨酸脱氢酶（GLDH）和 6- 磷酸葡萄糖脱氢酶（G6PD）等，它们可催化下列反应：

$$P+NAD(P)H+H^+ \xrightarrow{DH} PH_2+NAD(P)^+$$

式中 P 代表待测酶产物，NAD（P）H 的最大吸收峰在 340nm 波长处，可以通过测定 340nm 波长处光吸收的增加或减少来表示酶活性。另外 NAD（P）H 在紫外光激发下可以发射荧光，可用 365nm 波长的紫外光激发 NAD（P）H，使其在 460nm 波长处发射强烈荧光加以测定。脱氢酶催化的指示反应广泛用于酶偶联测定法，如 ALT、天门冬氨酸氨基转移酶（AST）、肌酸激酶（CK）等酶活性的测定。

脱氢酶系统虽然应用广泛，但它有三个缺点：①要用紫外分光光度计，因为要监测 340nm 波长处吸光度的变化，这限制了它的应用。②要求使用高纯度的酶和辅酶，增加费用。③灵敏度低。

2. 偶联 H_2O_2 的工具酶及其指示反应　过氧化物酶（POD）可催化 H_2O_2 与某些色原反应，这属于基于“色素原”底物理化特性的测定方法。如 H_2O_2 与 4- 氨基安替比林（4-AAP）和酚反应，将其氧化为有色物质，反应如下：

$$H_2O_2+4\text{-}AAP+\text{酚} \xrightarrow{POD} \text{醌类化合物}+2H_2O$$

苯醌亚胺为红色化合物，最大吸收峰在 500nm 波长处，在可见光范围内比色，这是它的最大优点。这一反应由 Trinder 在 1969 年提出，故称为 Trinder 反应。后来，提出了很多酚类衍生物，用 2，4- 二氯酚、2，6- 二氯酚、2- 羟基 -3，5- 二氯苯磺酸等代替酚，目的是提高生色基团的稳定性和溶解度以及产物的灵敏度和色泽的稳定性。后来的方法虽然色原成分有所改变，但是仍称为 Trinder 反应。该法的主要缺点是容易受维生素 C、尿酸、胆红素、谷胱甘肽等还原性物质的干扰，严重时测定结果会出现假性负值。目前一般采用双试剂剂型，在试剂 I 中加入抗坏血酸氧化酶、亚铁氰化钾等来消除维生素 C、胆红素的干扰。

氧化酶系统优点：①在可见光范围，便于推广应用。②对酶的纯度要求不高，故酶生产方便价格低廉。③灵敏度比脱氢酶系统高。

葡萄糖氧化酶（GOD）、甘油氧化酶、尿酸酶和胆固醇氧化酶等都可以将各自的底物氧化为 H_2O_2，因此都可以与 POD 偶联，通过 Trinder 反应来测定葡萄糖、三酰甘油、尿酸、总胆固醇等。

此外，循环酶法采用两类工具酶进行循环催化反应，使被测物放大扩增，从而使检测灵敏度提高。目前已应用于临床常规项目总胆汁酸的测定。

一些水解酶类或转移酶类可通过酶促反应将化合物中的某一基团水解或移去，使无颜色的底物转变为有颜色的产物，人们把这类底物称为“色素原”底物。根据这一原理，人们设计合成了一系列底物用来测定酶活性和代谢物浓度。如目前应用硝基苯酚和硝基苯胺的衍生物进行水解酶和一些还原酶的测定，利用碱性磷酸酶催化对硝基酚磷酸酯水解成对硝基酚，测定 405nm 波长处光吸收变化，可以计算碱性磷酸酶活性单位。

第四节　同工酶分析

1964 年国际酶学委员会首次将同种生物体内催化相同反应的有关酶类称为同工酶（isozyme）。以后又多次对其定义进行了修改。目前认为，同工酶是指催化的化学反应相同，酶蛋白的分子结构、理化性质及免疫学性质不同的一组酶。目前 50% 以上的酶分子都发现有同工酶存在，已发现百余种同工酶。

一、同工酶的意义

同工酶存在于同一种属或同一个体的不同组织或同一细胞的不同亚细胞结构中，它在代谢调节上起着重要的作用。

各种同工酶的同工酶谱在胎儿发育过程中有其规律性的变化，可作为发育过程中各组织代谢分化的一项重要特征。同时，了解胎儿发育不同时间一些同工酶的出现或消失，还可用于解释发育过程中这些阶段特有的代谢特征。

同工酶的测定已应用于临床实践。当某组织发生疾病时，可能有某种特殊的同工酶释放出来，同工酶谱的改变有助于多疾病的诊断。如正常血浆 LDH_2 的活性高于 LDH_1，心肌梗死时可见 LDH_1 大于 LDH_2，肝病时 LDH_5 活性升高。

同工酶可以作为遗传标志，用于遗传分析研究。

二、同工酶分析

在常规生化检验中，常用电泳、层析、免疫等技术先将样品中某一种酶的同工酶分离后再测定酶活性或酶蛋白。也可在不分离的情况下，利用各型同工酶性质的不同予以检测。同工酶的分离鉴定往往利用同工酶等电点、分子量、热稳定性、动力学性质以及免疫性质等的不同来进行。

（一）按照理化性质的不同进行分离鉴定

1. 电泳法　在研究同工酶的所有方法中，电泳法使用最为广泛，因为此法简便、快速、分离效果良好，并且一般不会破坏酶的天然状态。这是常规实验室同工酶常用的测定方法。

2. 层析法　根据同工酶分子电荷量不同，可用离子交换层析法加以分离。此法往往用于同工酶的提纯和制备，方法费时繁琐，通常不适用于临床同工酶的常规检测。

（二）按照底物专一性不同进行鉴定

同工酶底物专一性不同，K_m 值也不同。如果同工酶之间的 K_m 值差别足够大，可以通过测定 K_m 值加以鉴定。如天冬氨酸氨基转移酶（AST）同工酶的鉴定，在用 L- 天门冬氨酸作底物时，胞质 AST 的 K_m 值为 5.07mmol/L，线粒体 AST 的 K_m 值为 0.7mmo/L，两者差别很大，据此可通过测定它们的 K_m 值加以鉴定。

（三）按照最适 pH 不同进行鉴定

同工酶分子氨基酸组成不同，最适 pH 也不同。如果同工酶最适 pH 之间的差别足够大，可以通过调节缓冲溶液的 pH 加以鉴定。如 AST 的最适 pH 为 7.4，将 pH 调至 6.5 时，胞质 AST 的活性明显降低，而线粒体 AST 仍旧保持足够活性。

（四）按照免疫学特性不同进行分离鉴定

由于同工酶分子的氨基酸组成不同，抗原性亦不同。可将同工酶分离提纯后制备抗血清，用于同工酶的分离鉴定。常用的方法有免疫沉淀法、免疫抑制法、免疫化学法等。

免疫沉淀法是向标本中加入特异性抗体，让特异性抗体与相应的同工酶形成抗原 - 抗体复合物沉淀，通过离心即可得到分离，其他同工酶仍旧保留在溶液中。免疫抑制法是向标本中加入特异性抗体，与该抗体结合的同工酶的活性就受到抑制，其他同工酶活性则不受影响，据此对同工酶加以鉴定。

（五）按照耐热程度不同进行鉴定

由于各种同工酶的耐热性不同，根据此特点可以对同工酶进行鉴定，如在 ALP 同工酶中，ALP_4 耐热而其他同工酶都不耐热。将温度升高到 56℃保持 15 分钟，ALP_4 仍有足够活性，其他同工酶都被灭活，此时测定的就是 ALP_4 的活性。乳酸脱氢酶（LDH）同工酶的 H 亚基耐热，M 亚基不耐热。将温度升高到 60℃保持 15 分钟，LDH_4 和 LDH_5 灭活，而 LDH_1 仍有活性。

（六）选择性抑制法进行鉴定

由于同工酶分子组成和理化性质不同，对抑制剂的敏感程度也不同。如 ACP 同工酶，前列腺释放的 ACP 受 L- 酒石酸的抑制，破骨细胞、红细胞等组织来源的 ACP 则不受 L- 酒石酸的抑制，称为抗酒石酸 ACP。将待测标本在不含 L- 酒石酸的基质中测定，得到的是 ACP 的总活性，在含 L- 酒石酸的基质中测定，得到的是抗酒石酸 ACP 活性，两者活性之差即为前列腺 ACP 活性。

第五节　诊断酶学在临床中的应用

酶是组织细胞合成的，通过细胞的分泌和胞吐作用进入血液、脑脊液、尿液及羊水等体液中，临床上可根据不同体液中酶浓度的变化来诊断各种疾病。若酶浓度的变化由细胞坏死或细胞膜通透性变化引起，表示脏器或组织损伤；若为细胞内酶合成增加所致，提示组织再生、修复、异位分泌或提示恶性肿瘤的可能；若为酶排泄障碍引起，则说明有梗阻存在。通常开展测定的是血清酶或血浆酶。要全面了解影响各种血清（浆）酶变化的因素，首先要了解血清（浆）酶的分类及变化机制。

一、血液中酶的来源及变化机制

（一）血液中酶的来源

血液中的酶根据来源及作用不同，可分为血浆特异酶和非血浆特异酶两大类。后者在血液中浓度很低，常以微克计算。

1. 血浆特异酶　主要指作为血浆蛋白的固有成分，在血浆中发挥特定催化作用的酶，也称血浆固有酶。如凝血酶类、纤溶酶类、胆碱酯酶（CHE）、铜氧化酶（铜蓝蛋白）、脂蛋白酯酶、卵磷脂胆固醇酰基转移酶（LCAT）等。血浆特异酶大都由肝细胞合成，一般以失活或酶原状态和恒定速度释放入血。肝实质病变时，血浆特异酶常作为肝功能检验的一部分。如凝血酶原活性显著降低可反映肝功能损伤，铜氧化酶活性显著降低可反映肝豆状核变性。

2. 非血浆特异酶　又分为外分泌酶和细胞内酶。

（1）*外分泌酶*　是由外分泌腺合成并分泌进入血浆的酶。如淀粉酶（AMY）、脂肪酶（LPS）、蛋白酶、核酸酶等。外分泌酶不是血浆固有的酶，在血浆中含量一般很低，在血浆中不起催化作用。这些酶随着外分泌腺的分泌迅速进入体液，又很快通过消化道、胆道、肾排出体外，因此正常体液中外分泌酶活性低而稳定。当这些酶的来源增加或排泄受阻时，血浆中此类酶活性增高，如急性胰腺炎时血液中胰 AMY 活性增高，胆道梗阻时血液中 ALP 活性增高。

（2）*细胞内酶*　指存在于各种组织细胞中进行代谢的酶类。这些酶极少数进入血液，因此细胞内外浓度差异悬殊。在病理情况下血液中的细胞内酶极易升高。当组织细胞发生病变、细胞膜通透性增加或细胞坏死时，细胞内酶大量进入血液，导致血浆酶活性显著增高。如病毒性肝炎时 ALT 活性增高，急性心肌梗死时血清 LDH、CK 和 AST 活性增高。

（二）血液中酶浓度的变化机制

正常情况下血液中酶的活性相对恒定。但在一些病理情况下，如血细胞通透性改变或坏死、细胞内酶合成增加、酶排泄障碍、恶性肿瘤异位分泌、酶合成障碍、中毒或遗传缺陷等常导致酶活性的改变。由于不同组织或器官分泌的酶进入血液中的途径不一，清除方法也有差异，从而构成了不同疾病时酶变化的多样性，了解血液中酶浓度的变化机制对酶学的诊断和治疗有重要意义。

1. 酶合成异常

（1）合成减少　肝损害时由于酶的合成能力受损，血液中相应的酶减少，慢性肝病时更为明显。由于酶基因变异，也可引起酶合成减少，如肝豆状核变性（Wilson 病）患者，血液中铜氧化酶可明显下降。

（2）合成增多　细胞对酶的合成增加或酶的诱导作用是血液中酶升高的重要原因。增生性疾病如骨骼疾病时，可因成骨细胞增生合成和分泌更多的 ALP 使血液中此酶增高。部分肿瘤患者血液中酶升高可能与肿瘤细胞中酶的合成增多有关，如前列腺癌细胞可大量产生 ACP 从而导致血液中的 ACP 增高。此外酶的诱导作用也可引起血液中一些酶的浓度增加，如哌替啶（杜冷丁）类药物和酒精可以诱导肝 γ-谷氨酰转肽酶（γ-GT）的合成，使血液中的 γ-GT 增高。

2. 酶从损伤细胞中释放增加　酶从病变（或损伤）细胞中释放增加是大多数血清酶增高的主要原因。研究表明，炎症、缺血、缺氧、能源供应缺乏、细胞坏死等是细胞释放大分子酶蛋白的重要原因。酶从损伤细胞中释放的速度和数量受多种因素的影响，主要有以下几个方面：

（1）细胞内外酶浓度的差异　酶在细胞内外浓度的差异因酶而异，且随组织来源不同而不同。对于非血浆特异酶，由于细胞内外浓度可相差千倍以上，如肝细胞内的 LDH 大于细胞外液的 3000 倍以上，因此只要有少量的肝细胞坏死或轻度病变，血液中的 LDH 就可能明显升高。从临床意义上讲，细胞内外差别越大的酶其灵敏度越高。但对于血浆特异酶而言，由于细胞内外浓度差异较小，细胞病变时很少引起血液中酶浓度的明显升高。

（2）酶在细胞内定位与存在形式　细胞病变时最容易释放入血的是胞质中游离的酶，如 ALT 和 LDH 等，细胞器中的酶较难溢出，除非细胞病变加重累及细胞器膜。如急性心肌梗死（AMI）的病程中，线粒体 AST（ASTm）是最后一个出现升高的酶，通过 ASTm 的测定还可以对疾病的预后做出诊断。又如肝细胞中 AST 大部分存在于线粒体，虽然其绝对量超过 ALT，但急性肝炎时，由于细胞病变较轻，胞质中含有大量 ALT，故血液中 ALT 往往超过 AST。而在肝硬化时，主要病变为肝细胞坏死，ASTm 大量溢出，血液中的 AST 大于 ALT。

（3）酶分子量的大小　酶分子量大小是影响细胞内酶释放的关键，释放的速度一般与酶分子量的大小成反比，分子量越小的酶从细胞内释放的速度越快。如在 AMI 时，血液中最先升高的 CK 分子量为 85 000，而分子量为 125 000 的 LDH 升高的时间明显推迟。

3. 酶清除异常　一般认为血清酶的清除方式与其他血清蛋白相似，在血管内失活或分解。酶失活至原来活性的一半时所需的时间为酶的半衰期，一般以半衰期来表示酶从血清中清除的速度。不同的血清酶甚至同工酶之间的半衰期差别很大，这有助于了解同一疾病时不同酶升高的持续时间差异。酶的半衰期长则其在血液中存在时间就较长。

如在 AMI 时 CK-MB 持续时间最短，其半衰期只有 6 小时。部分分子量小于 60 000 的酶可从肾小球滤过，通过尿液排出，如当肾严重疾病时血清中 AMY 可升高。胆道梗阻时由于梗阻区 ALP 的合成加强，ALP 排泄受阻而逆流入血。

4. 其他影响　病理情况下，某些药物或毒物对酶活性有抑制作用。如有机磷中毒时所测血清 CHE 可能很低，此时并不是酶含量降低，而是因为有机磷是这些酶的不可逆抑制剂，使酶活性无法发挥作用。

二、临床常用血清酶学分析

目前，血清酶学分析已经成为临床诊断和治疗疾病的一种重要手段，占到生物化学检验常规工作量的 25%~55%，多数疾病基本上都有对应的实验室酶学分析内容，常见疾病的血清酶分析见表 5-1。

表 5-1　常见疾病的血清酶学分析

血清酶	符号	组织来源	主要疾病
丙氨酸氨基转移酶	ALT	肝、肾、心	急性病毒性肝炎等
天门冬氨酸氨基转移酶	AST	心、肝、骨骼肌	急性肝炎、重症肝炎
γ-谷氨酰基肽酶	γ-GT	肝胆、肾、小肠	肝胆梗阻性疾病
碱性磷酸酶	ALP	小肠、胎盘、肝、肾	肝胆梗阻性疾病
单氨氧化酶	MAO	肝、肾、脑	肝纤维化疾病
肌酸激酶	CK	骨骼肌、心、脑	心肌梗死、肌病
乳酸脱氢酶	LDH	心、肾、骨骼肌、肝、肺	病种广泛
淀粉酶	AMY	胰、唾液腺	胰腺炎、腮腺病变及肾功能不全
脂肪酶	LPS	胰	胰腺炎
酸性磷酸酶	ACP	前列腺、红细胞、血小板	前列腺疾病等

（一）肝胆疾病的酶学分析

从 1995 年卡门（Karmen）等发现急性肝炎患者在黄疸前期，血清中转氨酶（ALT）活性明显增高以来，用于诊断肝疾病的酶不下几十种。在我国 ALT 和 AST 应用于肝疾病的诊断最为广泛，其次是 ALP、γ-GT、CHE、单胺氧化酶（MAO）、腺苷脱氨酶（ADA）等。这些酶能比较确切地反映出肝胆系统的炎症或坏死性病变。

1. 转氨酶及其同工酶　这是与细胞完整性有关的酶。ALT 大量存在于肝组织中，其次为肾、心、骨骼肌等。AST 广泛存在于多种器官，按含量多少顺序分为心、肝、骨骼肌和肾等。ALT 和 AST 是反映肝功能最常见的酶，肝细胞损伤时上述两种酶从肝细胞释出均增多，AST 的灵敏度高于 ALT。但是由于 AST 的组织专一性不如 ALT，在血浆中的持续时间不如 ALT 长，因此 ALT 被认为是诊断肝细胞损伤最敏感的指标之一。在肝细胞坏死病变时涉及细胞器的损伤，血清中线粒体 AST 常明显升高。

2. ALP 和 γ-GT　多用于诊断肝胆系统有无胆道梗阻的酶。ALP 广泛存在于各种器官组织中，含量以肝最多，其次为肾、胎盘、小肠和骨骼等。血清中 ALP 主要来源于肝和骨骼。ALP同工酶常用于肝胆疾病和恶性肿瘤的诊断。

γ-GT在肾中含量丰富，其次为胰、肺、肝等。血清中ALP和γ-GT主要来自肝，这些酶由肝细胞和胆道细胞合成，合成后进入胆汁，经胆道进入肠腔排出。当胆道梗阻时，胆汁反流入血，使血清酶活性明显增高。肝实质疾病时ALP和γ-GT一般只是中度升高，这有利于肝胆疾病的鉴别诊断。如ALP升高而γ-GT正常可完全排除ALP的肝来源，若ALP和γ-GT均增加，则应先排除肝外原因，高度疑为肝病所致。单独γ-GT升高可能与酗酒有关。

3. CHE　是反映肝细胞合成功能的酶。还包括胆固醇酯酶和卵磷脂胆固醇酰基转移酶。这些酶主要在肝细胞合成，来源于其他组织的很少。当肝功能损伤时，酶的合成减少，表现为血清酶活性下降。

4. MAO　常用于肝纤维化的早期诊断。其活性与肝纤维化程度呈平行关系，但并非特异性指标。肝外疾病如甲状旁腺功能亢进、肢端肥大症等也可见MAO升高。

（二）急性心肌梗（AMI）的酶学分析

AMI时，如临床症状不明显、不典型或心电图未出现典型改变时，血清酶的测定不失为一种有效的辅助手段。常用于AMI诊断的酶类有CK、LDH和AST，统称为心肌酶。以上三种酶虽然并不具有心肌绝对特异性，但是在心肌活性很高，心肌细胞坏死时，血清酶活性显著升高。随着心肌损伤蛋白标志物的广泛应用，心肌酶学测定已经没有以前那么重要了。但心肌酶同工酶诊断价值高于总酶活性测定，仍有重要的临床价值。

1. CK　主要存在于骨骼肌、心肌细胞中，也存在于脑和其他组织细胞，单独测定总CK升高很难判断疾病的组织来源。但相比于其他两种心肌酶，CK升高具有较高的脏器特异性，除了骨骼肌病变或肌细胞膜通透性增加（包括创伤、手术、注射后引起的局部损伤和进行性肌萎缩等），急性酒精中毒及严重的脑血管意外可引起CK明显增高外，其他疾病很少使其增高。故CK是诊断AMI较特异的心肌酶。

CK升高的组织来源为：骨骼肌中主要为CK-MM，平滑肌中为CK-BB，心肌中虽然大多数仍是CK-MM，但含有14%～40%的其他两种肌组织中没有或仅含少量的CK-MB，这样只要能测CK同工酶，根据同工酶变化，不难判断出释放CK的器官或组织。CK同工酶常用于心肌梗死、肌肉疾病和神经系统疾病的诊断。进行性肌萎缩时CK-MM升高，神经系统疾病时CK-BB升高。CK-MB在心肌活性仅次于骨骼肌，急性心肌梗死时血清CK-MB显著升高，可比正常时增高10~25倍，阳性率可达100%，是诊断急性心肌梗死最为敏感特异的血清酶指标。CK-MB的亚型MB1、MB2，CK-MM的亚型MM_1、MM_2和MM_3在AMI的诊断和溶栓疗效判断上都优于总酶和同工酶。

由于酶的分子量一般都较大，从损伤的心肌细胞释出需要一定时间，一般有3到数小时的延滞期。酶的分子量和半衰期不同，心肌损伤后血浆酶活性增高所需时间也不相同，其中CK-MB活性在心肌损伤后3~8小时就开始升高，16~24小时达高峰，是AMI早期诊断的良好指标。

2. LDH　LDH广泛存在于人体各组织，以肝、心肌、肾、肌肉、红细胞中含量较多。LDH同工酶在体内分布情况并不相同。临床测定LDH及其同工酶常用于诊断和鉴别诊断心、肝和骨骼肌的疾病。AMI时，LDH由于分子量大，在常用心肌酶中升高最迟，通常在梗死8~18小时升高，48~144小时达峰值，因其半衰期长，增高持续时间可达5~10天，此时其他酶已经恢复正常，在亚急性心肌梗死诊断上有一定价值。但其诊断AMI特异性较差。

临床测定LDH同工酶有助于相应组织病变的诊断，如心肌梗死、肝功能损伤和恶性肿瘤的诊断。LDH_1主要存在于心肌和红细胞中，LDH_1在心肌的活性高于其他四种LDH同工酶。LDH_5则主要存在于肝和骨骼肌中，正常血清中同工酶分布为$LDH_2>LDH_1>LDH_3>LDH_4>LDH_5$，这样虽然心脏和肝的多种疾病都能引起总LDH升高，但对血清LDH同工酶影响却大不相同。如AMI时，LDH_1明显增高以至于$LDH_1>LDH_2$，肝病时将会出现$LDH_5>LDH_4$，AMI患者在$LDH_1>LDH_2$基础上，又同时出现$LDH_5>LDH_4$，可怀疑是右侧心力衰竭，引起肝淤血。

3. AST 主要存在于心肌，以往多用于AMI的诊断。但由于AST在AMI时升高迟于CK，恢复早于LDH，故诊断AMI意义不大。AST同工酶常用于细胞损伤程度的诊断，ASTm正常时几乎不进入血浆，当心肌细胞坏死时大量入血，血清ASTm活性显著升高，因此ASTm在预测心肌梗死程度、并发心力衰竭的发生率及预后上具有重要价值。

（三）急性胰腺炎的酶学分析

用于诊断急性胰腺炎的酶有AMY和LPS。以上两种酶均由胰腺合成并分泌进入血浆，属于外分泌酶。急性胰腺炎时，淀粉酶和脂肪酶从坏死的胰腺细胞大量进入血浆，导致血浆酶活性显著升高，但酶活性升高的程度与病情不成正比。如活性持续不降，提示有并发症的发生。常伴有尿淀粉酶的升高，其阳性率和增高程度均高于血清淀粉酶，维持时间也较长。脂肪酶的优点是酶活性增高程度大于淀粉酶，而且特异性高，其他急腹症时脂肪酶通常不升高。

（四）骨骼疾病的酶学分析

常用于诊断骨骼疾病的酶是ALP。生长期儿童血清内ALP大多数来自成骨细胞和生长中的软骨细胞，少量来自肝。ALP主要由成骨细胞合成，任何引起成骨细胞增生或活跃的疾病都可以使ALP活性增高。骨软化症、畸形性骨炎、甲状旁腺功能亢进、成骨肉瘤、恶性肿瘤骨转移等骨骼疾病时血清ALP活性均增高。

（五）骨骼肌疾病的酶学分析

骨骼肌肌肉组织含有丰富的AST、CK和LDH，在某些肌肉疾病时可释放入血，致使血清酶升高。原发性肌病如各型进行性肌营养不良症的血清酶明显升高，尤其是假肥大类阳性率可达90%以上。其中CK的阳性率及增高倍数最大，故CK是诊断骨骼肌疾病的最佳血清酶指标。各类继发于神经障碍的肌肉萎缩，如脊髓灰质炎、多发性硬化症、重症肌无力和运动神经原疾病等血清酶往往正常。CK在骨骼肌中含量最高，并且主要是 CK-MM，对于诊断肌肉疾病具有重要价值。

（六）前列腺疾病的酶学分析

前列腺、红细胞、血小板含有丰富的 ACP，其中前列腺是血浆 ACP 的主要来源，占血浆总 ACP 活性的 1/3~1/2。ACP 同工酶分前列腺同工酶（PAP）和非前列腺 ACP（如红细胞 ACP 和溶酶体 ACP 等）两大类。在前列腺中含有丰富 PAP，所以 ACP 及其同工酶测定主要用于前列腺疾病和恶性肿瘤的诊断。但由于 ACP 不稳定，酶活性测定困难，目前正被其他标志物如前列腺特异抗原（PSA）所取代。一些免疫学方法可以特异而灵敏地测定 ACP。

此外，慢性粒细胞白血病 PAP 也可增高，而抗酒石酸盐的非 PAP 增高成为毛细胞性白血病的重要鉴别要点。

（七）肿瘤的酶学分析

肿瘤发生时，可以引起某些血清酶 ALP、LDH 活性升高。血清酶活性测定已经用于肿瘤的辅助诊断，但是特异性不强，迄今尚未发现某种肿瘤的特异标志酶。同工酶具有一定组织特异性，对于肿瘤的辅助诊断价值优于血清总酶活性测定。

同工酶的分析与鉴定能反映疾病部位、性质和程度。由于血清同工酶分布具有器官特异性、组织特异性和细胞特异性。因此，同工酶的测定可以较为准确地反映病变器官、组织和细胞的种类及其功能损伤的程度，与酶的总活性测定相比，同工酶测定具有诊断特异性强、符合率高等优点，对于疾病的诊断、治疗和预后都有重要意义，正在逐步成为酶学中一个重要分支。

第六章　体液葡萄糖检验

糖是人体所必需的一种营养，提供人体每日所需能量的60%。主要分为单糖和双糖。单糖即葡萄糖，是一种多羟基醛，分子式$C_6H_{12}O_6$，水溶液旋光向右，故亦称“右旋糖”，可直接被吸收再转化为人体之所需。

体内糖类除葡萄糖外，还有糖原。糖原是由许多葡萄糖组成的多糖，主要存在于肝脏和肌细胞内，是葡萄糖的贮存形式。

糖的生理功能主要有：

1. 氧化分解，供应能量　生命活动需要能量，糖是最主要的能源物质。

2. 储存能量，维持血糖　糖在体内可以糖原的形式进行储存，这是机体储存能源的重要方式。当机体需要时，糖原分解，释放入血，可有效地维持正常血糖浓度，保证重要生命器官的能量供应。

3. 提供原料，合成其他物质　糖分解代谢的中间产物可为体内其他含碳化合物的合成提供原料。如糖在体内可转变为脂肪酸和甘油，进而合成脂肪；可转变为某些氨基酸以供机体合成蛋白质所需；可转变为葡萄糖醛酸，参与机体的生物转化反应等，因而糖是人体重要的碳源。

4. 参与构造组织细胞　糖是体内重要的结构组织。

5. 其他　糖能参与构成体内一些具有生理功能的物质。

第一节　概　　述

一、血糖及血糖浓度的调节

血中的葡萄糖称为血糖。正常人空腹血糖浓度为3.9~6.1mmol/L（葡萄糖氧化酶法），相对恒定，这是血糖的来源与去路（图6-1）保持动态平衡的结果。

（一）血糖的来源和去路

1. 血糖的来源　①食物中的糖是血糖的主要来源；②肝糖原分解是空腹时血糖的直接来源；③非糖物质如甘油、乳酸及生糖氨基酸通过糖异生作用生成葡萄糖，在长期饥饿时作为血糖的来源。

2. 血糖的去路 ①在各组织中氧化分解提供能量，这是血糖的主要去路；②在肝脏、肌肉等组织进行糖原合成；③转变为其他糖及其衍生物，如核糖、氨基糖和糖醛酸等；④转变为非糖物质，如脂肪、非必需氨基酸等；⑤血糖浓度过高时，由尿液排出。血糖浓度大于 8.9 ～ 10.00mmol/（160~180mg/dl），超过肾小管重吸收能力，出现糖尿。将出现糖尿时最低血糖浓度称为肾糖阈。一般认为肾糖阈为 8.8mmol/L。

（二）血糖浓度的调节

正常人体血糖浓度维持在一个相对恒定的水平，这对保证人体各组织器官的利用非常重要，特别是脑组织，几乎完全依靠葡萄糖供能进行神经活动，血糖供应不足会使神经功能受损，因此血糖浓度维持在相对稳定的正常水平是极为重要的。

正常人体内存在着精细地调节血糖来源和去路动态平衡的机制，保持血糖浓度的相对恒定是神经系统、激素及组织器官共同调节的结果。

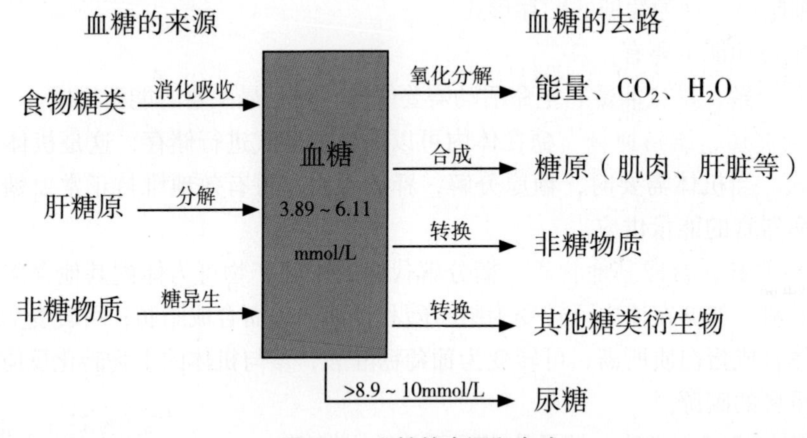

图 6-1 血糖的来源和去路

1. 肝脏的调节作用 正常生理状态下，血糖升高时，葡萄糖进入肝细胞，肝细胞将大量葡萄糖合成糖原，储存起来以备“饥荒”；一部分葡萄糖合成脂肪，使进入血循环的葡萄糖不致过量。饥饿时，血糖偏低，对于脑细胞和血细胞是很严重的问题。脑细胞和血细胞本身没有糖原储备，必须从血液中摄取葡萄糖来维持其功能，一旦血糖水平较低，脑细胞和血细胞就产生功能障碍。肝细胞可通过糖原分解及糖异生这两条途径生成葡萄糖送入血液循环以提高血糖水平。

2. 激素的调节作用 激素对血糖浓度的调节，主要是通过胰岛素、胰高血糖素、肾上腺素、糖皮质激素、生长激素及甲状腺激素之间相互协同、相互拮抗以维持血糖浓度的恒定。激素对血糖浓度的调节（图 6-2）。

（1）胰岛素对血糖的调节 胰岛素（insulin）是由胰岛 β 细胞合成分泌的多肽激素。它主要作用于肝脏、骨骼肌和脂肪组织。一方面促进这些组织细胞摄取葡萄糖，并转换成糖原或脂肪贮存，另一方面抑制肝脏的糖原分解和糖异生，从而降低血糖。

①化学：人胰岛素含 51 个氨基酸残基，分子量 5808，由 A、B 两条链组成，含两

个链间二硫键和一个链内二硫键。人胰岛素有别于其他生物的胰岛素，但其B链的C末端具有高度保守性，是胰岛素生物学活性的决定性区域，故不同来源的胰岛素在免疫学和生物学活性上有相似性。

②合成：首先在胰岛β细胞的核糖体上合成含100个氨基酸残基的前胰岛素原。前胰岛素原很快被酶切去信号肽，生成86个氨基酸的胰岛素原。最后胰岛素原通过蛋白酶作用，切掉4个氨基酸残基，水解为51个氨基酸的胰岛素和31个氨基酸的C-肽（C-peptide）。

③释放：基础胰岛素的分泌速率大约为1U/h，每日分泌总量约为40U。葡萄糖、氨基酸、胰腺、胃肠激素和β-肾上腺素能激动剂等药物都可刺激胰岛素分泌。相反，高血糖、生长抑素和β-肾上腺素能阻断剂等药物抑制胰岛素的释放。

④降解：胰岛素主要为肝脏摄取并降解，少量由肾小球滤过，并在近曲小管重吸收和降解。胰岛素在体循环中的生物半衰期为4~5分钟。

⑤作用机制：主要通过胰岛素和胰岛素受体的结合，触发细胞内特异性的信号转导，从而产生相应的生物学效应。

（2）胰岛素样生长因子　胰岛素样生长因子（IGF）是一种多肽，与胰岛素的结构相似，具有类似于胰岛素的代谢作用和促生长作用，主要有IGFⅠ。IGFⅠ又称生长调节素C，是细胞生长和分化的主要调节因子之一，而IGFⅠ的生理作用尚不清楚。IGFⅠ主要由肝脏产生，其他许多组织也可合成IGFⅠ，但不入血，仅在局部发挥作用。血液中，IGF浓度约比胰岛素高1000倍，但绝大部分与特异性蛋白质结合，仅少量以游离形式存在。而胰岛素在血液中全部是游离的，因此相比胰岛素，血液中IGF的活性很低。IGF通过特异性的IGF受体或胰岛素受体而发挥作用。

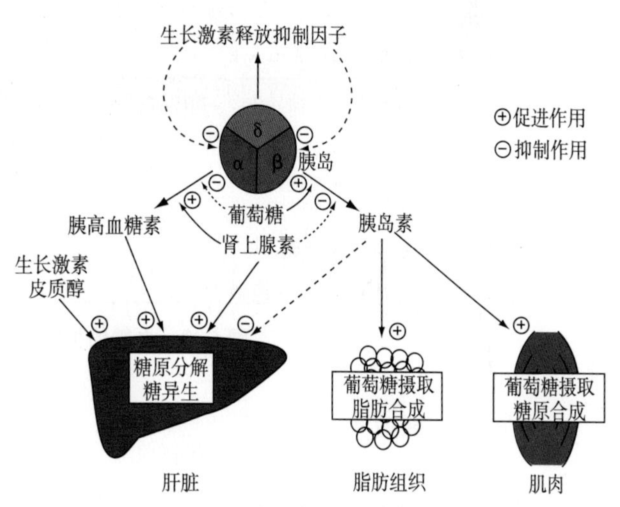

图6-2　血糖的激素调节

IGFⅠ在正常糖代谢中的作用尚不清楚，外源性注入可导致低血糖，而IGFⅠ缺乏可引起生长迟缓。胰腺外肿瘤可致IGF的生成过量，患者可有饥饿性低血糖。测定IGFⅠ浓度可评价生长激素的缺乏和过量，监测机体的营养状况。

（3）胰高血糖素对血糖的调节　与胰岛素的生理作用相反，其他一些激素通过促进肝糖原分解和糖异生，抑制葡萄糖的利用而升高血糖。低血糖时，胰高血糖素和肾上腺素在几分钟之内刺激葡萄糖的释放增加，随后生长激素和皮质醇释放，增加葡萄糖的动员并减少血糖的利用（3~4h）。其中胰高血糖素最为重要，当缺乏胰高血糖素时，主要是肾上腺素起作用，而其他一些激素的作用居次。

3. 神经系统的调节作用　神经系统对血糖浓度的调节主要通过下丘脑和自主神经系统调节相关激素的分泌（图 6–3）。当血糖浓度升高时，血管壁等处的化学感受器兴奋→传入神经→下丘脑中调节血糖平衡的某一区域→传出神经→胰岛 β 细胞分泌胰岛素→肝脏、骨胳肌脂肪组织等处的体细胞→血糖浓度降低。当血糖浓度过低时，血管壁等处的化学感受器兴奋→传入神经→下丘脑中调节血糖平衡的某一区域→传出神经→胰岛 α 细胞分泌胰高血糖素，肾上腺髓质分泌肾上腺素→肝脏等处的体细胞→血糖浓度升高。

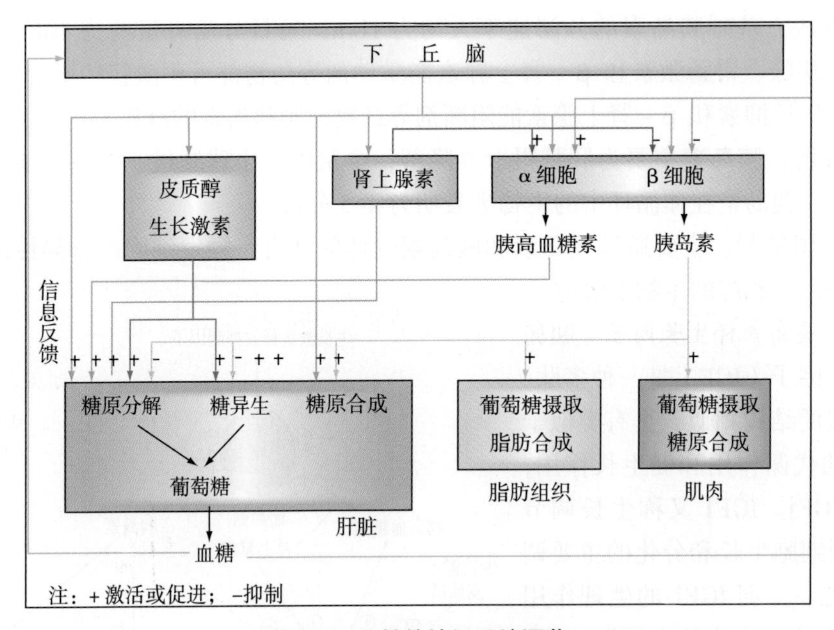

图 6–3　血糖的神经系统调节

二、糖代谢紊乱

（一）高血糖症与糖尿病

高血糖症（hyperglycemia）是糖代谢紊乱导致血糖浓度高于参考上限的一种异常现象，主要表现为空腹血糖损伤、糖耐量减退或糖尿病。其中，空腹血糖损伤和糖耐量减退是正常糖代谢与糖尿病之间的中间状态，皆系发展为糖尿病及心血管病变的危险因子和标志，而糖尿病是一组严重的代谢性疾病。

在糖尿病中，绝大部分为 2 型糖尿病，占 90%~95%，1 型糖尿病为 5%~10%，其他型糖尿病仅占较小比例。

1. 糖尿病的发病机制与分型　糖尿病（DM）是一组由于胰岛素分泌不足或 / 和胰岛素作用低下而引起的糖代谢紊乱性疾病，其特征是高血糖症。糖尿病的长期高血糖将导致多种组织器官的损害、功能紊乱和衰竭，尤其是眼、肾、神经与心血管系统。

糖尿病的典型临床症状为多尿、多食、多饮和体重减轻，有时伴有视力下降。长期高血糖使患者易继发感染，青少年患者可出现生长发育迟缓，另外可并发危及生命的糖尿病酮症酸中毒和高渗性非酮症糖尿病性昏迷等。

（1）糖尿病的发病机制　主要有两种病理过程参与糖尿病的发病机制：①多种因素引起的胰腺 β 细胞功能减退，导致胰岛素分泌的绝对不足。②机体对胰岛素的作用产生抵抗，导致胰岛素分泌的相对不足。糖尿病患者胰岛素的绝对或 / 和相对不足是导致糖、脂和蛋白质代谢紊乱的基础。

（2）糖尿病的分型　根据病因，目前将糖尿病分成四大类型，即 1 型糖尿病、2 型糖尿病、其他特殊类型糖尿病和妊娠期糖尿病（表 6–1）。

表 6–1　糖尿病的分型

一、1 型糖尿病（type I diabetes）	
（一）免疫介导性糖尿病	（二）特发性糖尿病
二、2 型糖尿病（type II diabetes）	
三、其他特殊类型得糖尿病（other specific types of diabetes）	
（一）β 细胞功能遗传缺陷糖尿病	（二）胰岛素作用遗传缺陷性糖尿病
（三）胰岛外分泌性疾病所致糖尿病	（四）内分泌疾病所致糖尿病
（五）药物和化学品所致糖尿病	（六）感染所致糖尿病
（七）少见的免疫介导性糖尿病	（八）其他可能伴有糖尿病的遗传综合征
四、妊娠期糖尿病（gestational diabetes mellitus, GDM）	

另外，空腹血糖损伤（IFG）与糖耐量减退（IGT）作为正常糖代谢与糖尿病之间的中间状态，分别反映了基础状态下糖代谢稳态的轻度异常和负荷状态下机体对葡萄糖处理能力的减弱。糖尿病的分型如下：

① 1 型糖尿病：包括免疫介导性和特发性 1 型糖尿病。这类糖尿病主要是因胰岛 β 细胞的破坏引起胰岛素绝对不足，且具有酮症酸中毒倾向。

其中，免疫介导性 1 型糖尿病包括病因不明但因自身免疫机制引起的 β 细胞破坏。这类糖尿病大多数以体内存在自身抗体为特征，表明体内有破坏 β 细胞的自身免疫过程。免疫介导性糖尿病具有以下特点：典型病例常见于青少年；起病较急；血浆胰岛素及 C– 肽含量低，糖耐量曲线呈低平状态；有 β 细胞的自身免疫性损伤，多可检出自身抗体；治疗依赖胰岛素为主；易发生酮症酸中毒；遗传因素在发病中起重要作用。

特发性 1 型糖尿病的显著特点是具有 1 型糖尿病的表现，但病因中缺乏自身免疫反应的证据，也无与 HLA 基因型相关的特点，多见于非裔及亚裔人。

② 2 型糖尿病：该类型患者表现为胰岛素抵抗（IR）和胰岛 β 细胞的功能减退。胰岛素抵抗即患者外周组织细胞对胰岛素不敏感。可能最初的胰岛素抵抗扰乱了胰岛 β 细胞的分泌功能，而致胰岛 β 细胞的功能减退。因此表现为早期胰岛素的相对不足和后期胰岛素的绝对不足。由于 2 型糖尿病为一大类异质性的疾病，目前尚不清楚其特定病因，有待于从环境和遗传因素入手，进一步探明胰岛素抵抗和分泌减退的分子机制。

2 型糖尿病特点：典型病例常见于肥胖的中老年人，偶见于幼儿；起病较慢；血浆中胰岛素含量绝对值一般并不降低，但在糖刺激后呈延迟释放；ICA 等自身抗体呈阴性；单用口服降糖药一般可以控制血糖；发生酮症酸中毒的比例不如 1 型糖尿病；有遗传倾向。

③其他特殊类型的糖尿病：这类糖尿病往往继发于某种特定疾病，以前又称继发性糖尿病。引发这类糖尿病的因素众多，但患者较少。

④妊娠期糖尿病：妊娠期糖尿病（GDM）是指在妊娠期期间任何程度的糖耐量减退或糖尿病发作，但糖尿病伴妊娠者不属此组。

在分娩 6 周后，均应按复查的血糖水平和糖尿病诊断标准重新确定为：糖尿病，空腹血糖损伤（IFG），糖耐量减退（IGT），正常血糖。其中多数 GDM 妇女在分娩后血糖可恢复正常。

2. 糖尿病的主要代谢紊乱及并发症　正常情况下，机体能量主要由血糖代谢供给，多余的血糖可转化为糖原、脂肪和蛋白质贮存起来。患糖尿病后，由于胰岛素的绝对或（和）相对不足，机体组织不能有效地摄取和利用血糖，不仅造成血糖浓度增高，而且组织细胞内其他营养物质的消耗增加，以代偿满足机体的供能需要，从而出现多种物质代谢紊乱（图 6-4）。

（1）糖尿病时体内的主要代谢紊乱　①糖代谢紊乱糖尿病时，葡萄糖在肝、肌肉和脂肪组织的摄取和利用减少，而肝糖原降解和糖异生增多，从而引起血糖升高。②脂代谢紊乱糖尿病时，脂肪组织摄取葡萄糖减少，利用血浆甘油三酯合成脂肪减少；但脂蛋白脂肪酶活性增加，血浆游离脂肪酸和甘油三酯浓度升高；当胰岛素极度不足时，脂肪组织大量动员分解产生大量酮体，若超过机体对酮体的氧化利用能力时，酮体堆积形成酮症，进一步发展为酮症酸中毒。③蛋白代谢紊乱糖尿病时，蛋白质合成减弱，分解代谢加速，可导致机体出现负氮平衡。

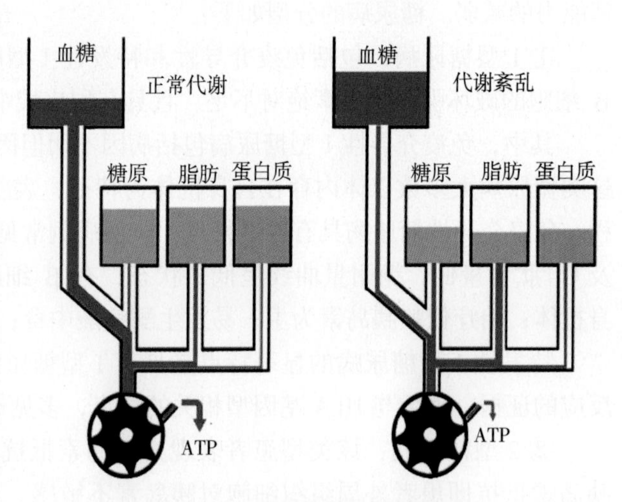

图 6-4　正常代谢与糖代谢紊乱

（2）糖尿病并发症时体内的主要代谢紊乱　长期高血糖可致多种并发症，尤其是病程较长，控制较差的患者。按并发症的起病快慢，可分为急性并发症和慢性并发症两大类（表 6-2）。急性并发症除常见的感染外，还有糖尿病酮症酸中毒、高渗性非酮症糖尿病性昏迷、乳酸酸中毒糖尿病性昏迷等；糖尿病的慢性病变主要是微血管病变，如肾脏病变、眼底病变、神经病变；另外大血管病变如动脉粥样硬化及心、脑、肾等的病变和高血压等。

表 6-2　糖尿病及并发症的实验室检测

临床用途	建议检测项目
糖尿病的早期筛查	①免疫学标志物（包括 ICA、IAA、GAD 抗体和 IA-2 抗体）；②基因标志物（如 HLA 的某些基因型）；③胰岛素分泌（包括空腹分泌、脉冲分泌和葡萄糖刺激分泌）；④血糖（包括 IFG 和 IGT）
糖尿病的临床诊断	①血糖（包括空腹和随机）；② OGTT
急性并发症的诊治检测	①血糖和尿糖；②血酮体和尿酮体；③酸碱失衡情况（如 pH 和碳酸氢盐）；④细胞内脱水或治疗中的异常情况（如钾、钠、磷酸盐和渗透压等）
急性并发症的诊治检测	①血糖与尿病；②糖化蛋白（如 GHb 与糖化血清蛋白）；③尿蛋白（微量清蛋白尿与临床蛋白尿）；④其他并发症评估指标（如肌酐、胆固醇和甘油三酯等）；⑤胰岛移植效果评估指标（如 C- 肽和胰岛素）

3. 糖尿病及其相关病理状态的诊断　糖尿病的诊断并不困难，但须依据一定的诊断标准做出判断。特别对那些有潜在糖尿病倾向的人群应进行相关的实验室检查。

（1）糖尿病诊断标准（表 6-3）

表 6-3　糖尿病的诊断标准

1. 糖尿病典型症状加上随机血浆葡萄糖浓度≥ 11.1mmol/L　(200mg/dl)
2. 空腹血浆葡萄糖（FPG）≥ 7.0mmol/L　(126mg/dl)
3. 口服葡萄糖耐量试验（OGTT），2h 血浆葡萄糖（2h-PG）≥ 11.1mmol/L　(200mg/dl)

以上诊断标准适用于所有人群，但低于上述标准并不能排除糖尿病。如对于妊娠期糖尿病（GDM）的筛查和诊断则另有更为严格的判读标准（表 6-4）。

表 6-4　妊娠糖尿病的筛查与诊断

筛查		
1. 对所有 24 ~ 28 周孕的、具有高危妊娠期糖尿病倾向的妊娠妇女进行筛查		
2. 空腹条件下，口服 50g 葡萄糖		
3. 测定 1 小时血浆葡萄糖浓度		
4. 若血糖≥ 7.8mmol/L　(140mg/dl)，则需进行口服葡萄糖耐量试验		
诊断		
1. 空腹早晨测定		
2. 测定空腹血浆葡萄糖浓度		
3. 口服 100g 或 75g 葡萄糖		
4. 测定 3h 或 2h 内的血浆葡萄糖浓度		
5. 至少有两项检测结果与下述结果相符或超过，即可诊断		
时间	100g 葡萄糖负荷试验	75g 葡萄糖负荷试验
空腹	5.3mmol/L　(95mg/dl)	5.3mmol/L　(95mg/dl)
1h	10.0mmol/L　(180mg/dl)	10.0mmol/L　(180mg/dl)
2h	8.6mmol/L　(155mg/dl)	8.6mmol/L　(155mg/dl)
3h	7.5mmol/L	(140mg/dl)
6. 如果结果正常，而临床疑似 GDM，则需在妊娠第三个三月期重复上述测定		

空腹血糖损伤（IFG）和糖耐量减退（IGT）诊断标准见表 6-5。

表 6-5　空腹血糖损伤和糖耐量减退诊断标准

项目	空腹血糖损伤（IFG）	糖耐量减退（IGT）
空腹血糖（FPG）	6.1 ~ 6.9	< 7.8
服糖后 2h 血糖（2h-PG）	< 7.0	7.8 ~ 11.0

（2）空腹血糖　空腹血糖是指至少 8h 内不摄入含热量食物后测定的血浆葡萄糖浓度。如空腹血糖浓度不止一次高于 7.0mmol/L（126mg/dl）可诊断为糖尿病。FPG 为糖尿病最常用的检测项目。但应注意在 2 型糖尿病，高血糖是相对较晚才产生的，因此仅用空腹血糖这个诊断标准将延误诊断并低估糖尿病的发病率。在临床诊断的 2 型糖尿病患者中，有 30% 已有糖尿病并发症如视网膜病、蛋白尿和神经肌肉疾病，说明 2 型糖尿病可能至少在临床诊断前 4~7 年就发生了。因此目前推荐对有关人群进行糖尿病筛查（表 6-6）。

表 6-6　建议进行 OGTT 或 FPG 筛查的人群

1. 所有年满 45 周岁的人群，每 3 年进行一次筛查
2. 对于较年轻人群，如有下述情况，应进行筛查 1）肥胖个体，体重≥ 120% 标准体重或者 BMI ≥ 27kg/m^2 2）存在与糖尿病发病高度相关的因素 3）糖尿病发病的高危种族（如非裔、亚裔、土著美国人、西班牙裔和太平洋岛屿居民） 4）已确诊 GDM 或者生育过> 9kg 体重胎儿的妇女 5）高血压患者 6）HDL 胆固醇水平≤ 0.90mmol/L（35mg/dl）或 TG 水平≥ 2.82mmol/L（250mg/dl） 7）曾经有 IGT 或者 IFG 的个体

（3）口服葡萄糖耐量试验　由 WHO 推荐的口服葡萄糖耐量试验（OGTT），是在口服一定量葡萄糖后 2h 内做系列血糖浓度测定，以评价不同个体的血糖调节功能的一种标准方法（图 6-5）。虽然 OGTT 比空腹血糖更灵敏，但由于很多因素会影响 OGTT 的结果从而导致重复性很差。除非第一次 OGTT 结果明显异常，否则就应该在不同时间做两次 OGTT 测定以判断结果是否异常。OGTT 应严格按 WHO 推荐的方法执行：非妊娠成人，推荐葡萄糖负载量为 75g；小孩则按 1.75g/kg 体重计算，总量不超过 75g。OGTT 曲线见图 6-6。OGTT 结合 FPG 对糖尿病相关状态的判定标准见表 6-7。

知识链接 -WHO 将 OGTT 实验标准化：

实验前 3 天每日食物中糖含量不低于 150g，且维持正常活动，影响试验的药物应在 3 日前停用，实验前病人禁食 10~16 小时，坐位取血后 5 分钟内饮入 250ml 含 75g 无水葡萄糖的糖水，以后每隔 30 分钟取血一次，共 4 次，历时 2 小时，整个试验过程中不可吸烟、喝咖啡、茶和进食，儿童给予葡萄糖量为 1.75g/kg，最多不超过 75g。

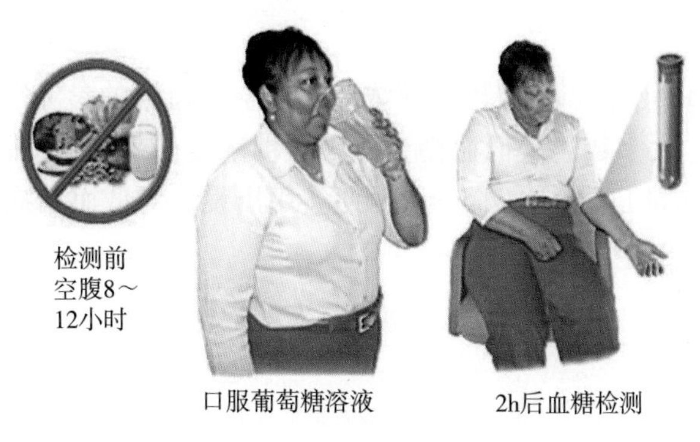

图 6-5　糖耐量实验（OGTT）

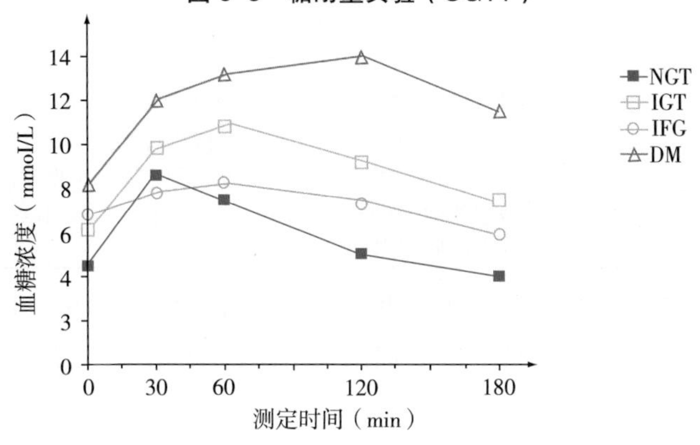

图 6-6　糖耐量曲线（OGTT 曲线）

表 6-7　OGTT 结合 FPG 可协助诊断糖尿病及其相关病理状态（mmol/L）

FPG	OGIT（2h-PG）	诊断结果
＜ 7.0	＜ 7.8	正常糖耐量
＜ 7.0	7.8~11.0	糖耐量减退（IGT）
6.1~6.9	＜ 7.8	空腹血糖损伤（IFG）
≥ 7.0	≥ 11.1	糖尿病性糖耐量

OGTT 在糖尿病的诊断上并非必需，因此不推荐临床常规应用。大多数糖尿病患者会出现空腹血糖水平增加，除外 GDM，空腹血糖＜ 5.6mmol/L（100mg/dl）或随机血糖＜ 7.8mmol/L（140mg/dl）足可排除糖尿病的诊断，所以临床上首先推荐空腹血糖的测定。

OGTT 主要用于下列情况：①诊断妊娠期糖尿病（GDM）；②诊断糖耐量减退（IGT）；③有无法解释的肾病、神经病变或视网膜病变，其随机血糖＜ 7.8mmol/L，可用 OGTT 评价。在此时如有异常 OGTT 结果，不代表有肯定因果关系，还应该排除其他疾病；④人群筛查，以获取流行病学数据。

（4）静脉葡萄糖耐量试验　静脉葡萄糖耐量试验（IGTT）的适应证与 OGTT 相同。对某些不宜作 OGTT 的患者，如不能承受大剂量口服葡萄糖、胃切除后及其他可致口服葡萄糖吸收不良的患者，为排除葡萄糖吸收因素的影响，应按 WHO 的方法进行 IGTT。

（二）其他糖代谢紊乱

1. 低血糖（hypoglycemia） 指血糖浓度低于空腹血糖的参考水平下限，但目前仍无统一的界定标准。大多数建议低血糖为空腹血糖浓度低于 2.78mmol/L（50mg/dl），少数建议为低于 3.33mmol/L（60mg/dl）。从简便实用出发，对低血糖症可按发病年龄进行分类（表 6-8）：

表 6-8 低血糖的分类及相关病因

分类	相关病因
新生儿低血糖	①早产；②呼吸窘迫综合征；③母体糖尿病；④妊娠期毒血症；⑤其他（如冷应激，红细胞增多症等）
婴幼儿低血糖	①酮性低血糖；②先天性的酶缺乏；③糖原贮积病；④糖异生酶的缺乏；⑤半乳糖血症；⑥遗传性果糖不耐受症；⑦亮氨酸超敏症；⑧内源性高胰岛素血症；⑨莱耶综合征；⑩特发性低血糖症
成人低血糖	①医源性（胰岛素、口服降血糖药）；②中毒性（酒精、降糖氨酸 A）；③严重肝功能障碍；④激素的缺乏（如糖皮质激素、生长激素）；⑤胰岛 β 细胞瘤；⑥胰岛素抗体；⑦非胰腺的肿瘤；⑧败血症；⑨慢性肾功能衰竭；⑩反应性低血糖症

（1）新生儿与婴幼儿低血糖 新生儿的血糖浓度远低于成人，平均约 1.94mmol/L（35mg/dl），并在出生后由于肝糖原耗尽而迅速下降。因此，在无任何低血糖临床表现的情况下，足月新生儿的血糖可低至 1.67mmol/L（30mg/dl），早产儿可低至 1.11mmol/L（20mg/dl）。

新生儿期低血糖较常见的原因包括早产、母体糖尿病、GDM 和妊娠子痫等，但低血糖往往是短暂的。而在婴幼儿早期发生的低血糖很少是短暂的，可能的原因有遗传性代谢缺陷或酮性低血糖，往往由于禁食或热性疾病而进一步降低。

（2）成人空腹低血糖 成人低血糖可能是由于肝脏生成葡萄糖的速率下降或机体对葡萄糖的利用增加所致。低血糖相当普遍，而低血糖紊乱并不多见。真性低血糖（即低血糖紊乱）常提示有严重的疾病并可能危及生命。一般来讲，当血糖浓度低于 3.0mmol/L（55mg/dl）时，开始出现低血糖有关症状，血糖浓度低于 2.78mmol/L（50mg/dl）时，开始出现脑功能损伤。

检测低血糖紊乱的经典诊断试验是 72h 禁食试验。低血糖合并低血糖的体征或症状，就可诊断为低血糖紊乱，仅有低血糖不能确诊。如果禁食期间未出现有关低血糖的体征或症状，则可以排除低血糖紊乱。

（3）餐后低血糖 某些药物、胰岛素抗体、胰岛素受体的抗体和先天性缺陷（如果糖 -1.6- 二磷酸酶缺乏）等许多因素都可以导致餐后低血糖（postprandialhypoglycemia）。餐后低血糖等同于反应性低血糖（reactivehypoglycemia）。对于反应性低血糖（以前又称功能性低血糖），目前比较一致的观点认为只存在自发性的反应性低血糖（或称自发性餐后综合征或称自发性餐后低血糖），而不存在功能性低血糖。

（4）糖尿病性低血糖 药物治疗期间，1 型和 2 型糖尿病经常发生低血糖，称糖尿病性低血糖。使用胰岛素治疗的 1 型糖尿病患者，每周大约出现 1~2 次症状性低血糖，每年大约 10% 的患者受严重低血糖的影响。而住院病人，由于胰岛素的强化治疗，其发生低血糖的几率约高 2~6 倍。同样，由于口服降糖药或胰岛素，2 型糖尿病患者亦可发生低血糖，但其发生率低于 1 型糖尿病患者。

（5）*血糖逆调节缺陷性低血糖*　由于血糖逆调节受损，1 型糖尿病易发生低血糖，但机制未明。1 型糖尿病早期，胰高血糖素对低血糖的反应下降，而后肾上腺素也分泌不足，导致血糖逆调节缺陷性的低血糖。其他能刺激胰高血糖素和肾上腺素分泌的因素可以纠正这类低血糖。2 型糖尿病未见显著性的血糖逆调节缺陷。

（6）*无症状低血糖*　患病 30 年以上的 1 型糖尿病患者，50% 以上没有神经性的低血糖症状。由于有低血糖而无症状，因此容易发生严重的低血糖。其发生机制可能与肾上腺素对低血糖的反应下降有关。

第二节　血浆（清）葡萄糖测定

知识链接 – 动态血糖监测系统（CGMS）

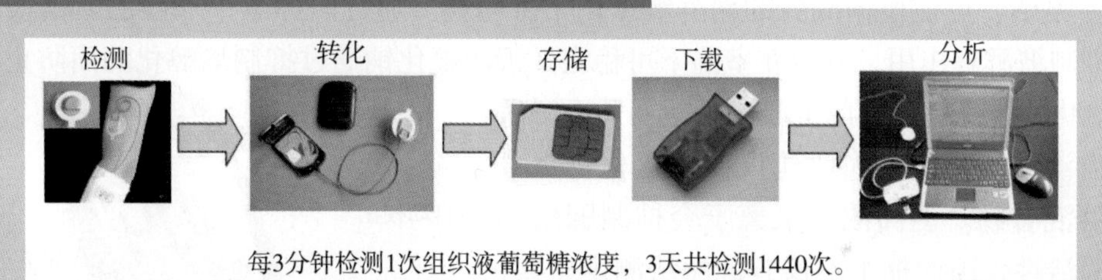

每3分钟检测1次组织液葡萄糖浓度，3天共检测1440次。

CGMS 是血糖监测领域的一项创新型技术突破。通过持续监测皮下细胞间液的葡萄糖浓度而反映血糖水平，被誉为血糖监测的“Holter”。CGMS 由血糖记录器、信息提取器、感应探头、线缆和血糖分析软件等组成，血糖记录器通过线缆与探头连接，每 10 秒钟接收一次电信号，每 5 分钟储存一个平均值，每天自动记录 288 个血糖值。

通过 CGMS，医生将了解患者的血糖波动信息，包括日内血糖波动、日间血糖波动、进餐相关性血糖波动和低血糖情况。从而评估和制定合理的、个性化的血糖控制方案。CGMS 提供全面的血糖信息，尤其在监测血糖波动方面更有其独到的优势，是提高糖尿病诊疗水平不可缺少的工具。

各种体液标本均可用于葡萄糖检测，使用不同的标本应采用不同的参考值（表 6–9）。目前，糖尿病的诊断除考虑临床症状外，主要依据血糖水平。至于通过血糖仪（图 6–7，6–8）和各种微创、无创（如尿糖测定）的方法来检测葡萄糖浓度，主要用于血糖的自我监控，即自我监控血糖（SMBG），以控制饮食和调整用药。

此外，检测糖尿病及其并发症相关的其他代谢紊乱产物、糖化蛋白、血糖调节物和早期微血管病变，有利于糖尿病及其并发症的早期诊断、鉴别诊断、血糖控制效果监测、病程监控、预后评估和指导临床治疗。

表 6-9 不同标本的参考值

标本	葡萄糖浓度
血浆 / 血清	
成人	4.1~5.9mmol/L（74~106mg/dl）
儿童	3.5~5.6mmol/L（60~100mg/dl）
足月新生儿	1.7~3.3mmol/L（30~60mg/dl）
早产新生儿	1.1~3.3mmol/L（20~60mg/dl）
全血（成人）	3.5~5.3mmol/L（65~95mg/dl）
脑脊液（成人）	2.2~3.9mmol/L（40~70mg/dl）
尿液	0.1~0.8mmol/L（1~15mg/dl）

一、血浆标本的处理

诊断糖尿病时，临床实验室推荐以血浆为标本测定血糖浓度。由于糖酵解的存在，应该在分离血浆后尽快测定。如果不能及时测定血糖浓度，应对标本加以恰当处理。

室温下，可使血糖减少的糖酵解作用十分明显。通过向标本中加碘乙酸钠或氟化钠可抑制糖酵解作用，血糖在室温下可稳定 3 天。氟化钠通过抑制烯醇化酶而防止糖酵解。氟化物也是一种弱的抗凝剂，但在几小时后可有血液凝集出现，因此建议使用氟化物与草酸盐的混合物。但高浓度氟离子会抑制脲酶和某些酶活性，因而标本不适宜脲酶法测定尿素，也不适合于某些酶的直接测定。而草酸钾会使细胞水分外渗而致血浆稀释，也不能用于某些物质的测定。

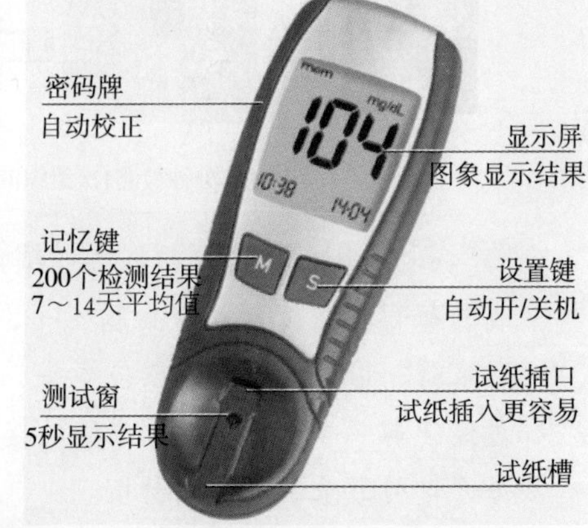

图 6-7 家用血糖检测仪

二、其他体液标本的处理

由于临床标本的多样化以及床旁检验（pointofcaretest，POCT）的积极开展，有必要掌

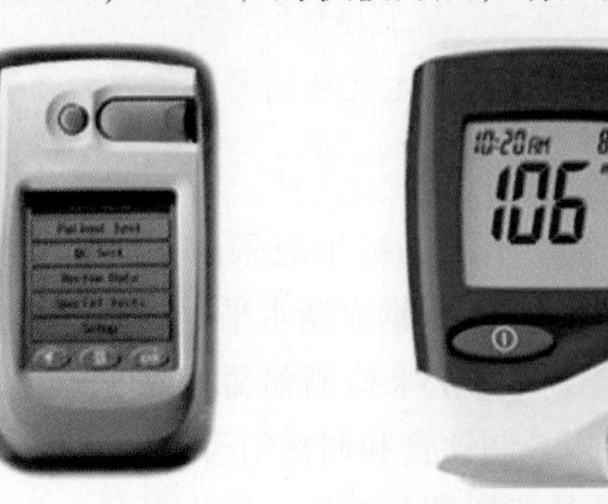

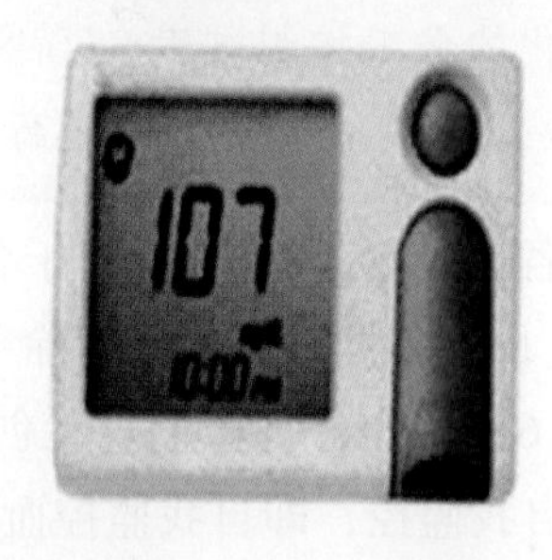

图 6-8 不同形状的手掌式血糖检测仪

握其他体液标本的一些基本处理办法。

脑脊液可能会含细菌或其他细胞，因此应立即进行测定，否则标本离心后应于4℃或-20℃冷藏。

尿标本容易污染，其容器应在24h尿液收集前加入5mL冰醋酸或5g苯甲酸钾或双氯苯双胍乙胺/0.1%叠氮钠/0.01%氯化苯甲乙氧胺，并应4℃贮存。

三、测定方法

目前血糖测定主要采用酶法，主要是己糖激酶法和葡萄糖氧化酶法，此外也可用葡萄糖脱氢酶法。

1. 己糖激酶法　又称HK法，该法分两步完成，其测定原理如下：

$$\text{葡萄糖} + ATP \xrightarrow{HK} 6-\text{磷酸葡萄糖} + ADP$$

$$6-\text{磷酸葡萄糖} + NADP^{+} \xrightarrow{G\text{-}6\text{-}PD} 6-\text{磷酸葡萄糖酸} + NADPH + H^{+}$$

该法准确度和精密度高，特异性高于葡萄糖氧化酶法，适用于自动化分析，为葡萄糖测定的参考方法。轻度溶血、脂血、黄疸、氟化钠、肝素、EDTA和草酸盐等不干扰本法测定。

2. 葡萄糖氧化酶-过氧化物酶法　又称GOD-POD法，该法也分两步完成，但特异性不及己糖激酶法。

$$\text{葡萄糖} + 2H_2O + O_2 \xrightarrow{GOD} \text{葡萄糖酸} + 2H_2O_2$$

$$\text{色原性氧受体} + H_2O_2 \xrightarrow{POD} \text{有色化合物} + H_2O$$

该法准确度和精密度都能达到临床要求，并且操作简便，适用于常规检验。

3. 葡萄糖脱氢酶法　该法一步完成，其原理如下。

$$\text{葡萄糖} + NAD^{+} \xrightarrow{GDH} \text{葡糖酸内酯} + NADH + H^{+}$$

其中，GDH为葡萄糖脱氢酶。该法高度特异，不受各种抗凝剂和血浆中其他物质的干扰。制作成固相酶，可用于连续流动分析，也可用于离心沉淀物的分析。

第三节　糖化蛋白测定

除血糖外，糖化蛋白的检测是颇具临床价值的另一个十分重要的常规检查项目。持续高血糖，可增高血液和组织蛋白的糖化比率。糖化不同于糖基化，它指通过非酶促作用将糖基加到蛋白质的氨基酸基团上。测定糖化蛋白（glycatedprotein）可为较长时间段的血糖浓度提供回顾性评估，而不受短期血糖浓度波动的影响。因此，糖化蛋白浓度主要用于评估血糖控制效果和作为反映糖尿病并发症进程的危险指标，而不用于糖尿病的诊断。

一、糖化血红蛋白

糖化血红蛋白（glycatedhemoglobins，GHb）是葡萄糖或其他糖与血红蛋白的氨基发生非酶催化反应的物质（一种不可逆的糖化蛋白）。成人血红蛋白（Hb）由 HbA、HbA_1、HbA_2、HbF 组成，其中 HbA_1 成为糖化血红蛋白，包括 HbA_1a、HbA_1b、HbA_1c（表 6–10）。

表 6–10 健康成人血红蛋白的组成

Hb 种类	Hb 亚型	肽链组成	加合物	组成百分比
HbA	HbAO	$\alpha_2\beta_2$		＞90%
	HbA1			
	HbA_{1a1}	α_2（β–加合物）$_2$	1，6–二磷酸果糖	＜1%
	HbA_{1a2}	α_2（β–加合物）$_2$	6–磷酸葡萄糖	＜1%
	HbA_{1b}	α_2（β–加合物）$_2$	丙酮酸	＜1%
	HbA_{1c}	α_2（β–加合物）$_2$	葡萄糖	＜4%~6%
HbA_2		$\alpha_2\delta_2$		25%
HbF		$\alpha_2\gamma_2$		0.5%

GHb 的形成是不可逆的，其浓度与红细胞寿命（平均 120 天）和该时期内血糖的平均浓度有关，不受每天葡萄糖波动的影响，也不受运动或食物的影响，所以 GHb 反映的是过去 6~8 周的平均血糖浓度，这为评估血糖的控制情况提供可靠的实验室指标。

多种方法可用于 GHb 的测定：①根据电荷差异，可用离子交换层析，高效液相色谱，常规电泳和等电聚焦电泳等方法；②根据结构差异，可用亲和层析和免疫测定法；③基于化学分析技术，可用比色法和分光光度法。无论用什么方法，结果都表示为 GHb 占总 Hb 的百分比。其中，化学分析技术已经使用很少；其他大多数方法都有良好的精密度，但存在测定组分上的差异。

二、糖化血清蛋白

对于某些糖尿病患者（如妊娠糖尿病或治疗方案改变者），需要监测血糖水平的较短期变化。除了血红蛋白，葡萄糖也可通过非酶促糖化反应与其他蛋白（如血清蛋白，膜蛋白，晶状蛋白）结合形成糖化血清蛋白（glycosylatedserumprotein，GSP），其生成量与血糖浓度和血清蛋白量相关。由于血清蛋白的产生比血红蛋白快（血清蛋白半衰期约为 20 天），所以 GSP 较 GHb 灵敏，它反映的是近 2~3 周的血糖平均水平，在反映血糖控制效果上比 GHb 更及时。

第四节 糖尿病诊断程序

目前，糖尿病确诊仍以血糖测定的水平为标准，早期糖尿病多无症状或无特异性的症状。早期诊断的关键是加强对糖尿病高危人群的筛查和普查工作，积极开展糖尿病的一级防治。糖尿病初步诊断程序见图 6–9，具体诊断程序如下：

1. 微量血糖仪快速测定空腹及餐后 2 小时血糖，必要时可测随机血糖、血酮、尿酮检查。如血糖 >13.9mmol/L，应重复取静脉血做血浆血糖、电解质、酸碱平衡及血浆渗透压测定（或计算）；如血糖仅属增高，未达到糖尿病诊断标准时，可建议病人做下一步检查。

2. 葡萄糖耐量试验(OGTT)或馒头餐试验：方法即次日清晨空腹取血后，立即服75g葡萄糖粉(用开水300mL冲成25%葡萄糖水)作OGTT，国内有学者用吃2两(100g)无糖馒头，按OGTT方法进行，同时可作胰岛素或C肽释放试验，以了解胰岛的功能状态，但如此时血糖太高，因存在葡萄糖毒性作用，可抑制胰岛素的分泌。此时胰岛素测定的结果，不一定能完全代表其功能，应在血糖恢复至正常或接近正常做更好。

3. 有条件病人可作分型诊断，检测抗胰岛细胞抗体，GAD抗体及其他自身免疫学检查及分子生物学方面检查。

4. 确诊后，每年应进行1~2次眼底检查或造影，心肝肾功能检查、血脂及神经病变的检查。

5. 若病人危重，昏迷或呼吸急促、休克等，必须迅速测定血糖、血酮、电解质、血气分析等，并应急送ICU或专科监护室或就地抢救治疗。

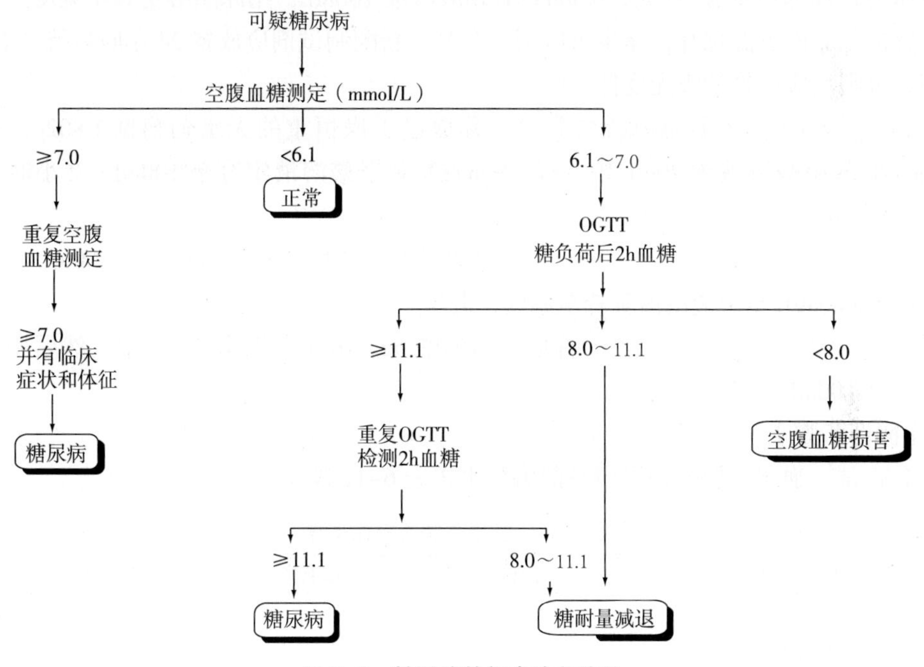

图6-9 糖尿病的初步诊断流程

附 体液葡萄糖检验实验

血液中的葡萄糖称为血糖。血糖测定是临床生化检验中历史最久、占日常工作量比重较大的项目之一。过去测定血糖多采用全血，但目前多采用血清或血浆。测定血糖的方法很多，可分为三大类：氧化还原法、缩合法及酶法。国际上推荐的参考方法是已糖激酶法，但试剂比较昂贵，不适用于常规分析。我国已淘汰氧化还原法，推荐的方法是葡萄糖氧化酶法，而目前有些基层单位仍沿用邻甲苯胺法。

实验一 邻甲苯胺法测定血清（浆）葡萄糖

【原理】 在热的醋酸溶液中，葡萄糖醛基与邻甲苯胺缩合、脱水，生成希夫氏碱(Schiffbase)，经分子重排生成蓝绿色化合物，其颜色深浅在一定范围内与血糖浓度成正比。

$$\text{邻甲苯胺}+\text{葡萄糖} \underset{}{\overset{\text{缩合}}{\rightleftharpoons}} \text{葡萄糖基胺} \underset{}{\overset{\text{脱水}}{\rightleftharpoons}} \text{希夫氏碱} \longrightarrow \text{蓝绿色化合物}$$

【试剂】

1. 0.38mol/L 硼酸溶液 称取硼酸 24g，溶于蒸馏水 800mL 中，再用蒸馏水定容至 1000mL，摇匀即可。

2. 邻甲苯胺试剂 称取硫脲 (AR)1.5g，溶于冰醋酸 (AR)700mL 中。将此液转入 1L 容量瓶内，加邻甲苯胺 60mL，0.38mol/L 硼酸溶液 100mL，用冰醋酸定容至刻度。此溶液应置棕色瓶内室温保存，至少可应用 2 个月。新配制试剂应放置 24 小时后待“老化”使用，否则反应产物的吸光度低。

3. 100mmol/L 葡萄糖标准贮存液 称取已干燥恒重的无水葡萄糖 1.802g，溶于 12mmol/L 苯甲酸溶液约 70mL 中，以 12mmol/L 苯甲酸溶液定容至 100mL。2 小时以后方可使用。

4. 5mmol/L 葡萄糖标准应用液 吸取葡萄糖标准贮存液 5.0mL 放于 100mL 容量瓶中，用 12mmol/L 苯甲酸溶液稀释至刻度，混匀。

5. 0.3mol/L 三氯醋酸溶液 称取三氯醋酸 5g，溶于蒸馏水 70mL 中，然后用蒸馏水定容至 100mL，混匀即可。

【操作步骤】

1. 血清、血浆、脑脊液及清亮的胸腹水按表 6-11 操作。

表 6-11 邻甲苯胺法操作步骤

加入物 (mL)	空白管	标准管	测定管
蒸馏水	0.1	—	—
葡萄糖标准应用液	—	0.1	—
血清 (血浆、脑脊液)	—	—	0.1
邻甲苯胺试剂	3.0	3.0	3.0

混匀，置沸水中煮沸 5 分钟，取出置冷水中冷却 3 分钟，在 630nm 处比色，以空白管调零，读取各管吸光度。

2. 严重黄疸、溶血及乳糜样血清制备无蛋白血滤液：取血清 0.2mL，加入 0.3mol/L 三氯醋酸溶液 1.8mL，混匀，静置 5 分钟，离心 5 分钟，取上清液按表 6-12 操作。

表 6-12 溶血、黄疸血清操作步骤

加入物 (mL)	空白管	标准管	测定管
0.3mol/L 三氯醋酸溶液	1.0	0.9	—
葡萄糖标准应用液	—	0.1	—
无蛋白血滤液	—	—	1.0
邻甲苯胺试剂	5.0	5.0	5.0

混匀，置沸水浴中煮沸 12 分钟，取出置自来水中冷却 3 分钟，在波长 630nm 处比色，以空白管调零，读取各管吸光度。

【计算】

$$血清葡萄糖(\text{mmol/L})=\frac{测定管吸光度}{标准管吸管度}\times 5$$

【参考范围】

3.89~6.11mmol/L。

【临床意义】

1. 生理性高血糖 可见于摄入高糖食物后或情绪紧张肾上腺分泌增加时。

2. 病理性高血糖

（1）糖尿病 病理性高血糖常见于胰岛素绝对或相对不足的糖尿病患者。

（2）内分泌腺功能障碍 甲状腺功能亢进，肾上腺皮质功能及髓质功能亢进。引起的各种对抗胰岛素的激素分泌过多也会出现高血糖。注意升高血糖的激素增多引起的高血糖，现已归入特异性糖尿病中。

（3）颅内压增高 颅内压增高刺激血糖中枢，如颅外伤、颅内出血、脑膜炎等。

（4）脱水引起的高血糖 如呕吐、腹泻和高热等也可使血糖轻度增高。

3. 生理性低血糖 见于饥饿和剧烈运动。

4. 病理性低血糖(特发性功能性低血糖最多见，依次是药源性、肝源性、胰岛素瘤等)

（1）胰岛 β 细胞增生或胰岛 β 细胞瘤等，使胰岛素分泌过多。

（2）对抗胰岛素的激素分泌不足，如垂体前叶功能减退、肾上腺皮质功能减退和甲状腺功能减退而使生长素、肾上腺皮质激素分泌减少。

（3）严重肝病患者，由于肝脏储存糖原及糖异生等功能低下，肝脏不能有效地调节血糖。

【注意事项】

1. 邻甲苯胺为浅黄色油状液体，易氧化。配制前宜重蒸馏，收集 199℃ ~201℃的馏出部分，此部分馏出液应为无色或浅黄色，然后加入盐酸羟胺 (1g/L) 防止氧化，置棕色瓶密封避光保存。

2. 邻甲苯胺在冰醋酸中并不十分稳定，易氧化产生棕色物质而干扰比色，故在邻甲苯胺试剂中加入硫脲，使试剂有抗氧化作用，减少棕色干扰，增加试剂的稳定性，降低空白管的吸光度，并有一定的增色效应。

3. 硼酸与 α－葡萄糖的羟基结合，能促进葡萄糖转变醛式构型，增加反应的活性。

4. 沸水浴时沸水一定要盖过管内的液面，否则温度不均匀，影响显色。

5. 此法受煮沸时间、比色时间、试剂存放时间等因素的影响。一般不宜以校正曲线法进行计算，故每次应同时作标准管。

6. 最终反应液偶尔会产生混浊，最常见原因是高脂血症。此时，可向显色液 3mL 中加入异丙醇 1.5mL，充分混匀。溶解脂质可消除混浊，所测吸光度乘以 1.5。注射右旋糖酐时，由于右旋糖酐不溶于邻甲苯胺试剂而产生混浊。冷水浴太冷时亦会出现混浊。

实验二　葡萄糖氧化酶法测定血清（浆）葡萄糖

【原理】 葡萄糖氧化酶 (glucoseoxidase，GOD) 利用氧和水将葡萄糖氧化为葡萄糖酸，并释放过氧化氢。过氧化物酶 (peroxidase，POD) 在色原性氧受体存在时将过氧化氢分解为水和氧，并使色原性氧受体 4- 氨基安替比林和酚去氢缩合为红色醌类化合物，即 Trinder 反应。红色醌类化合物的生成量与葡萄糖含量成正比。

$$\text{葡萄糖} + O_2 + H_2O \xrightarrow{GOD} \text{葡萄糖酸} + H_2O_2$$

$$2H_2O_2 + \text{4-AAP} + \text{酚} \xrightarrow{POD} \text{醌亚胺} + 4H_2O$$

【试剂】

1. 0.1mol/L 磷酸盐缓冲液 (pH7.0)　称取无水磷酸氢二钠 8.67g 及无水磷酸二氢钾 5.3g 溶于蒸馏水 800mL 中，用 1mol/L 氢氧化钠 (或 1mol/L 盐酸) 调 pH 至 7.0，用蒸馏水定容至 1L。

2. 酶试剂　称取过氧化物酶 1200U，葡萄糖氧化酶 1200U，4- 氨基安替比林 10mg，叠氮钠 100mg，溶于磷酸盐缓冲液 80mL 中，用 1mol/LNaOH 调 pH 至 7.0，用磷酸盐缓冲液定容至 100mL，置 4℃保存，可稳定 3 个月。

3. 酚溶液　称取重蒸馏酚 100mg 溶于蒸馏水 100mL 中，用棕色瓶贮存。

4. 酶酚混合试剂　酶试剂及酚溶液等量混合，4℃可以存放 1 个月。

5. 12mmol/L 苯甲酸溶液　溶解苯甲酸 1.4g 于蒸馏水约 800mL 中，加温助溶，冷却后加蒸馏水定容至 1L。

6. 100mmol/L 葡萄糖标准贮存液　见邻甲苯胺法测定血清（浆）葡萄糖实验。

7. 5mmol/L 葡萄糖标准应用液　见邻甲苯胺法测定血清（浆）葡萄糖实验。

【操作步骤】

1. 自动分析法按仪器说明书的要求进行测定。

2. 手工操作法取试管 3 支，按表 6-13 操作。

表 6-13　葡萄糖氧化酶法测血糖操作步骤

加入物 (mL)	空白管	标准管	测定管
血清	—	—	0.02
葡萄糖标准应用液	—	0.02	—
蒸馏水	0.02	—	—
酶酚混合试剂	3.0	3.0	3.0

混匀，置37℃水浴中，保温15分钟，在波长505nm处比色，以空白管调零，读取标准管及测定管吸光度。

【计算】

$$\text{血清葡萄糖 (mmol/L)} = \frac{\text{测定管吸光度}}{\text{标准管吸光度}} \times 5$$

【参考范围】

空腹血清葡萄糖为3.89~6.11mmol/L。

【临床意义】

见邻甲苯胺法测定血清（浆）葡萄糖实验。

【注意事项】

1. 葡萄糖氧化酶对β-D葡萄糖高度特异，溶液中的葡萄糖约36%为α型，64%为β型。葡萄糖的完全氧化需要α型到β型的变旋反应。国外某些商品葡萄糖氧化酶试剂盒含有葡萄糖变旋酶，可加速这一反应，但在终点法中，延长孵育时间可达到完成自发变旋过程。新配制的葡萄糖标准液主要是α型，故须放置2h以上(最好过夜)，待变旋平衡后方可应用。

2. 葡萄糖氧化酶法可直接测定脑脊液葡萄糖含量，但不能直接测定尿液葡萄糖含量。因为尿液中尿酸等干扰物质浓度过高，可干扰过氧化物酶反应，造成结果假性偏低。

3. 测定标本以草酸钾-氟化钠为抗凝剂的血浆较好。取草酸钾6g，氟化钠4g。加水溶解至100mL。吸取0.1mL到试管内，在80℃以下烤干使用，可使2~3mL血液在3~4天内不凝固并抑制糖分解。

4. 本法用血量甚微，操作中应直接加标本至试剂中，再吸试剂反复冲洗吸管，以保证结果可靠。

5. 严重黄疸、溶血及乳糜样血清应先制备无蛋白血滤液，然后再进行测定。

实验三　己糖激酶法测定血清（浆）葡萄糖

【原理】葡萄糖和三磷酸腺苷(ATP)在己糖激酶(hexokinase，HK)催化下，发生磷酸化反应，生成葡萄糖-6-磷酸(G-6-P)与二磷酸腺苷(ADP)。G-6-P在葡萄糖-6-磷酸脱氢酶(G-6-PD)的催化下脱氢，生成6-磷酸葡萄糖酸(6-PGA)，同时使$NADP^+$还原成NADPH + H^+，还原型NADPH的生成速度与葡萄糖浓度成正比，在波长340nm监测吸光度升高速率，可计算血清中葡萄糖浓度。

【试剂】

1. 酶混合试剂　己糖激酶测定葡萄糖，多用试剂盒，目前国外生产试剂盒的厂家很多，但酶混合试剂的配方大同小异。

酶混合试剂的组成成分与浓度如下：

三乙醇胺盐酸缓冲液(pH7.5)　　50mmol/L

$MgSO_4$	2mmol/L
ATP	2mmol/L
NADP	2mmol/L
HK	＞1500U/L
G-6-PD	2500U/L

根据试剂盒说明书配制，于4℃冰箱内保存。

2. 100mmol/L 葡萄糖标准贮存液　见邻甲苯胺法测定血清（浆）葡萄糖实验。

3. 5mmol/L 葡萄糖标准应用液　见邻甲苯胺法测定血清（浆）葡萄糖实验。

【操作】

1. 速率法　使用自动分析仪器。仪器的操作程序，测定的主要参数(如系数、延迟时间、监测时间及次数、波长、被测样品和试剂用量、温度等)须按说明书进行。

2. 终点测定法

（1）按表6-14加入样品及试剂。

表6-14　己糖激酶法操作步骤

加入物(mL)	空白管	标准管	对照管	测定管
血清	—	—	0.02	0.02
葡萄糖标准应用液	—	0.02	—	—
生理盐水	0.02	—	2.0	—
酶混合试剂	2.0	2.0	—	2.0

（2）以上各管充分混合，在37℃水浴，准确放置10分钟，用蒸馏水调零，用5mm径比色皿，在340nm波长处读取各管吸光度。

【计算】

1. 速率法

$$葡萄糖（mmol/L）= \frac{测定管\ \Delta A/\min - 空白管\ \Delta A/\min}{标准管\ \Delta A/\min - 空白管\ \Delta A/\min} \times 系数$$

空白管以蒸馏水代替血清。

2. 终点法

$$葡萄糖（mmol/L）= \frac{A_{测定} - A_{对照} - A_{空白}}{A_{标准} - A_{空白}} \times 5$$

【参考范围】

3.89~6.11mmol/L(空腹)。

【临床意义】

见邻甲苯胺法测定血清（浆）葡萄糖实验。

【注意事项】

1. HK是关键的工具酶，必须使用高纯度产品，其比活性应＞140IU/mg酶蛋白（25℃）。G-6-DP、谷胱甘肽还原酶、6-磷酸葡萄糖酸脱氢酶均应＜0.01%HK活性单位，磷酸葡萄糖异构酶＜0.02%HK活性单位。HK的最适pH6.0~9.0，pI为4.5~4.8。Mg^{2+}为HK的激活剂，EDTA为抑制剂。

2. G-6-PD亦是关键的工具酶，其纯度要求高，比活性应 > 140IU/mg 酶蛋白（25℃）。磷酸葡萄糖变位酶和6-磷酸葡萄糖酸脱氢酶均应 < 0.01%G-6-PD活性单位，谷胱甘肽还原酶和磷酸葡萄糖异构酶均应 < 0.02%G-6-PD活性单位。以 $NADP^+$ 为辅酶的最适pH > 8.5，以 NAD^+ 为辅酶的最适pH为7.8。

3. NAD^+ 或 $NADP^+$ 的纯度要求达98%以上。

4. 对整个试剂的要求：

（1）试剂空白在保温30分钟时吸光度小于0.1，保温6分钟与30分钟间吸光度变化 < 0.01。

（2）33.3mmol/L葡萄糖标准液在保温30分钟后的吸光度在1.6~1.8之间，保温8分钟与30分钟吸光度之差 < 0.01。

5. 如用耐热的葡萄糖激酶代替HK，即可提高专一性，又可提高稳定性。

第七章　体液蛋白质检验

第一节　概　　述

蛋白质（protein）是体内的主要大分子，作为生物体的基本组成成分，种类约有10万种之多，其含量占人体固体成分的45%，一个细胞内有3000~5000种蛋白质，大部分是细胞或器官的结构蛋白，少部分是存在于细胞内外液的可溶性蛋白质。这些蛋白质参与机体的生长、发育、物质代谢、组织修复、血液凝固、细胞间的信息传递等生命活动，起着不可替代的作用。因此体液蛋白质的检测对于疾病的诊断和治疗有着重要的临床意义。

一、血浆蛋白质的分类及功能

血浆蛋白质（plasma protein）是血浆中除水以外含量最多的一类化合物，其种类约有1000种以上，含量60~80 g/L，占血浆固体成分的90%左右，是组成复杂、功能广泛的一类物质。目前已经研究的血浆蛋白质有500多种，分离出的纯品约100多种，除免疫球蛋白和蛋白类激素外，主要由肝细胞合成，如清蛋白、纤维蛋白原、部分球蛋白等。

（一）血浆蛋白质的分类

由于许多血浆蛋白质的结构和功能尚不清楚，所以很难对血浆中蛋白质做出恰当的分类，目前主要的分类方法主要是根据分离方法分类：

1. 盐析法　将血浆蛋白质分为清蛋白和球蛋白两大类。

2. 醋酸纤维薄膜电泳法　将血浆蛋白质分为清蛋白（Alb）、α_1-球蛋白、α_2-球蛋白、β-球蛋白和γ-球蛋白(见图7-1)。

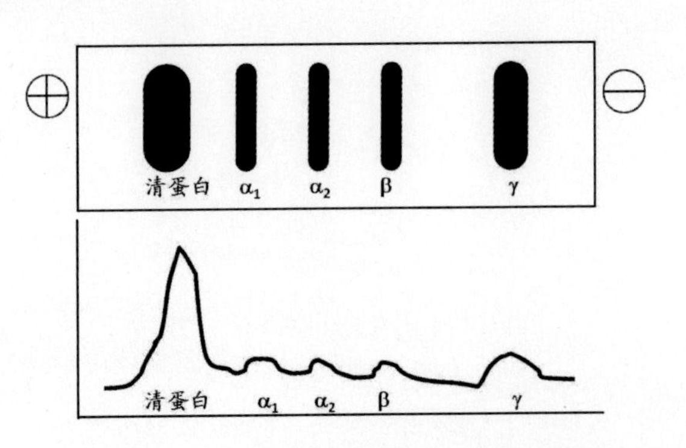

图7-1　醋酸纤维薄膜分离血浆蛋白质

（二）血浆蛋白质的功能

1. 维持血浆胶体渗透压　主要靠血浆清蛋白维持，因其分子量小含量多，血浆胶体渗透压的75%~80%由清蛋白维持。

2. 物质转运载体 血浆中的多种物质如营养物质、胆红素、激素、药物及金属离子，均需和蛋白质结合在一起进行转运。

3. 维持体液pH恒定 血浆pH7.35~7.45，一部分由弱酸盐构成缓冲对来维持。

4. 免疫与防御功能 血浆中许多具有免疫功能的球蛋白，主要由浆细胞合成，电泳时位于γ区带，如IgG、IgA、IgM、IgD、IgE，此外，还有具有免疫作用的非特异球蛋白，如补体。

5. 凝血、抗凝与纤溶作用 除Ⅳ因子（Ca^{2+}）外，其余各种凝血因子与纤溶因子在促进血液凝固、防止血液流失和溶解血栓，防止重要脏器的动脉栓塞中起重要作用。

6. 营养作用 血浆蛋白质可分解成氨基酸，用于合成组织蛋白或氧化供能。

7. 催化作用 血浆中许多酶类，如凝血酶原、纤溶酶原、铜蓝蛋白、LPL、LCAT、肾素等在血浆中发挥催化作用。

8. 代谢调控功能。

知识链接－“大头娃娃”

劣质奶粉中蛋白质等营养元素指标严重低于国家标准。吃了这种奶粉的婴儿由于摄入的蛋白质过少，导致了低蛋白血症，人体的渗透压低，水分容易在细胞和组织中积聚，以至于出现水肿。

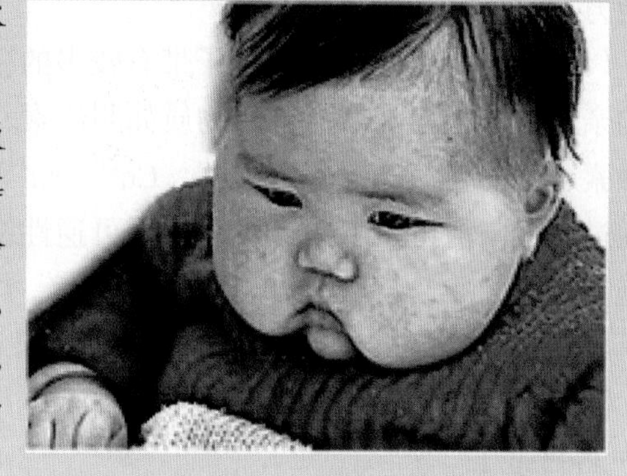

劣质奶粉中不仅蛋白质的含量极低，其他营养素如钙、磷、维生素等含量也很低。尤其是缺乏维生素D会阻碍人体对钙的吸收，骨骼钙化障碍，这时婴儿极有可能出现佝偻病合并症，表现为头大、身体比例不协调，成为畸形的“大头娃娃”。

二、个别血浆蛋白质

（一）前清蛋白

前清蛋白（PA）分子量5.4万，pI=4.7，由肝细胞合成，电泳时移动速度较白蛋白快，位于其前方得名，半衰期短约12h。PA是一类运载蛋白，一种能与甲状腺素结合，称为甲状腺素转运蛋白，一种能与视黄醇（维生素A的一种形式）结合，称为视黄醇结合蛋白。常用测定方法是免疫学方法。

【参考范围】

0.2~0.4g /L。

【临床意义】

PA可作为营养不良和肝功能不全的指标，比清蛋白和转铁蛋白更敏感。轻度缺乏：100~150mg/L，中毒缺乏：50~100mg/L，严重缺乏：< 50mg/L。在营养不良、急性炎症、恶性肿瘤、创伤等急需蛋白质合成的情况下血清PA均迅速下降，PA是负性急性时相反应蛋白。

（二）清蛋白

清蛋白（Alb）分子量6.6万，由肝实质细胞合成，半衰期15~19天，是血浆中含量最多的蛋白质，占40%~60%，清蛋白在体液pH7.4的环境中，每分子带有200以上负电荷。清蛋白可微量地通过肾小球，约0.04%，但大部分被肾小管重吸收。清蛋白具有广泛的生理功能，主要包括：

（1）*维持血浆胶体渗透压* 由于清蛋白分子量小数量多，因此能最有效地维持血浆胶体渗透压，血浆胶体渗透压的75%~80%由清蛋白维持。

（2）*营养作用* 清蛋白可在组织中被细胞内吞而摄取，其分解产物氨基酸可用于组织蛋白质的合成。

（3）*维持血浆的正常pH* 血浆清蛋白与其盐组成缓冲对，具有较强的缓冲酸和碱的能力。

（4）*运输功能* 清蛋白分子带有较多的极性基团，与某些金属离子和化合物有高浓度的亲和力，很多水溶性差的物质如胆红素、胆汁酸盐、长链脂肪酸、前列腺素、类固醇激素、某些金属离子（如Ca^{2+}、Cu^{2+}、Ni^{2+}）、某些药物（如青霉素、阿司匹林）等都可通过血液与清蛋白不同程度地进行可逆性结合，从而有效地将这些物质运送到各自靶细胞。

清蛋白的测定方法目前主要是溴甲酚绿（BCG）法。

【参考范围】

35~55g/L。

【临床意义】

血浆清蛋白增高临床少见，主要见于严重失水引起的血液浓缩，血浆清蛋白降低临床常见（具体内容见本章第二节）。

（三）α_1-酸性糖蛋白

α_1-酸性糖蛋白（AAG）分子量约4万，pI=2.7~3.5，含糖约45%，其中唾液酸占11%~12%，主要由肝细胞合成，某些肿瘤组织或脓毒血症时粒细胞和单核细胞也可合成，半衰期1~3天。AAG是主要的急性时相反应蛋白之一。急性炎症时AAG上升，与免疫防御功能有关。据报道AAG还可以抑制血小板凝集，影响胶原纤维形成以及参与一些脂类衍生物（如孕酮）的运输。电泳分离时虽然AAG在α_1-球蛋白部分含量最高，但因其含大量的糖而着色很浅。免疫化学法是测定 AAG 的常用方法。

【参考范围】

0.25~2.0g/L。

【临床意义】

（1）增高 AAG 作为急性时相反应的指标，在炎症疾病、组织损伤、心肌梗塞患者、风湿病或某些肿瘤时大部分伴有 AAG 增高。溃疡结肠炎症时，血浆 AAG 含量升高是临床诊断最可靠的指标之一。糖皮质激素也可使血浆中 AAG 含量增高，如 Cushing 病或用肾上腺皮质激素治疗时。

（2）降低 营养不良、严重肝病、雌激素可使 AAG 合成减少从而导致血液中 AAG 降低；由于 AAG 分子量较小，肾病综合症时 AAG 可进入尿液，某些消化道疾病时也可进入消化道从而导致血液中 AAG 的含量降低。

（四）α_1- 抗胰蛋白酶

α_1- 抗胰蛋白酶（α_1AT 或 AAT）分子量 5.5 万，pI=4.8，含糖 10%~12%，电泳时位于 α_1 区带，占 90% 左右，由肝细胞合成，能抑制多种酶的活性，也称丝氨酸蛋白酶抑制物。保护正常细胞和器官不受蛋白酶的损伤。α_1-AT 具有多种遗传表型，迄今为止已分离鉴定的有 33 种 α_1-AT 等位基因，其中最多的是 PiMM 型（为 M 型蛋白的纯合子体），占人群的 95% 以上；另外还有两种蛋白称为 Z 型和 S 型，可表现为以下遗传分型：PiZZ、PiSS、PiMZ、PiMS。AAT 测定目前主要采用免疫化学法。

【参考范围】

新生儿血清 1.45~2.7g/L，成人 0.78~2.0g/L。

【临床意义】

AAT 也是一种急性时相反应蛋白，一般 24 小时开始升高，3~4 天达高峰。

AAT 下降：见于胎儿呼吸窘迫症，AAT 缺陷所致的肺气肿。AAT 上升：见于急性炎症、外科手术组织坏死后，长期服用可的松药物，妊娠及服用避孕药物。

（五）甲胎蛋白

甲胎蛋白（α_1-fetoprotein，AFP）分子量 6.5~7 万，pI=4.7~4.8，为一条含 590 个氨基酸残基的单链的糖蛋白，含糖量 4%。AFP 主要由胎儿卵黄囊和肝合成，妊娠 16 周血清 AFP 含量最高，以后逐渐下降，出生时仅为高峰期的 0.1%~1%，周岁时接近成人水平，仅 10~30μg/L。AFP 功能主要是调节肝细胞生长和脑细胞发育；抑制细胞和体液的免疫反应；维持正常妊娠，防止母婴排斥。测定方法主要是免疫化学法如放射免疫分析法（RIA）、酶联免疫法（ELISA）、化学发光法（CLIA）、电化学发光（ECLIA）等。国内多用 ELISA 测定法，因其试剂成本低，可定量到 μg/L 水平，在进行初筛或测定低浓度标本时，也能保证灵敏度和准确度；但操作繁琐，影响因素较多。当检测高浓度标本时（AFP > 400μg/L），采用 ECLIA 法能确保其定量的准确性。也可使用 RIA 法，此法可定量到10μg/L水平，操作简单，重复性好。以上方法同样适合于羊水中甲胎蛋白的测定。

【参考范围】

成人20~100μg/L，新生儿 < 5g/L。

【临床意义】

（1）诊断肝癌　AFP作为肿瘤标志物，对原发性肝癌的诊断很有价值，80%以上原发性肝癌患者血清AFP上升，AFP检测方法灵敏度高，结合超声检查常常能发现早期肝癌。AFP检测诊断肝癌的标准为：①血清AFP测定结果大于500μg/L持续4周；② AFP含量不断增高者；③血清AFP测定大于200μg/L持续8周。肝癌患者血清AFP含量变化的速率和程度与肿瘤组织分化程度高低有一定相关性，分化程度较高的肿瘤AFP含量常大于200μg/L。

（2）其他肿瘤　如胃癌、肺癌、胰腺癌等患者血清AFP含量可升高。

此外，羊水AFP含量测定可用于胎儿产前监测，AFP升高提示胎儿畸形（神经管缺损、脊柱裂、无脑儿），死胎。

（六）癌胚抗原

癌胚抗原（CEA）分子量18万，是一种酸性糖蛋白，位于19号染色体，一般情况下，由胎儿胃肠道上皮组织、胰和肝的细胞所合成，通常在妊娠6个月内CEA含量增高，出生后血清中含量降至很低。测定方法有ELISA、RIA、CLIA、ECLIA等。

【参考范围】

健康成人 < 3μg/L，吸烟者 < 5μg/L。

【临床意义】

（1）CEA属于非器官特异性肿瘤相关抗原，大多来自空腔脏器肿瘤如胃肠道、呼吸道、泌尿道。正常情况下CEA经胃肠道代谢。而在肿瘤状态时CEA则进入血液和淋巴循环，引起血清CEA异常增高。当CEA > 60μg/L时可见于结肠癌、直肠癌、胃癌和肺癌。

（2）CEA持续升高，表明有病变残存或疾病有进展，如肺癌、乳腺癌、卵巢癌患者CEA明显升高，大多显示为肿瘤浸润。

（3）其他体液如胰液和胆汁内CEA含量可用于诊断胰腺癌或胆道癌。尿液定量检测可作为判断膀胱癌及预后的参考。浆液性渗出液CEA的定量检测可作为细胞学检查的辅助手段。

（七）结合珠蛋白

结合珠蛋白（Hp）又名触珠蛋白，是一种糖蛋白，主要由肝合成，电泳时位于α_2区带，是一种急性时相反应蛋白，为两对肽链组成的四聚体（$\alpha_2\beta_2$）。Hp的主要是功能与血浆中游离血红蛋白结合（不可逆结合），并送至肝细胞内降解，肝清除HP-Hb复合物速度比肝生成Hp快，因此Hp在溶血后含量急剧下降。血浆Hp测定方法有电泳法、免疫分析法等。

【参考范围】

成人 0.5–2.2 g/L，个体间变异较大；新生儿为成人的 10%~20%。

【临床意义】

（1）血浆 Hp 增高　急性时相反应时血浆 Hp 上升如感染、烧伤、组织坏死、恶性肿瘤等，在反应开始后 4~6 天开始升高，病情得到控制 2 周后恢复正常。肾病综合征及肠道疾病时往往伴有血浆蛋白的丢失，此时肝内某些蛋白质包括 Hp 的合成增加，可使血浆 Hp 含量增高。某些激素（如皮质激素和雄性激素）刺激时血浆 Hp 上升。

（2）血浆 Hp 下降　各种血管内溶血性疾病，如溶血性贫血、输血反应、疟疾、阵发性睡眠性血红蛋白尿、蚕豆病、传染性单核细胞增多症等。轻度溶血时血浆中 Hb 全部与 Hp 结合而被清除，此时血浆中测不出游离的 Hb，仅见 Hp 减少，当游离的 Hb 超出 Hp 的结合能力时可被检出，因此 Hp 下降可作为轻度溶血的一项敏感指标。严重肝炎患者由于蛋白质的合成能力下降，血浆 Hp 含量也下降。雌激素可减少 Hp 的合成，使血浆 Hp 含量降低。

（八）α_2– 巨球蛋白

α_2– 巨球蛋白（α_2MG 或 AMG）分子量为 62.5~80 万，含糖量 8%，是血浆中分子量最大的蛋白质，由四个相同的亚基组成。AMG 由肝细胞与单核吞噬细胞系统合成，半衰期 5 天。AMG 最突出的特性是能与多种分子和离子结合，特别是它能与不少蛋白水解酶如胰蛋白酶、凝血酶结合而影响这些酶的活性，有选择地保护某些蛋白酶活性的作用。AMG 测定方法：多采用免疫化学法。

【参考范围】

1.31~2.93g/L，婴幼儿及儿童血浆 AMG 含量是成人的 2~3 倍，可能是保护机制起作用。

【临床意义】

AMG 增高见于慢性肾炎、肝病、糖尿病、自身免疫性疾病等。低蛋白血症患者 AMG 含量增高，可能是一种代偿机制以保护血浆胶体渗透压。妊娠期、服用避孕药时 AMG 增高机制不明；弥散性血管内凝血、急性胰腺炎及前列腺癌 AMG 降低。

（九）铜蓝蛋白

铜蓝蛋白（CER/CP）是一种含铜的糖蛋白，分子量约 12~16 万，主要由肝合成，含糖量约 10%，因含铜而呈蓝色，故名铜蓝蛋白。CER 具有氧化酶活性，使血液中 Fe^{2+} 氧化成 Fe^{3+}，故又称亚铁氧化酶。CER 还起着抗氧化剂的作用，防止组织中脂质过氧化物和自由基的生成。CER 稳定性差，采集后应迅速测定，否则 3℃ ~4℃储存。CER 测定法，根据其氧化酶活性式免疫化学法来测定。

【参考范围】

成人 0.2~0.5g/L。

【临床意义】

CER 属于急性时相反应蛋白，血浆 CER 在感染、创伤、肿瘤时上升，在急性损伤 4~20 天达到高峰。营养不良、严重肝病及肾病时血浆 CER 降低，妇女妊娠期和口服雌激素类药物时其含量有明显升高。另外，测定血浆中 CER 可辅助诊断 Wilson 病。

知识链接

肝豆状核变性（hepatolenticular degeneration，HLD）由 Wilson 在 1912 年首先描述，故又称为 Wilson 病（Wilson Disease，WD）。WD 是一种常染色体隐性遗传的铜代谢障碍性疾病，以铜代谢障碍引起的肝硬化、基底节损害为主的脑变性疾病为特点。

肝脏方面，会有近似肝炎、肝硬化的表现，神经系统症状则有颤抖、不自主运动、步伐不稳、口齿不清、流口水、吞咽困难等，也有人出现类似帕金森症的行动迟缓，肢体僵硬。此外，在患者的角膜周边与巩膜的交界处，可观察到所谓的凯 - 费环（Keyser-Fleischer ring）棕绿色至金黄色的色素环，即沉积着的铜元素，是早期症状的主要诊断方式。WD 的世界范围发病率为 1/30000~1/100000，在中国较多见。WD 好发于青少年，男性比女性稍多，如不恰当治疗将会致残甚至死亡。

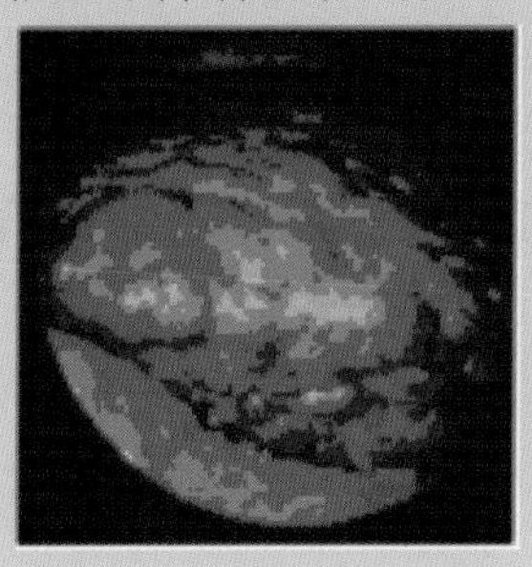

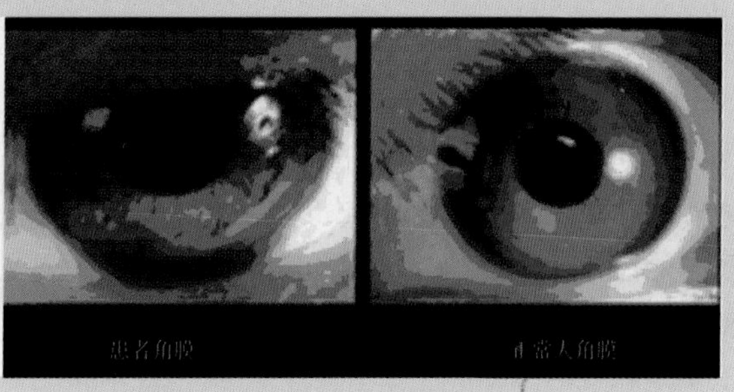

（十）转铁蛋白

转铁蛋白（TRF/Tf）是血清铁的运载蛋白，分子量 7.7 万，含糖约 6%，由肝及单核巨噬细胞系统合成，半衰期 7 天。主要运载由消化道吸收的铁和 RBC 降解释放的铁，每分子转铁蛋白可集合 2 个 Fe^{3+}，每毫克转铁蛋白可结合 1.25μg Fe^{3+}。以转铁蛋白和 Fe^{3+} 复合物的形式进入骨髓，用于合成 Hb。此外，Tf 还可逆地结合多价金属离子，如铜、锌、钴等。TRF 可用免疫扩散法、放免法、散射比浊法测定。

【参考范围】

成人 2.5~4.3g/L。

【临床意义】

TRF 是负性急性时相反应蛋白，在急性时相反应时降低；在慢性肝病、营养不良及蛋白丢失时血清 TRF 降低；缺铁性贫血时 TRF 升高，红细胞对铁的利用障碍引起的贫血时 TRF 正常或降低，测定 TRF 可作为贫血治疗的监测；妊娠、口服避孕药，注射雌激素 TRF 亦上升。

（十一）β_2- 微球蛋白

β_2- 微球蛋白（BMG 或 β_2-m）是组织相容性抗原（HLA）β 链的轻链部分，分子量约 1.1 万，存在于所有有核细胞表面，特别是淋巴细胞和肿瘤细胞并由此释放入血。正常人体内 β_2-m 生成量较恒定。半衰期约为 107 分钟。由于其分子量小，可自由通过肾小球滤过膜，在肾小管几乎全部重吸收，可监测肾小管功能。BMG 测定方法，由于含量很低，常采用放免法。

【参考范围】

1.0~2.5mg/L。

【临床意义】

主要用于监测肾小管功能，特别是肾移植后，如有排斥反应，BMG 在尿中排出量上升，肾功能衰竭，炎症、肿瘤血浆 BMG 上升。

（十二）C- 反应蛋白

C- 反应蛋白（CRP）是第一个被认定为参与急性时相反应的蛋白质，是一种能结合肺炎双球菌细胞壁 C- 多糖的蛋白质，分子量 11.5 万 ~14 万，主要由肝细胞合成。CRP 能激活补体，促进粒细胞巨噬细胞的运动和吞噬，具有调理素样作用，在 Ca^{2+} 存在时还可结合卵磷脂和核酸。CRP 测定方法为放射免疫法，免疫浊度法，ELISA 法等。

【参考范围】

成人 0.068~8.2mg/L。

【临床意义】

CRP 是目前临床上应用最多的急性时相反应指标，在急性心肌梗死、创伤、感染、炎症、外科手术、肿瘤浸润时，血浆 CRP 浓度在 6~12 小时内迅速上升，甚至可达到正常时的 2000 倍。因此，测定血液中 CRP 的浓度可以及时反映和观察病情变化。风湿病的急性期和活动期 CRP 升高。手术后如果 CRP 不逐渐下降或再次升高，提示可能并发感染或血栓。自身免疫性疾病如系统性红斑狼疮（SLE）CRP 仅轻度升高或不升高，这有助于鉴别诊断。在反映病情活动时，CRP 明显升高提示病情活动，临床上常以 CRP 维持在 10mg/L 以下作为治疗目标。

三、疾病时的血浆蛋白质

（一）炎症、创伤

在炎症、创伤、感染、心肌梗塞、肿瘤等情况下其血浆浓度会发生明显改变的蛋白质称为急性时相反应蛋白（APP），随着病情的好转，这种蛋白质又恢复正常。浓度升高的蛋白质主要包括 AAG、AAT、Hp、CER、C_3、C_4、Fib（纤维蛋白原）、CRP，称正性 APP，在急性炎症反应或组织损伤时有些 APP 可升至正常浓度的 1000 倍以上，这种现象称为急性时相反应（APR）。因此，APR 是机体防御功能的一部分。浓度下降的蛋白质有 PA、Alb、TRF，称为负性 APP。

（二）肝脏疾病

血浆蛋白质大多数由肝细胞合成，因此肝脏疾病会导致多种血浆蛋白质发生变化。如乙肝活动期 AAT、IgM 升高；而 Hp、PA、Alb 下降。肝硬化时 AAT、IgA、AMG 明显升高；IgG 升高；CER、CRP 轻度升高；而 AAG、Hp、C3 下降；PA、Alb、TRF 明显下降。肝脏疾病时血浆蛋白质的变化见表 7–1。

（三）肾脏疾病

肾脏疾病早期可因蛋白尿而导致血浆蛋白质丢失，丢失的蛋白质与其分子量有关，小分子蛋白质丢失明显，而大分子量蛋白质因肝细胞代偿性合成增加。主要表现是 Alb 明显下降，PA、AAG、AAT、TRF 下降；而 AMG、Hp、β–LP 升高，这种情况称选择性蛋白质丢失。严重肾脏疾病时肾小球失去分子筛作用，可导致非选择性蛋白质丢失。

（四）其他疾病

风湿病血浆蛋白质异常变化的特征是 IgA、IgG 及 IgM 升高，炎症活动期 AAG、Hp 及 C3 升高；遗传性缺陷包括个别蛋白质发生变异或其量的缺乏，主要有 AAT、CER、免疫球蛋白、Hp 及 TRF 等。

表 7–1　几种疾病时血浆蛋白质的变化

	乙型肝炎	肝硬化	选择性蛋白丢失	妊娠与高雌素血症
前白蛋白	↓	↓	↓	↓
白蛋白	N 或↓	↓	↓	↓
α–脂蛋白		↓		↑
α_1–酸性糖蛋白		↓	↓	↓
α_1–抗胰蛋白酶	↓	↑↑	↓	↑↑
α_2–巨球蛋白		↑	↑↑	↑
铜蓝蛋白		N 或↑		↑↑
结合珠蛋白	↓	N 或↓		N
转铁蛋白		↓		↑↑
β–脂蛋白				
C_3		N 或↓		N
纤维蛋白原		N		↑↑
lgG		↑		↓
lgA		↑↑		N
lgM	↑	N 或↑		N
C–反应蛋白		N		
电泳图谱特征	PA 带↓ Alb 略↓ αβ 不规则↑宽 γ 带（有时可与 β 融成一片）	PA 明显↓ Alb 明显↓ 宽 γ 带	Alb 明显↓ α_2↑ β↑ γ↓	Alb 略↓ α_2↑ β↑

注：↓为降低，↑为升高，↑↑为明显升高，N 为正常

第二节　体液蛋白质测定

在疾病发生发展过程中，细胞被破坏后，一些正常时存在于细胞内或细胞表面的蛋白质可以进入细胞外液，使血浆、尿液、脑脊液等体液中蛋白质的种类和数量出现异常，因此体液蛋白质的检测对某些疾病的诊断和治疗有重要的临床价值。本节仅介绍和临床关系较密切的几种体液蛋白质的测定。

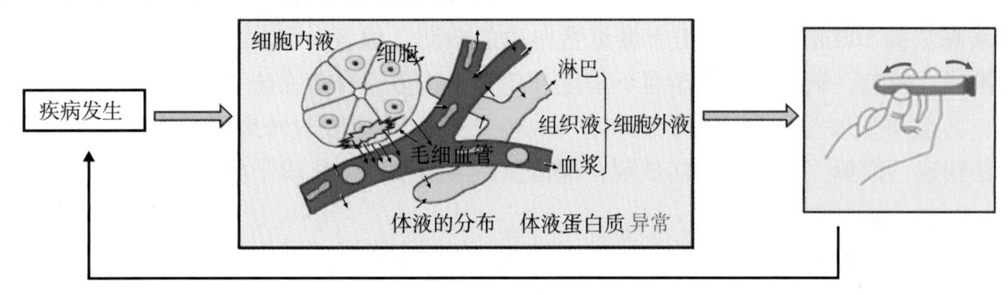

图 7-2　体液蛋白质的测定

一、体液蛋白质常用的检测方法

（一）测定蛋白质特征元素——氮

如凯氏定氮法，1883 年由 Kjeldahl 首创，其原理是将血清与强酸一起消化，使血清中的含氮化合物转化为铵盐，然后再加碱使铵盐成为氨，经过蒸馏后即可分离出来，最后用酸滴定或用纳氏试剂显色测定其总氮量。总氮量减去血清中的非蛋白氮量乘以 6.25（基于蛋白含氮量平均为 16%）即可换算为蛋白质含量。该法精密度、准确度高，是测定蛋白质的参考方法，但操作复杂、费时、技术性强、影响因素较多，不适合临床常规检测，一般用于标准血清的标定和校正。

知识链接－三聚氰胺为什么能够混入奶粉中而不被发现？

三聚氰胺（化学式：$C_3H_6N_6$），俗称密胺、蛋白精，是一种三嗪类含氮杂环有机化合物，常被用作化工原料。它是白色单斜晶体，几乎无味，微溶于水（3.1g/L 常温），可溶于甲醇、甲醛、乙酸、热乙二醇、甘油、吡啶等，不溶于丙酮、醚类，对身体有害，不可用于食品加工或食品添加物。由于其含氮量过高，奶粉中添加三聚氰胺可以提高蛋白质的检出量，从而将劣质奶粉变成优质奶粉。

（二）利用重复的肽链结构

如双缩脲法，1914 年首创，操作简便，重复性好，各种蛋白产生的颜色反应相近，但灵敏度较低，是目前临床上测定总蛋白的常规方法。

（三）利用酪氨酸、色氨酸残基与试剂的反应或紫外吸收

1. 酚试剂法　1921 年由 Folim 首创，1951 年由 Lowry 改良。酚试剂法灵敏度高（较双缩脲法高 100 倍），主要用于微量蛋白质的检测，但各种蛋白质中酪氨酸含量不一，故准确性较差，试剂配制复杂且不稳定，化学干扰多，目前临床上仅用于黏蛋白测定。

2. 紫外吸收法　利用酪氨酸和色氨酸在 280nm 处有吸收峰来测定体液中的蛋白质，此法快速、简单，不需加任何试剂，保留蛋白质活性，但化学干扰大。

（四）利用与染料的结合能力

1. 考马克斯亮蓝 G-250 结合蛋白法（CBB 法）　1976 年 Bradford 应用于蛋白质测定，此法操作简便、快速、重复性好，灵敏度高，干扰因素少，但特异性不高，大分子肽（分子量 300 以上）也参与反应，线性范围窄，因此临床上主要用于尿液、脑脊液蛋白质测定。

2. 溴甲酚绿结合清蛋白法（BCG 法）　灵敏度高，血清用量少，操作简便，但特异性不高，部分球蛋白也能与之结合（α_1- 球蛋白、运铁蛋白、触珠蛋白等），是目前临床上测定清蛋白的常规方法。

（五）利用沉淀后借浊度或光折射测定

如比浊法、折光测定法，方法简便，试剂易得，但浊度的强弱受反应的条件影响大（加试剂的方法、温度等），结果准确性差，因此一般用于尿液、脑脊液蛋白测定。

（六）电泳法

醋酸纤维素薄膜电泳（CAE）、聚丙烯酰胺凝胶电泳（PAGE），是目前临床上常用的电泳技术，但只能计算各种蛋白质百分含量。

（七）利用免疫学特性

免疫化学法，此法特异性强、灵敏度高，只能用于某种特定蛋白的测定。

二、常用的体液蛋白质检测方法

（一）血清总蛋白的测定（双缩脲法）

血清总蛋白（TP）是血清可溶性固体成分中含量最多的一类大分子化合物。测定蛋白质的方法很多，主要利用蛋白质的分子组成，结构或性质进行。下面主要介绍双缩

脲法测定血清总蛋白。

【原理】

蛋白质分子中的肽键（–CONH–）在碱性条件下能与双缩脲试剂中的二价铜离子作用生成紫红色的络合物，其在540nm处的吸光度与蛋白质的浓度成正比，通过与同样处理的标准蛋白溶液比较，得出血清总蛋白的含量。

由于这种反应和两分子尿素缩合后的产物双缩脲（$H_2N-CO-NH-CO-NH_2$）与碱性铜溶液中的 Cu^{2+} 作用形成紫红色产物的反应类似，故称为双缩脲反应。双缩脲反应的示意图见图7–3。

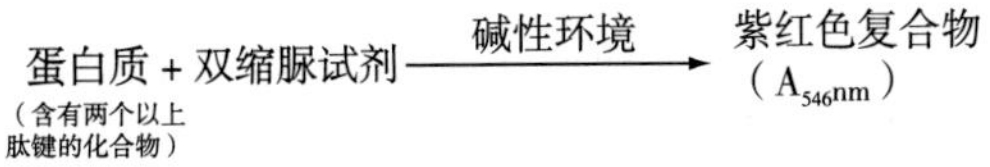

$$\text{蛋白质}+\text{双缩脲试剂}\xrightarrow{\text{碱性环境}}\text{紫红色复合物}\ (A_{546}\text{nm})$$

（含有两个以上肽键的化合物）

图7–3　双缩脲反应

但双缩脲反应并非蛋白质特有的颜色反应，凡分子中含2个以上甲酰胺基（$-CONH_2$）的任何化合物均有此反应。因至少含有2个“–CO–NH–”基团才能与 Cu^{2+} 络合，所以氨基酸和二肽无此反应。体液中小分子肽含量极低，故血浆中除蛋白质以外几乎不存在与双缩脲试剂显色的物质，且各种血浆蛋白显色程度基本相同。

此方法简便、准确、重复性好、干扰物质少，在10~120g/L浓度范围内成良好的线性关系，批内CV值＜2%，此法是目前临床上最常规的方法，缺点是灵敏度较低。

【参考范围】

健康成人轻度活动后64~83g/L；静卧时60~78g/L。

【临床意义】

血清总蛋白增高见于：

（1）相对增高　严重腹泻、呕吐、高热、休克以及慢性肾上腺皮质功能减退等疾病时，由于水分丢失使血液浓缩，血清总蛋白浓度可明显升高，但清/球蛋白比值变化不大，临床称假性蛋白增多症。休克时由于毛细血管通透性增加，血液中水分渗出血管所致；慢性肾上腺功能减退是在丢失钠的同时伴随水分丢失引起的血液浓缩。

（2）绝对增加　多见于球蛋白合成增加，如多发性骨髓瘤、巨球蛋白血症、冷沉淀等多克隆或单克隆免疫球蛋白病。多发性骨髓瘤患者血浆球蛋白多＞50g/L，总蛋白多在100g/L以上。

血清总蛋白降低见于：

（1）相对降低　见于静脉滴注过多低渗溶液，各种原因所引起的水钠潴留导致的血液浓缩。

（2）绝对降低

①合成障碍：见于慢性肝炎、急性肝细胞坏死，肝硬化等引起蛋白质合成减少。

②摄入不足和消耗增加：见于长期营养不良、慢性胃肠道疾病引起的消化吸收不良使蛋白质摄入不足，消耗性疾病如严重结核病、甲状腺功能亢进、肾病综合征、恶性肿瘤等引起蛋白质消耗增加。

③丢失过多：见于大量失血、严重烧伤时的大量血浆渗出，肾病综合症时的蛋白

尿，溃疡性结肠炎（可从粪便中长期丢失一定量的蛋白质），慢性肾小球肾炎、糖尿病、系统性斑狼疮等引起蛋白质丢失过多。

（二）血清清蛋白测定（溴甲酚绿法）

血清清蛋白测定的方法有很多，如染料结合法、盐析法、电泳法、免疫化学法等，目前实验室应用最多的是染料结合法。血清清蛋白可以通过离子键或疏水键与包括染料在内的各种有机离子结合，而球蛋白则很少和外源性染料结合，故可以在不分离球蛋白的情况下直接测定清蛋白的含量。

与清蛋白结合的染料有多种，其中使用溴甲酚绿（BCG）和溴甲酚紫（BCP）来测定清蛋白是两种最常用的方法。BCP 法优点是受球蛋白和其他血浆蛋白的干扰较小，但与 BCG 法相比，灵敏度较低。此外 BCP 与非人源性清蛋白的结合力相当弱，不适用于动物标本中清蛋白的含量测定，而质控血清多用动物血清制备，故 BCP 的应用受到一定的限制。

BCG 法是测定清蛋白的推荐方法。BCG 的全称是 3，3'，5，5'- 四溴间甲酚磺酰酞，下面主要介绍溴甲酚绿法。

【原理】

溴甲酚绿（BCG）是一种阴离子染料，在 pH4.2 的环境中，在有非离子去垢剂（Brij-35）存在时，可与带正电的清蛋白结合形成蓝绿色复合物，溶液由未结合前的黄色变成蓝绿色，在 630nm 波长处的吸光度与清蛋白浓度成正比，通过与同样处理的标准液比较，求出血清中清蛋白的含量。

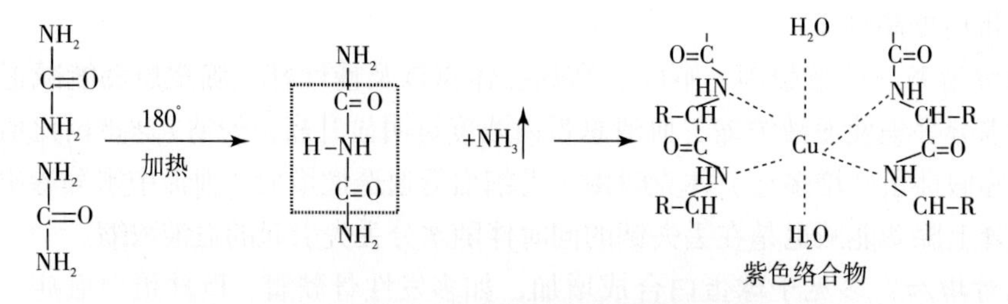

图 7-4 溴甲酚绿测定清蛋白原理

BCG 与蛋白结合的特异性较低，它不仅与 Alb 结合呈色，还可与其他蛋白质呈色，其中 α_1- 球蛋白、TRF、Hp 最明显，但反应速度不同，Alb 可立即反应（快反应），其他蛋白质反应慢（慢反应）。因此临床上可通过缩短测定时间来提高特异性。

【参考范围】

健康成人 35~55g/L。

【临床意义】

（1）增高　常见于严重腹泻、呕吐造成的脱水、休克等，此时血浆浓缩而出现假性清蛋白增高（并非蛋白质绝对增多），或者在治疗中输入了过量的清蛋白，迄今尚未发现真性单纯清蛋白浓度增高的疾病。

（2）降低　临床意义同总蛋白，但许多时候总蛋白与清蛋白降低程度不一致。急性降低常见于大量出血或严重烧伤时血浆大量丢失；慢性清蛋白降低多见于肝合成功能障碍、腹水、肾病肠道肿瘤与结核、慢性出血、营养不良和消耗性疾病等。清蛋白如低于 20g/L，由于胶体渗透压严重下降，患者可出现水肿。但先天性清蛋白缺乏症患者血清中几乎没有清蛋白，但患者并不出现水肿。

（三）血清球蛋白测定

目前，临床实验室血清球蛋白（G）的检测结果多是计算血清总蛋白与血清清蛋白的差值，同时计算出清蛋白与球蛋白的比值（A/G），即

球蛋白（g/L）= 总蛋白（g/L）– 清蛋白（g/L）

A/G= 清蛋白（g/L）/ 球蛋白（g/L）

【参考范围】

血清球蛋白 20~30g/L；A/G=1.5~2.5/1。

【临床意义】

（1）血清球蛋白增高　相对升高见于严重脱水导致的血液稀释；绝对升高见于炎症、免疫系统疾病和肿瘤，尤其常见于多发性骨髓瘤。

（2）血清球蛋白降低　相对降低见于血液稀释；绝对降低见于严重营养不良、胃肠道疾病等。肾上腺皮质激素和其他免疫抑制剂有抑制免疫功能的作用，也会导致球蛋白合成减少。

（3）清蛋白与球蛋白比值（A/G）　临床上常用 A/G 值衡量肝病的严重程度，当 A/G 值小于 1 时，称比值倒置，为慢性肝炎或肝硬化的特征之一。

（四）血清蛋白电泳

蛋白电泳是临床实验室的一种常用分析技术，可以对血液、尿液、脑脊液、浆膜腔积液等标本中的蛋白质进行分析。血清蛋白的变化对疾病诊断和预后的评估具有重要的临床意义。目前，各种蛋白质电泳技术很多，如醋酸纤维薄膜电泳，聚丙烯酰胺凝胶电泳、琼脂糖凝胶电泳、等电聚焦电泳及双向电泳等。但临床实验室常用的主要是醋酸纤维薄膜和琼脂糖凝胶电泳。

正常人血清经醋酸纤维薄膜电泳后由负极至正极依次为清蛋白（Alb）、α_1– 球蛋白、α_2– 球蛋白、β – 球蛋白和 γ – 球蛋白。

由于血浆中蛋白质有几百种，因此，每一条区带中包括了许多种蛋白质成分，如位于 α_1 区带（α_1– 球蛋白）的主要蛋白质有 AAT、AAG、AFP、HDL；位于 α_2 区带（α_2– 球蛋白）的主要蛋白质有 α_2–MG、HP、CER；位于 β 区带（β – 球蛋白）的主要蛋白质有 TRF、LDL、VLDL、C3、C4、β_2–m；位于 γ 区带（γ – 球蛋白）的主要蛋白质有 Ig（IgM、IgA、IgG）和 CRP。

蛋白质电泳分析是一种定性分析技术，粗略估计各区带之间蛋白质比列，分析是否含有特殊的蛋白质成分。常用的方法是通过测定总蛋白浓度，再根据各区带蛋白质所占的百分比（%）进行分析。也可将各区带的百分浓度与血清总蛋白浓度相乘后，以绝对浓度（g/L）表示。

【参考范围】

清蛋白：54%~65%，α_1-球蛋白：1.4%~3.3%，α_2-球蛋白：7.3%~12.0%，β-球蛋白：8.2%~13.8%，γ-球蛋白：10.5%~23.5%。

【临床意义】

1. 肝硬化　有典型的蛋白电泳图形，清蛋白含量减少，而β-球蛋白和γ-球蛋白增加，β-球蛋白和γ-球蛋白连成一片不易分开，形成β-γ桥，此现象往往是由于IgA增高所致。

2. 肾病综合征　有特异的电泳图形，α_2-球蛋白明显增加，β-球蛋白轻度增高，清蛋白降低，γ-球蛋白可能下降。

3. M蛋白血症和多发性骨髓瘤　呈现特异的电泳图形，大多在γ-球蛋白区（个别在β蛋白区）出现一个尖峰，称为M蛋白。

4. 炎症、感染　在急性感染的发病初期，可见α_1-球蛋白或α_2-球蛋白增加；在慢性炎症或感染后期，可见γ-球蛋白增加。

5. 低γ-球蛋白血症或无γ-球蛋白血症　血清γ-球蛋白极度下降或缺乏。

几种疾病时血浆（清）蛋白质的变化见表7-2，电泳图谱异常特征见图7-5。

表7-2　几种疾病时血浆（清）蛋白质的变化图谱

蛋白种类	成人	肾病	肝硬化	骨髓瘤
总蛋白	66~83g/L	降低	降低	升高
白蛋白	35~50g/L	降低	降低	降低
α_1球蛋白	2~7	降/正	正/降	正常
α_2球蛋白	1.8~4.8	升/正	正/降	正常
β球蛋白	6~11.5	正/升	升高	正常
γ球蛋白	6~21.5	降	升高	升高明显

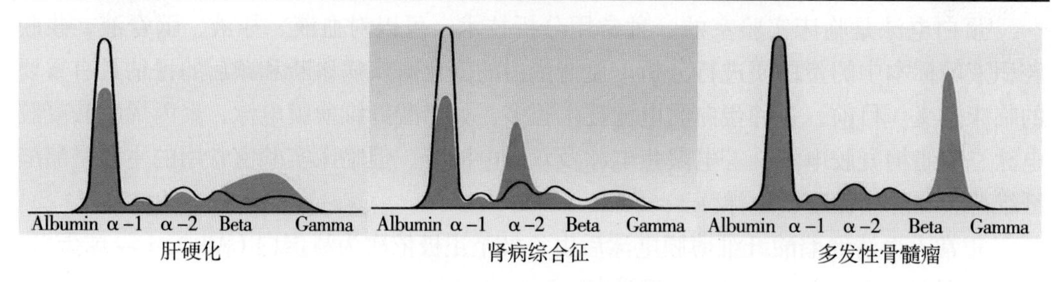

图7-5　几种典型的血清蛋白电泳扫描图谱

（五）尿液蛋白电泳分析

蛋白尿可源于多种病因，尿蛋白定性或定量检查只能判断蛋白的排出量及估计病情的轻重。尿蛋白电泳可通过对尿蛋白组分的分析，确定尿蛋白的来源，并有助于病因的确定和预后判断。

适应证：各种肾脏疾病及相关疾病所致蛋白尿的诊断与分型，判断肾小球或肾小管受损伤的严重程度。

标本采集：新鲜晨尿或随机尿20mL，置于洁净、干燥的尿标本采集杯中及时送检。

检测方法：尿液经离心后取上清液，经透析、除盐、浓缩后进行电泳。根据需要选择醋酸纤维膜电泳、琼脂糖电泳、十二烷基硫酸钠－聚丙烯酰胺凝胶电泳法(SDS-PAGE)，尿蛋白电泳常用SDS-PAGE，这也是目前分析蛋白质亚基组成和测定其相对分子质量的最好方法。

【参考范围】

（1）醋酸纤维膜电泳　从阴极至阳极各种蛋白及其比例分别约为清蛋白（37.9%）。α_1－球蛋白（27.3%）、α_2－球蛋白(19.5%)、β－球蛋白（8.8%）、γ－球蛋白（3.3%）Tamm-Horsfall粘糖蛋白（1%~2%）。

（2）SDS-PAGE　从阴极至阳极分别为低分子量蛋白、中分子量蛋白、大分子量蛋白，约80%左右的健康人主要为中分子或低分子量蛋白，无或极微量大分子量蛋白。

【临床意义】

尿蛋白电泳主要用于蛋白尿的分型，用于泌尿系统疾病及一些全身性疾病的筛查、疗效观察，详见肾脏功能检验。

尿蛋白电泳主要用于蛋白尿的分型：

（1）低分子蛋白尿　指分子量小于40KD。尿蛋白电泳图谱显示位于清蛋白及清蛋白以前的小分子蛋白区带为阳性。提示肾小管损伤，见于以肾小管损害为主的疾病。如急性肾盂肾炎、肾小管性酸中毒等。

（2）中分子量蛋白尿　指分子量为40KD~90KD。尿蛋白电泳图谱显示位于清蛋白上下的蛋白区带为阳性，以清蛋白及以后的大分子蛋白质区带为主。一般见于肾小球损害为主的疾病，如肾病综合征等。

（3）大分子蛋白尿　指分子量大于90KD，见于肾小球损伤为主的疾病。

（4）混合型蛋白尿　分子量为10KD~1000KD，及各种不同程度大小的蛋白质均有，各区带均显示阳性，则提示整个肾单位受损，即肾小管和肾小球混合损伤，如慢性肾炎晚期以及各种病因引起的慢性肾衰等。

根据电泳结果可以将蛋白尿分为选择性和非选择性蛋白尿。选择性蛋白尿一般以中分子量蛋白，即清蛋白或转铁蛋白为主；非选择性蛋白尿不仅有中分子量蛋白，而且还有大分子量的球蛋白增高，如IgG、IgA，甚至IgM也漏出。通过测定血清和尿液中IgG和清蛋白的浓度，计算选择性蛋白尿系数，可以较为准确地鉴别选择性或非选择性蛋白尿。

（六）脑脊液蛋白质测定

脑脊液（CSF）蛋白质主要是在脉络丛上的毛细血管壁超滤作用生成的，由于蛋白质在CSF中含量很低，常用的方法如双缩脲法、比浊法、酚试剂法等都不适合用于CSF的测定。测定CSF常用的方法有浊度法和染料结合法。

1. 浊度法　多采用磺基水杨酸－硫酸钠比浊法。原理：在酸性条件下，脑脊液中带正电的蛋白质和磺基水杨酸－硫酸钠作用产生白色沉淀，与同样处理的标准液比较，可测得蛋白质含量。

2. 染料结合法 有邻苯三酚红钼络合显色法、考马斯亮蓝 G-250 染料结合法，此外还有伊红 -Y 染料结合法。

【参考范围】

150~450mg/L。

【临床意义】

测定 CSF 总蛋白主要用于观察血脑屏障对血浆蛋白质的通透性或鞘内分泌的免疫球蛋白是否增加。多数神经系统疾病可使脑脊液总蛋白升高。脑肿瘤、细菌性或病毒性脑膜炎等原因引起的颅内压增高均可以导致血脑屏障对血浆蛋白质通透性增加。CSF 总蛋白显著升高见于细菌性脑膜炎；少量升高见于其他炎性疾病及肿瘤或出血。

表 7-3 脑脊液蛋白质测定的临床意义

临床情况	脑脊液蛋白含量 (mg/L)
健康成人	150~450
细菌性脑膜炎	1000~3000
结核性脑膜炎	500~3000, 甚至可达 10000
浆液性脑膜炎	300~1000
脑炎	500~3000
癫痫	500~3000
神经梅毒	500~1500
多发性硬化症	250~800
脊髓肿瘤	1000~20000
脑瘤	150~2000
脑脓肿	300~3000
脑出血	300~1500

附 体液蛋白质检验实验

临床生化检验测定蛋白质的方法有很多，较为常用的有：凯氏定氮法、双缩脲法、酚试剂法等。凯氏定氮法是测定蛋白质的参考方法，但是操作复杂、费时，不适于常规应用；双缩脲法特异性高，显色稳定，是目前临床测定总蛋白（TP）的常规方法。

实验一 血清（浆）总蛋白测定（双缩脲法）

一、实验目的

掌握：双缩脲法测定血清（浆）蛋白质（TP）含量的原理及注意事项。

熟悉：双缩脲法测定总蛋白的方法。

了解：血清（浆）总蛋白测定的临床意义。

二、实验原理

血清中蛋白质的肽键（-CO-NH-）在碱性溶液中能与二价铜离子（Cu^{2+}）作用生成稳定的紫红色络合物。此反应和两个尿素分子缩合后生成的双缩脲（H_2N-OC-NH-

$CO-NH_2$)在碱性溶液中与铜离子作用形成紫红色的反应相似，故称之为双缩脲反应。这种紫红色络合物在540nm处有明显吸收峰，吸光度在一定范围内与血清蛋白含量呈正比关系，经与同样处理的蛋白质标准液比较，即可求得蛋白质含量。此反应最常用于需要快速但不要求十分精确的蛋白质测定。

三、试剂与材料

1. 仪器和材料

（1）分光光度计。

（2）试管。

（3）1mL刻度吸管3支。

（4）移液器。

2. 试剂

（1）6mol/L的NaOH　称取NaOH 240g，溶于新配置的蒸馏水（或刚煮沸冷却的去离子水）约800mL中，冷却后定容至1L，贮于有盖塑料瓶中。若用非新开瓶的NaOH配成饱和溶液，静置2周左右，使碳酸盐沉淀，其上清饱和NaOH溶液经滴定后，算出准确浓度再使用。

（2）双缩脲试剂　未失结晶水的硫酸铜（$CuSO_4 \cdot 5H_2O$）3.0g溶于500mL新鲜制备的蒸馏水或刚煮沸冷却的去离子水中，加酒石酸钾钠（$NaKC_4O_4O_6 \cdot 4H_2O$）9.0g，碘化钾5.0g，待完全溶解后加入6mol/LNaOH溶液100mL，最后加蒸馏水至1L，置聚乙烯瓶内盖紧保存。此试剂室温下可稳定半年，若贮存瓶中有黑色沉淀出现，则需要重新配置。

（3）双缩脲空白试剂　除不含硫酸铜外，其余成分与双缩脲试剂相同。

（4）蛋白质标准液（60~70g/L）　常用牛血清白蛋白或收集混合血清（无黄疸、无溶血、乙型肝炎表面抗原阴性、肝肾功能正常的人血清），经凯氏定氮法定值，亦可用定值参考血清或标准白蛋白作标准。但定值质控血清定值准确性较差，不能用作血清总蛋白测定的标志物。

（5）待测血清样本。

四、操作步骤

1. 自动生化分析法　按照试剂盒说明书提供的参数进行操作。

2. 手工操作法

（1）手工操作参数　波长540nm，光径1cm，温度：室温（18℃~25℃）；模式：终点法；反应时间：30分钟；样本量：100μL；试剂量：5mL。

（2）操作　取试管3支，标明测定管（R）标准管（S）、空白管（B），按照表7-4进行操作。

表 7-4　双缩脲法测定血清总蛋白的操作步骤

加入物 (mL)	R(测)	S(标)	B(空)
待测血清	0.1	–	–
蛋白标准液	–	0.1	–
蒸馏水	–	–	0.1
双缩脲试剂	5.0	5.0	5.0

混匀，置 37℃ 10 分钟（25℃ 30 分钟），以空白管调零，在 540nm 处比色读取吸光度（A 值）计算。

计算：

$$血清总蛋白（g/L）=A_{测}/A_{标}\times C_{标}（g/L）$$

五、参考范围

健康成人参考范围 60~80g/L。长久卧床者约 3~5g/L，60 岁以上约低 2g/L。新生儿总蛋白浓度较低，随后逐月缓慢上升，大约 1 年后达成人水平。

六、注意事项

1. 测定的血清以新鲜为宜，高脂血症浑浊血清会干扰比色，可用下述方法消除：取 2 支带塞试管或离心管，各加待测血清 0.1mL，再加蒸馏水 0.5mL 和丙酮 10mL，塞紧并颠倒混匀 10 次后离心，倾去上清液，将试管倒立于滤纸上吸去残余液体。向沉淀中分别加入双缩脲试剂及双缩脲空白试剂，再进行与上述相同的其他操作和计算。

2. 黄疸血清、严重溶血本身的颜色可引起吸光度增加，对本法有明显干扰，故用标本空白管来消除。但如标本空白管吸光度太高，可影响测定的准确度。由于血红蛋白本身能与双缩脲试剂反应，产生与血清白蛋白和球蛋白相近的显色效价，故应注意高血红蛋白的影响。

3. 双缩脲反应并非蛋白质特有的颜色反应，凡是分子中含有两个或两个以上氨基甲酰基（$-CO-NH_2$）均可以发生双缩脲反应。

4. 双缩脲试剂中酒石酸钾钠的作用是络合铜离子，维持铜离子在碱性溶液中的溶解度，碘化钾防止二价铜离子还原。

5. 血清蛋白质浓度用“g/L”表示，因为血清中各种蛋白质的相对分子质量不同，所用不用 mol/L 表示。

七、实验评价

1. 双缩脲显色反应仅和蛋白质中肽键数成正比，与蛋白质的种类、分子量及氨基酸的组成无明显关系，此法优点是对白蛋白和球蛋白产生的颜色反应相近。

2. 本法重复性好，线性范围 0~140g/L；使用单一的稳定试剂，操作简单、快速；干扰物质少，并且大多数可以避免；准确度和精密度好，显色稳定，且不受温度影响，是目前临床上测定总蛋白的首选常规方法。

3. 本法的缺点是灵敏度较低，是酚试剂法的 1/100，因此其他体液如脑脊液、胸腹水和尿液等蛋白质含量很低，不适合用该法进行定量测定，可用酚试剂法测定。但是由于酚试剂法是先测定出酪氨酸的量，再根据酪氨酸在蛋白质中的含量而得出蛋白质含量，因而准确性较差。

4. 测定蛋白质除了本法外，还有物理法如紫外吸收法、染料结合法如丽春红、考马斯亮蓝 G250 及邻苯三酚红钼法。其中染料结合法是比较灵敏而特异的一类方法。丽春红蛋白结合法测得的结果与凯氏定氮法相符，并且显色后在室温可稳定 24h；考马斯亮蓝 G250 结合蛋白法灵敏度高，特异性强，操作简便，广泛用于尿蛋白、脑脊液蛋白及各种微量蛋白的检测，但该方法测定蛋白浓度的线性范围不宽，与白蛋白、球蛋白反应的灵敏度不同，反应强度也受温度影响，且比色杯吸附色素而干扰测定，不能用于自动化分析仪，因此应用受到一定的限制；邻苯三酚红钼络合显色法克服了考马斯亮蓝 G250 结合蛋白法的上述缺点，且具有简便等优点，可用于自动化分析仪。

八、临床意义

（一）血清总蛋白增高

1. 相对增高　血液浓缩；如严重腹泻、呕吐、高烧、休克等急性脱水。

2. 绝对增加　合成增加；主要见于球蛋白合成增加，如多发性骨髓瘤、巨球蛋白血症、系统性红斑狼疮等。

（二）血清总蛋白降低

1. 相对降低　见于静脉滴注过多低渗溶液，各种原因所引起的水钠潴留而导致的血液稀释。

2. 绝对降低

（1）合成障碍　见于肝功能严重受损时，蛋白质合成减少，以白蛋白减低最为显著。

（2）摄入不足和消耗增加　见于营养不良、低蛋白饮食、维生素缺乏症或慢性胃肠道疾病引起的消化吸收不良使体内缺乏合成蛋白质的原料；长期消耗性疾病如结核病、甲亢、恶性肿瘤等，均可导致血清总蛋白降低。

（3）蛋白质丢失过多　见于严重烧伤，大量血浆渗出；大出血；肾病综合症尿中长期丢失蛋白质；溃疡性结肠炎可长期从粪便中丢失一定量的蛋白质。

实验二　血清（浆）清蛋白测定（溴甲酚绿法）

清蛋白（Alb）是体内含量最多的蛋白质，由肝细胞合成，临床上测定血清清蛋白的方法有很多，主要有染料结合法、电泳法、盐析法等，其中染料结合法最为常用。清蛋白可与阴离子染料溴甲酚绿法（BCG）和溴甲酚紫法（BCP）结合，而球蛋白基本不结合这些染料，故可直接测定血清清蛋白。BCG 和 BCP 法操作简单，灵敏度高，重复性好，能自动化。BCG 法是目前临床上测定血清清蛋白最常用的方法。

一、实验目的

掌握：溴甲酚绿法测定血清（浆）清蛋白（Alb）含量的原理及注意事项。
熟悉：溴甲酚绿法测定血清（浆）清蛋白的方法。
了解：血清（浆）清蛋白测定的临床意义。

二、实验原理

血清中的清蛋白与溴甲酚绿（BCG）在 pH4.2 的条件下结合生成绿色复合物，在 630nm 有吸收峰，复合物的吸光度与清蛋白的浓度成正比，与同样处理的清蛋白标准液比较，通可得出清蛋白的含量。

三、试剂与材料

1. 仪器和材料

（1）分光光度计。
（2）试管。
（3）1mL 刻度吸管 3 支。
（4）移液器。

2. 试剂

（1）*10mmol/LBCG 贮存液* BCG1.75g，溶于 5mL1mol/LNaOH 溶液中，加蒸馏水至 250mL。

（2）0.5mol/L 在琥珀酸缓冲贮存液（pH4.0）NaOH10g，琥珀酸 56g，溶解于 800mL 蒸馏水中，用 1mol/LNaOH 溶液调 pH 至 4.10 ± 0.05，加蒸馏水至 1L。

（3）*叠氮钠贮存液* 叠氮钠 40g 溶于 1000mL 蒸馏水中。

（4）*Brij-35（聚氧化乙烯月桂醚）溶液* Brij-3525g，加蒸馏水 80mL，置 60℃左右水浴使其溶解，然后加水至 100mL。

（5）*BCG 试剂* 于 1L 容量瓶内加蒸馏水 400mL，琥珀酸缓冲贮存液 100mL，BCG 贮存液 8mL，叠氮钠贮存液 2.5mL，Brij-35 溶液 2.5mL，加蒸馏水至刻度，待完全溶解后，用 6mol/LNaOH 溶液将 BCG 试剂的 pH 调制 4.15 ± 0.05。

BCG 试剂配好后，分光光度计波长 630nm，蒸馏水调零，测定 BCG 试剂的吸光度，应在 0.150 左右。

（6）*BCG 空白试剂* 除不加入BCG外，其余成分和配制程序完全同BCG的配制方法。

（7）*清蛋白标准液*（60~70g/L）。

（8）*待测血清样本*。

以上试剂建议应用批准文号的优质商品试剂盒。

四、操作步骤

1. **自动生化分析法**　按照试剂盒说明书提供的参数进行操作。

2. **手工操作法**

（1）手工操作参数　波长 630nm，光径 1cm，温度：室温（18℃ ~25℃）；模式：终点法；反应时间：30 秒；样本量：200μL；试剂量：4mL。

（2）操作　取试管 3 支，标明标准管（S）、空白管（B）、测定管（R），按照表 7–5 进行操作。

表 7–5　BCG 法测定血清清蛋白的操作步骤

加入物 (mL)	R (测)	S(标)	B(空)
待测血清	0.02	–	–
清蛋白标准液 (40g/L)	–	0.02	–
蒸馏水	–	–	0.02
BGG 试剂	4.0	4.0	4.0

分光光度计波长 630nm，用空白管调零，然后逐管定量加入 BCG 试剂，并立即混匀。每份血清标本或标准液与 BCG 试剂混合后（30 ± 3）秒，读取吸光度。

如标本因严重高脂血症而浑浊，需加标本空白管：血清 0.02mL，加入 BCG 试剂 5.0mL，分光光度计波长 630nm，用 BCG 空白试剂调节零点，读取标本空白吸光度，用测定管吸光度减去标本空白管吸光度，再计算血清清蛋白浓度。

计算：

$$血清清蛋白（g/L）= A_{测}/A_{标} \times C_{标}$$

同时用双缩脲法测定血清标本中总蛋白浓度，减去血清清蛋白浓度即为球蛋白浓度，并可求得血清清蛋白、球蛋白比值（A/G 比值）。

五、参考范围

健康成人 35~55g/L。

六、注意事项

1. BCG 是一种 pH 指示剂，变色范围是 pH3.8（黄色）~5.4（蓝绿色），它受酸、碱影响较大，所用器材必须清洁，无酸、碱污染。BCG 试剂的 pH 必须严格控制在 pH4.15 ± 0.05，pH 升高可使染料空白增高，与清蛋白结合率下降。所以控制反应液的 pH 是本法测定的关键。

2. BCG 与蛋白结合的特异性较低，它不仅与白蛋白结合呈色，还可与其他蛋白质呈色，其中 α_1– 球蛋白、TRF、Hp 最明显，但反应速度不同，白蛋白可立即反应（快反应），其他蛋白质反应慢（慢反应）。实验证明，血清与 BCG 试剂一经混合，慢反应即可发生，约持续 1 小时才完成。因此 BCG 与血清混合后在 30 秒读取吸光度可明显减少非特异性结合反应。

3. Brij–35 是一种非离子去垢剂，它可增强 BCG– 清蛋白复合物的溶解度，消除

BCG 同清蛋白反应时可能产生的沉淀，延缓 BCG 与球蛋白的非特异性反应的作用，它的浓度高于或低于所指定的浓度时，均导致敏感度降低和直线性丧失，对测定结果有较大影响。故其配制浓度和所加试剂量一定要准确。如无 Brij-35 可用吐温 -20 代替，叠氮钠有防腐作用。

4. 当 60g/L 清蛋白标准液与 BCG 试剂作用后，溶液在光径 1cm、波长 630nm 时，测定的吸光度应为 0.811 ± 0.035，若达不到此值，表示 BCG 试剂灵敏度较差。

七、实验评价

1. BCG 法灵敏度高，操作简便、快速，重复性好，高胆红素血症和中度脂血症标本对本法不产生干扰，而严重高脂血症可使结果偏高，应采用标本空白校正。

2. 血红蛋白和 BCG 产生与白蛋白相等的颜色强度，血红蛋白在 1000mg/L 以下无明显干扰，2000mg/L 使吸光度增高 3.2%，3000mg/L 使吸光度增高 7.4%，4000mg/L 使吸光度增高 7.7%，5000mg/L 使吸光度增高 8.8%，所以溶血标本不宜做 BCG 法白蛋白测定。

3. BCG 法在清蛋白 10~60g/L 浓度范围内呈良好的线性关系，CV < 3%，与溴甲酚紫法相比，对清蛋白的特异性稍差。

4. 本法既可手工操作，也可自动化分析，是目前国内测定血清清蛋白的最常用方法。

5. 血清白蛋白测定的方法主要有色氨酸含量法、染料结合法、电泳法、免疫化学法和电化学法。

八、临床意义

1. 增高　常见于严重脱水所致的血浆浓缩。

2. 降低　临床上比较重要且较常见，通常与总蛋白降低的原因大致相同。急性降低常见于大量出血或严重烧伤；慢性降低见于肾病蛋白尿、肝功受损、肠道肿瘤与结核、慢性出血、营养不良和消耗性疾病等。清蛋白如低于 20g/L，患者可出现水肿。

3. A/G 比值　某些病人可同时出现清蛋白减少和球蛋白升高的现象，严重者 A/G 比值 < 1.0，称为 A/G 比值倒置。

实验三　醋酸纤维素薄膜电泳

一、实验目的

掌握：醋酸纤维薄膜（CAM）电泳法分离血清蛋白的原理和注意事项。

熟悉：醋酸纤维薄膜（CAM）的操作步骤。

了解：血清蛋白电泳的主要临床意义。

二、实验原理

利用不同蛋白质的分子大小和其表面电荷的差异、在直流电场中泳动的速度不同将蛋白质分离。蛋白电泳的速度与蛋白质分子量的大小及分子的形态，所带电荷的多少、等电点有关。分子量和体积越大的蛋白分子泳动速度越慢；带电荷越多泳动越快。蛋白质是两性电解质。在pH值小于其等电点的溶液中，蛋白质为正离子，在电场中向阴极移动；在pH值大于其等电点的溶液中，蛋白质为负离子，在电场中向阳极移动。血清中含有数种蛋白质，它们所具有的可解离基团不同，在同一pH的溶液中，所带净电荷不同，故可利用电泳法将它们分离。

表7–6 血清各组分蛋白质的等电点及分子量

蛋白质名称	等电点	相对分子质量
白蛋白	4.88	66248
α_1–球蛋白	5.06	130000
α_2–球蛋白	5.06	200000
β–球蛋白	5.12	1300000
γ–球蛋白	6.85~7.50	1500000

血清中各种蛋白质的等电点大部分低于pH7.0（表7–6），所以在pH8.6的缓冲液中，他们都电离成负离子，在电场中向阳极移动。醋酸纤维薄膜（CAM）电泳时按其泳动速度可从正极端起，依次分离出清蛋白（Alb）、α_1–球蛋白、α_2–球蛋白、β–球蛋白和γ–球蛋白五部分。由于染色时染料与蛋白质的结合与蛋白质的量成正比，因此将各蛋白区带剪下，经脱色、比色或经透明处理后直接用光密度计扫描，即可计算出血清各组分的相对百分数。如同时测定出血清总蛋白浓度，还可计算出各蛋白组分的绝对浓度。

三、试剂与材料

1. 仪器和材料

（1）醋酸纤维薄膜质量要求，应是质均、孔细、吸水性强、染料吸附量少、蛋白区带分离鲜明，对蛋白染色稳定和电渗“拖尾”轻微者为佳品，规格2cm×8cm，厚度120μm。各实验室根据自己的需要选购。

（2）人血清、烧杯及培养皿数只、点样器、竹镊子、玻璃棒、试管、恒温水浴锅、电泳槽、直流稳压电泳仪和光密度计。

2. 试剂

（1）巴比妥缓冲液（pH=8.6 离子强度为0.06） 称取巴比妥纳12.76g，巴比妥1.66g，置于盛有200mL蒸馏水的烧杯中稍加热溶解后，移置100mL容量瓶中，加蒸馏水稀释至刻度。

（2）染色液 ①丽春红S染色液：称取丽春红S 0.4g、三氯醋酸6g，溶于蒸馏水中并定容至100mL。②氨基酸10B染色液：第一种配方（推荐配方）：称取氨基酸10B 0.1g，溶于20mL无水乙醇中，加冰醋酸5mL，甘油0.5mL；另取磺柳酸2.5g溶于少量蒸馏水中，加入前液，混合摇匀，再加蒸馏水补足至100mL。第二种配方：称取氨基酸10B 0.5g溶于50mL甲醇中，加入冰醋酸10mL，蒸馏水40mL，混合即成。

（3）漂洗液 ①3%（V/V）醋酸溶液，适用于丽春红S染色的漂洗。②甲醇或乙醇45mL，加冰乙酸5mL，蒸馏水50mL混匀，适合于氨基黑10B染色的漂洗。

（4）洗脱液 ① 0.1mol/LNaOH，适用于丽春红 S 染色的洗脱。② 0.4mol/LNaOH，适合于氨基黑 10B 染色的洗脱。

（5）透明液 ①液体石蜡或氢萘的润湿透明法，均十分方便。②冰醋酸：95% 乙醇 =2.7:7.5 的混合液。③ N– 甲基 –2– 吡咯烷酮 – 柠檬酸（3.03mol/LN– 甲基 –2– 吡咯烷酮，0.15mol/L 柠檬酸）：称取柠檬酸 15g 溶于 150mL 水中，加入 N– 甲基 –2– 吡咯烷酮 150mL，混匀，加蒸馏水至 500mL。

四、操作步骤

1. 薄膜浸泡 提前将醋酸纤维薄膜（规格见图 7–6）浸泡于离子强度为 0.06，pH8.6 的巴比妥缓冲液或离子强度为 0.03，pH8.6 的巴比妥缓冲液中约 20 分钟。

2. 电泳仪检查 水平检查，电源检查。

3. 电泳槽的准备 在两个电极槽中，各倒入等体积的电极缓冲液。将滤纸条对折，翻过来，用电极缓冲液完全浸湿，架在电泳槽的四个膜支架上，使滤纸一端的长边与支架前沿对齐，另一端浸入电 120qw 极缓冲液内。用玻璃棒轻轻挤压在膜支架上的滤纸以驱逐气泡，使滤纸的一端能紧贴在膜支架上。滤纸条是两个电极槽联系醋酸纤维素薄膜的桥梁，故称为滤纸桥。

4. 点样 取新鲜血清于载玻片上，将盖玻片掰成适宜大小，使一边小于薄膜宽度。把浸泡好的可用的醋酸纤维素薄膜取出，用滤纸吸去表面多余的液体，然后平铺在滤纸上，将盖玻片在血清中轻轻划一下，再在膜条一端 1.5~2cm 处轻轻地水平落下并迅速提起，即在膜条上点上了细条状的血清样品，呈淡黄色。

5. 电泳 用镊子将点样端的薄膜平贴在阴极电泳槽支架的滤纸桥上（点样面朝下），另一端平贴在阳极端支架上，用镊子将其中气泡赶出。要求薄膜紧贴滤纸桥并绷直，中间不能下垂。盖上电泳槽盖。接好电路，调节电压到 90V，预电泳 10 分钟，再调电压至 90~150V，电流 0.4~0.6mA/cm 宽（根据不同电泳仪调节）时间 40~60 分钟，待电泳区带展开约 25~35mm 后关闭电源。

6. 染色 将染液（氨基黑 10B 或丽春红 S）倒入大培养皿中，电泳完毕立即用镊子取出薄膜，直接浸入染色液中，染色 5~10 分钟，然后取出。

7. 漂洗 配制好漂洗液，将染色完毕的薄膜自染液中取出，直接放入漂洗液中，连续更换 3~4 次漂洗液，直到薄膜背景几乎无色为止（以清蛋白带染透为止）。

8. 定量

（1）洗脱比色法 ①氨基黑 10B 染色法：剪下各个蛋白质带，然后分别浸入各试管内，另从空白背景剪一块平均大小的膜条置于空白管中，在白蛋白管内加入 0.4mol/LNaOH 溶液 6mL（计算时吸光度乘 2），其余各管加入 3mL，于 37℃水浴 20 分钟，并不断摇动，待颜色脱净后，取出冷却。用 620nm 比色，以空白管调零，读取各管吸光度值。②丽春红 S 染色法：用 0.1mol/LNaOH 溶液脱色，加入量同上，10 分钟后，向白蛋白管中加入 40%（V/V）醋酸 0.6mL（计算时吸光度乘 2），其余各管加入 0.3mL，以中和部分 NaOH，使色泽加深。用 520nm 比色，以空白管调零，读取各管吸光

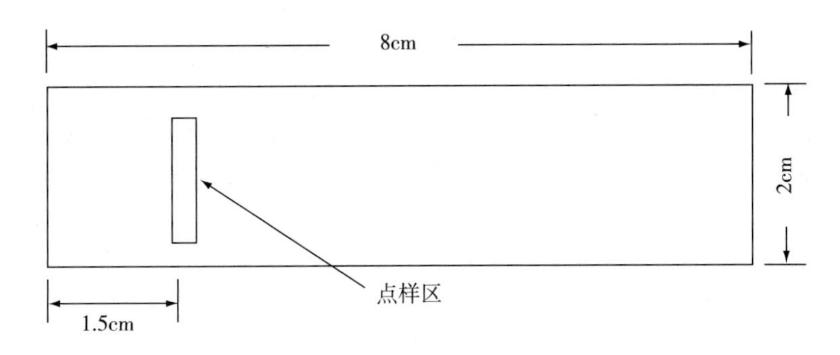

图 7-6 醋酸纤维薄膜规格及点样位置

度值。

（2）光密度计扫面定量法 ①透明：不保留的电泳图可用液体石蜡或氢萘浸透后，取出夹在两块优质的薄玻璃间，供扫描用；准备保留的电泳图可用冰醋酸乙醇法或N-甲基-2-吡咯烷酮-柠檬酸法透明。将薄膜放入透明液中2~3分钟（可延长一段时间），取出，以滚动方式平贴于洁净无划痕的载玻片上，注意不可有气泡，将此玻璃片竖立片刻，除去多余的透明液后，于70℃~80℃（N-甲基-2-吡咯烷酮-柠檬酸法透明，90℃~100℃）烘烤15~20分钟，取出冷却至室温，即可透明。②扫描定量：将已透明的薄膜置光密度计的暗箱内，选择波长620nm（氨基黑，10B染色）/ 520nm（丽春红染色），描记各蛋白区带峰，并计算各蛋白成分的相对百分含量。

9. 计算

测各部分光密度为：A，α_1，α_2，β，γ，按下列方法计算：

光密度总和 $T = A+\alpha_1+\alpha_2+\beta+\gamma$

各部分蛋白百分含量为：

清蛋白（%）= $A/T \times 100\%$

α_1-球蛋白（%）= $\alpha_1/T \times 100\%$

α_2-球蛋白（%）= $\alpha_2/T \times 100\%$

β-球蛋白（%）= $\beta/T \times 100\%$

γ-球蛋白（%）= $\gamma/T \times 100\%$

各组分蛋白质的绝对浓度（g/L）= 血清总蛋白（g/L）× 各组分蛋白质百分浓度（%）

五、参考范围

染色后的醋酸纤维薄膜上可显现清楚的五条区带。从正极端起，依次为清蛋白、α_1-球蛋白、α_2-球蛋白、β-球蛋白和γ-球蛋白。由于支持物、缓冲液和染料等电泳条件不同，故参考范围有差异，各实验室应根据自己的条件确定参考范围。可以百分率（相对含量）和实际浓度（绝对含量）来表示，用百分率报告时，如遇到一个主要组分含量有增减，其他组分虽然绝对含量正常亦可引起相对含量的增减。反之，在脱水或水分过多的情况下，血清蛋白浓度已改变，但其百分比仍正常。因此，报告时最好报告两种结果。以下结果仅供参考。

表 7–7 血清蛋白电泳参考范围

蛋白质类型	平均值	标准差	参考范围（M ± 2SD）
白蛋白	64.59	3.75	57.45%~71.75%
α_1– 球蛋白	3.12	0.68	1.76%~4.48%
α_2– 球蛋白	6.16	1.06	4.04%~8.28%
β – 球蛋白	9.09	1.15	6.79%~11.39%
γ – 球蛋白	17.41	2.78	11.85%~22.9%
A/G	1.80	0.28	1.24~2.36

表 7–8 丽春红 S 染色直接扫描参考范围

清蛋白	球蛋白				备注
	α_1	α_2	β	γ	
妊娠	↓↓		↑	↓	中毒时更明显，产后 2~3 个月正常
婴儿		↑	↑	↑	6 个月时 γ 正常，其他成分 6~10 岁时正常
肝硬变	↓↓	↑	↑	↑↑	在晚期失代偿时
肾病	↓	↑↑	↑	↓	
多发性骨髓瘤		↑	↑	↑↑	异常球蛋白，可在 β 和 γ 区带间出现 M 区带
糖尿病	↓				
阻塞性黄疸		↑			
无丙种球蛋白血症				↓↓	
全身性红斑狼疮	↓	↑↑		↑	
类风湿性关节炎	↓	↑			
风湿热		↑		↑	
淀粉样变性	↓↓	↑↑			

六、注意事项

1. 通电后，不得接触槽内缓冲液或醋酸纤维素薄膜，以防触电。

2. 醋酸纤维素薄膜一定要充分浸透后才能点样，点样后电泳槽一定要密闭。

3. 血清加量。血清要求新鲜，无溶血现象。点样应细窄、均匀、集中。点样量不宜过多，点样位置要合适。如为扫描法，丽春红 S 染色加入血清量在 0.5~1.0 μL/cm，氨基黑 10B 染色加 1.0~1.5 μL/cm。如血清总蛋白含量超过 80g/L，用氨基黑 10B 染色时应将血清稀释 2 倍后加样。若不稀释，白蛋白中蛋白含量太高，区带染色不透，反而出现空泡，甚至蛋白膜脱落在染色液中，致使定量不准确。

4. 缓冲液液面要保证一定高度，同时电泳槽两侧的液面应在同一水平面，否则会因虹吸影响蛋白质的泳动速度。

5. 电流不宜过大，以防止薄膜干燥，电泳图谱出现条痕。

6. 电泳后区带应无拖尾，各区带明显分开，如果电泳图谱分离不清或不整齐，最常见的原因有：①点样过多；②点样不均匀、不整齐，样品触及薄膜边缘；③薄膜过湿，样品扩散；④薄膜未完全浸透或温度过高导致局部干燥或水分蒸发；⑤薄膜与滤纸桥接触不良；⑥薄膜位置歪斜、弯曲，与电流方向不平行；⑦缓冲液变质；⑧样品不新鲜；⑨醋酸纤维薄膜质量不高等。

7. 染料问题。染料的选择应对蛋白质的各组分亲和力相同，吸光度与蛋白质的浓度成正比。并要求水溶性好、染料稳定、吸光度敏感，形成的染料蛋白质复合物稳定且易脱比色。现在常用的有丽春红 S，氨基黑 10B 和尼基黑作为染料，其中尼基黑对蛋白质吸光度比氨基黑 10B 敏感 3 倍以上。用光密度扫描定量一般用丽春红 S 染色，比色法定量既可用丽春红 S，也可用氨基黑 10B 染色。在血清蛋白正常浓度范围内，丽春红 S 能与各蛋白组分成正比例结合而氨基黑 10B 对白蛋白染色过深，导致白蛋白结果偏高，球蛋白偏低。

8. 染色液可重复使用，使用后回收。

七、实验评价

近年来蛋白电泳支持介质的种类发展很多，如琼脂糖、聚丙烯酰胺、醋酸纤维素等，而以后者临床检验多用。

1. 优点　醋酸纤维素薄膜灵敏度高，标本用量少，分辨率较好，即使通电时间较短(一般 0.5~1 小时)，区带界限也很清楚。此外，对蛋白质的吸附很少，拖尾现象轻微，洗脱后几乎可得到无色的背景，便于扫面和洗脱定量。

2. 缺点　有轻微电渗现象，薄膜吸水性差，电阻容易增大；当电流较大时，薄膜中水分极易蒸发，造成蛋白质分子变性破坏。

八、临床意义

正常血清蛋白电泳一般可分为 5 条区带，即 Alb、α_1－球蛋白、α_2－球蛋白、β－球蛋白和 γ－球蛋白。脐带血清、胎儿血清、部分原发性肝癌患者的血清，在清蛋白和 α_1－球蛋白之间增加一条甲胎蛋白带。多发性骨髓瘤可分离出 6 条区带，多出的 1 条称为 M 蛋白带。

生理性变化：见于妊娠和婴幼儿。

病理性变化：在下列疾病中可见醋酸纤维薄膜电泳图明显异常。

（1）*M 蛋白血症*　单克隆 γ 球蛋白（M 蛋白）血症，主要见于多发性骨髓瘤、巨球蛋白血症、重链病以及一些良性 M 蛋白增多症。在 β－球蛋白和 γ－球蛋白后区段的各部分出现一条致密浓集的 M 蛋白带。

（2）*肝病*　包括急慢性肝炎和肝硬化。主要表现为 Alb 降低，β－球蛋白和 γ－球蛋白增高，出现 β 和 γ 难分离而相连的“β～γ 桥”，此现象由于 IgA 增高所致，IgA 与肝纤维化有关。

（3）*肾病*　见于急慢性肾炎、肾病综合征、肾功能衰竭等。表现为 Alb 降低，α_2－球蛋白和 β－球蛋白增高。

（4）*急慢性炎症*　表现为 α_1－球蛋白、α_2－球蛋白、β－球蛋白增高。

（5）*蛋白缺乏症*　主要包括 α_1 抗胰蛋白酶缺乏症、γ－球蛋白缺乏症等。临床上少见。电泳图表现为 α_1－球蛋白或 γ－球蛋白部分蛋白缺乏或显著降低。

第八章 血脂及血浆脂蛋白检验

血浆所含脂类统称为血脂，包括三酰甘油（TG）、磷脂（PL）、总胆固醇（TC）即胆固醇（CE）及其酯、游离脂肪酸（FFA）等。脂类不溶于水，在血浆中必须与特殊蛋白质结合形成亲水性的球形大分子，才能被运输并进入组织细胞，这种球形大分子复合物被称作脂蛋白（LP）。脂蛋白中的蛋白质具有运输脂质的作用，故被称为载脂蛋白（Apo）。

正常人体内血脂的产生、消除或转化维持动态平衡，总量为 4.0~7.0 g/L。虽然血脂含量与血浆有机成分相比只占小部分，然而其代谢却非常活跃。血浆脂质、脂蛋白、载脂蛋白分析不仅可以及时地反映体内脂质代谢状况，而且已广泛应用于动脉粥样硬化（AS）、冠心病（CHD）的防治和高血压、糖尿病、脑血管病、肾脏疾病等的研究。

第一节 血浆脂蛋白的分类及其主要功能

一、血浆脂蛋白的分类

（一）电泳法

电泳法主要根据不同脂蛋白的表面电荷不同，在电场中具有不同的迁移率，按其在电场中移动的快慢，可分为 α－脂蛋白、前 β－脂蛋白、β－脂蛋白和乳糜微粒（CM）四类。一般常用滤纸、醋酸纤维素膜、琼脂糖或聚丙烯酰胺凝胶作为电泳支持物（图 8－1）。

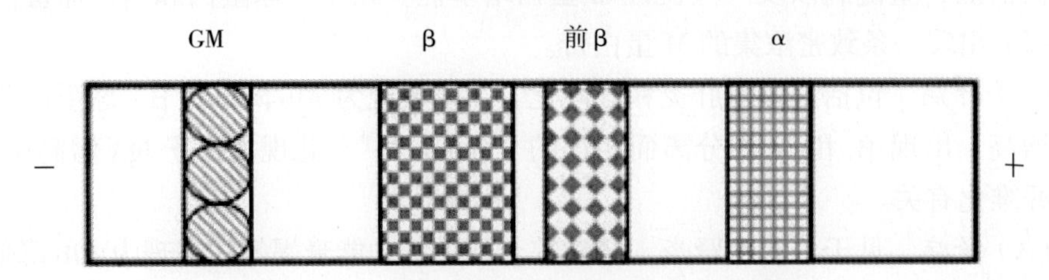

图 8－1 血浆脂蛋白琼脂糖凝胶电泳示意图

α－脂蛋白泳动最快，相当于 α_1－球蛋白的位置；β－脂蛋白相当于 β－球蛋白的位置；前 β－脂蛋白位于 β－脂蛋白之前，相当于 α_2－球蛋白的位置；血浆中若含有 CM，则留在原点不动。

（二）超速离心法

超速离心法是根据各种脂蛋白在一定密度的介质中进行离心时，因漂浮速率不同而进行分离的方法。按照该法可将血浆脂蛋白分为乳糜微粒（CM）、极低密度脂蛋白（VLDL）、低密度脂蛋白（LDL）和高密度脂蛋白（HDL）等传统的四大类。分别相当于电泳分离的CM、前β-脂蛋白、β-脂蛋白及α-脂蛋白（图8-2）。除上述四类外，还有中密度脂蛋白（IDL），它是VLDL在血浆中的代谢物。另外，各种脂蛋白还可以进一步分成多种亚组分。

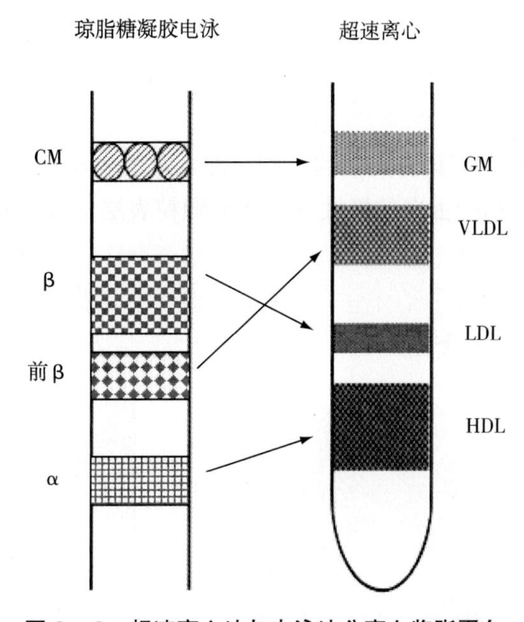

图8-2　超速离心法与电泳法分离血浆脂蛋白

二、血浆脂蛋白的组成与特征

血浆脂蛋白主要由蛋白质、甘油三酯、磷脂、胆固醇及其酯组成。各类脂蛋白都含有这四类成分，但其组成比例及含量却大不相同，使其呈现不均一性，并具有不同的性质和功能。人血浆主要脂蛋白的组成与特征（表8-1）。

表8-1　人血浆主要脂蛋白的分类、性质、组成和功能

分类	电泳法密度法	CM	前β-脂蛋白 VLDL	β-脂蛋白 LDL	α-脂蛋白 HDL
性质	电泳位置	原点	α_2-球蛋白	β-球蛋白	α_1-球蛋白
	颗粒直径 (nm)	80~500	25~80	20~25	5~17
	密度	<0.95	0.95~1.006	1.006~1.063	1.063~1.210
	漂浮率 (S_F^*)	>400	20~400	0~20	沉降
组成	脂质 : 蛋白质比	99 ∶ 1	90 ∶ 10	80 ∶ 20	50 ∶ 50
	主要脂质	外源性 TG	内源性 TG	CE	PL
	主要载脂蛋白	A Ⅰ、B_{48}、C Ⅰ、C Ⅱ、C Ⅲ	B_{100}、C Ⅰ、C Ⅱ、C Ⅲ、E	B_{100}	A Ⅰ、A Ⅱ

续表

分类	电泳法密度法	CM	前 β - 脂蛋白 VLDL	β - 脂蛋白 LDL	α - 脂蛋白 HDL
合成部位		小肠黏膜细胞	肝细胞	血浆	肝、肠、血浆
功能		转运外源性 TG	转运内源性 TG	转运内源性 CE	逆向转运 CE

*S_f 值指血浆蛋白在 26℃密度为 1.063kg/L 的 NaCl 溶液中，每达因 (dyn)/ 克 (g) 力作用下，每秒上浮 10^{-3}cm 的倍数，即 $1S_f=10^{-13} \cdot s^{-1} \cdot dyn^{-1} \cdot g^{-1}$

第二节　载脂蛋白和脂蛋白受体

一、载脂蛋白的组成和特征

一般认为血浆脂蛋白都具有类似的结构，即亲水的表层和疏水核心。TG、CE 构成颗粒的核心，载脂蛋白和脂蛋白的极性基团构成颗粒表层，游离胆固醇分散在表层与核心之间（图 8-3）。

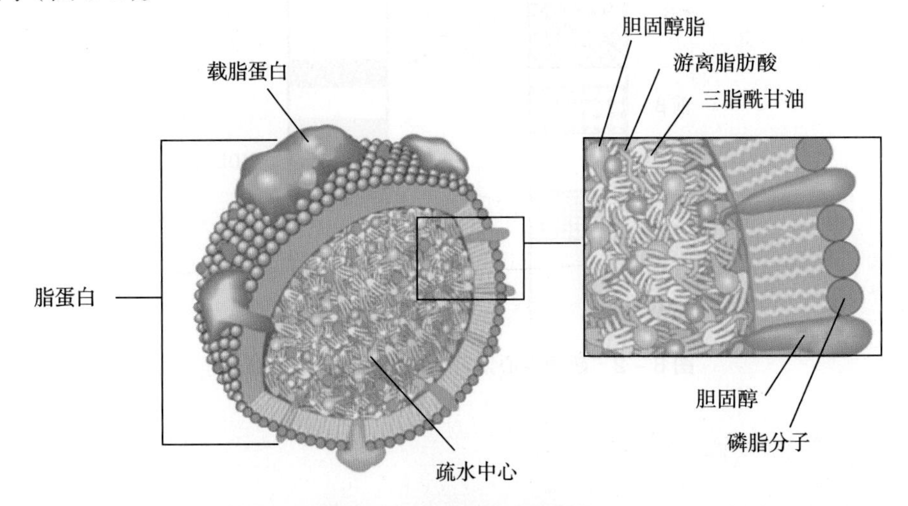

图 8-3　血浆脂蛋白结构图

脂蛋白中的蛋白质部分被称为载脂蛋白，目前已发现有 20 余种，如 ApoA Ⅰ、A Ⅱ、A Ⅳ、B_{48}、B_{100}、C Ⅰ、C Ⅱ、C Ⅲ、D、E、H、J、M 和 Apo(a) 等。具有构成并稳定脂蛋白的结构、修饰并影响与脂蛋白代谢有关的酶活性的作用，并以脂蛋白受体的配体形式参与脂蛋白与细胞表面脂蛋白受体的结合和代谢过程。主要载脂蛋白的特征、分布和生理功能（表 8-2）。

表 8-2　载脂蛋白的结构、功能及分布

	相对分子量 (×10³)	氨基酸残基数	分布	主要合成场所	血浆浓度 (g/L)	生理功能
AⅠ	28	243	HDL、CM	肝脏、小肠	1.00~1.60	LCAT 辅因子，识别 HDL 受体
AⅡ	17	77×2	HDL、CM	肝脏、小肠	0.30~0.40	HL 激活剂，识别 HDL 受体
AⅣ	46	371	HDL、CM	肝脏、小肠	0.10~0.18	参与胆固醇逆转运，LCAT 激活剂
B100	550	4 536	VLDL、LDL	肝脏	0.60~1.12	参与 VLDL 代谢，识别 LDL 受体
B48	275	2 152	CM	小肠	-	参与 CM 代谢，运输外源性 TG
CⅠ	7	57	CM、HDL、VLDL	肝脏	0.03~0.07	LCAT、LPL 激活剂
CⅡ	9	79	CM、HDL、VLDL	肝脏	0.03~0.05	LCAT、LPL 激活剂
CⅢ	9	79	CM、HDL、VLDL	肝脏	0.08~0.12	LPL、HL 抑制剂，介导 TRL
D	22	169	HDL	肝脏、肠、脑	0.02~0.04	逆转运胆固醇酯
E	342	326	CM、HDL、VLDL	肝脏、脑	0.03~0.06	LDL 受体，参与胆固醇逆转运等
(a)	280~800	4 529	LDL、HDL	肝脏	0~0.3	LP(a) 结构蛋白，抑制纤溶酶原
H	50	326	CM、VLDL、HDL	-	-	抑制Ⅻ因子的活化
J	70	427	HDL	肝脏	-	溶解和转运脂

二、脂蛋白受体和脂蛋白结合蛋白

脂蛋白从血液进入细胞内进行代谢时，需要与特异性受体或结合蛋白相结合，才能被摄取。研究得较详尽的脂蛋白受体和结合蛋白有 LDL 受体（LDL-R）、VLDL 受体（VLDL-R）、清道夫受体（SR）、HDL 受体（HDL-R）、HDL 结合蛋白（HBP）、LDL 受体相关蛋白（LRP）和胆固醇酯转运蛋白（CETP）等。

（一）LDL 受体

LDL 受体亦称为 apoB/E 受体。LDL 或其他含有 ApoB100 的脂蛋白如 VLDL 与 LDL-R 结合后，被内吞入细胞，经溶酶体酶作用，胆固醇酯水解成游离胆固醇，后者进入胞质的代谢库，供细胞膜等膜结构利用。这一代谢过程称为 LDL 受体途径。若细胞内胆固醇浓度升高，可通过：①抑制 HMGCoA 还原酶，减少自身的胆固醇合成；②抑制 LDL-R 基因的表达，减少 LDL-R 的合成，从而减少 LDL 的摄取；③激活内质网脂酰基 CoA 胆固醇酰基转移酶（ACAT），使游离胆固醇在胞质内酯化成胆固醇酯贮存，从而控制细胞内胆固醇含量。因此，LDL 受体途径具有反馈性地调节细胞内胆固醇的作用。

血浆胆固醇主要存在于 LDL 中，而 65%~70% 的 LDL 是依赖肝细胞的 LDL-R 清除。另外，肝细胞 LDL-R 还影响 LDL 的合成速率、VLDL 和 CM 代谢。

知识链接

自1973年Brown和Goldstein发现LDL-R以来，人们已经比较详尽地认识了LDL代谢机制，并利用他汀类药物增加LDL-R的活性，降低LDL胆固醇（LDL-C）水平，继而减少心脑血管疾病的发生。

他汀类药物(statins)是羟甲基戊二酰辅酶A（HMG-CoA）还原酶抑制剂，此类药物通过竞争性抑制内源性胆固醇合成限速酶(HMG-CoA)还原酶，阻断细胞内羟甲戊酸代谢途径，使细胞内胆固醇合成减少，从而反馈性刺激细胞膜表面（主要为肝细胞）低密度脂蛋白(low density lipoprotein, LDL)受体数量和活性增加，使血清胆固醇清除增加、水平降低。他汀类药物还可抑制肝脏合成ApoB100，从而减少富含甘油三酯AV、脂蛋白的合成和分泌。

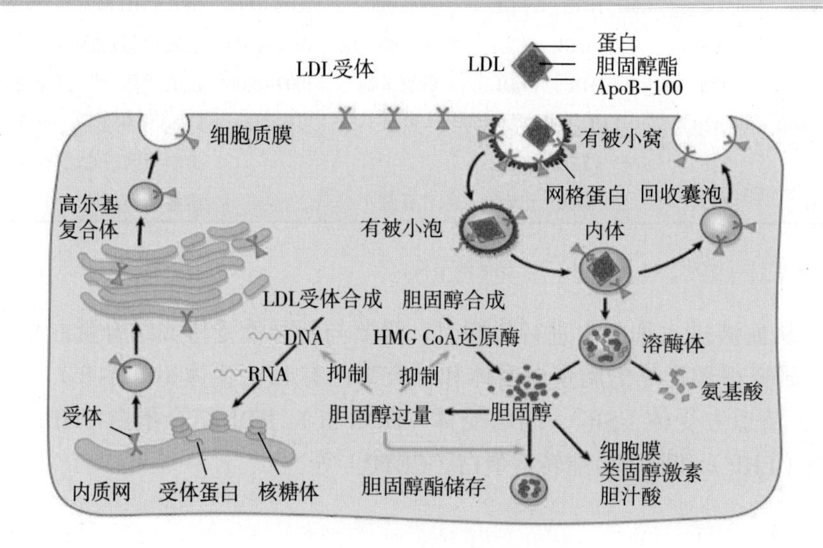

图8-4 LDL受体代谢途径

（二）VLDL受体

VLDL受体(VLDL-R)的结构与LDL-R类似；对含有ApoE的脂蛋白VLDL和VLDL残粒有高亲和性，对LDL则呈现低亲和性；不受细胞内胆固醇负反馈抑制，在早期动脉粥样硬化的斑块形成中对由单核细胞浸润而来的巨噬细胞的泡沫化有重要意义。

VLDL-R广泛分布于代谢活跃的心肌、骨骼肌、脂肪组织等细胞，但在肝内几乎未发现。VLDL-R结构（图8-5）

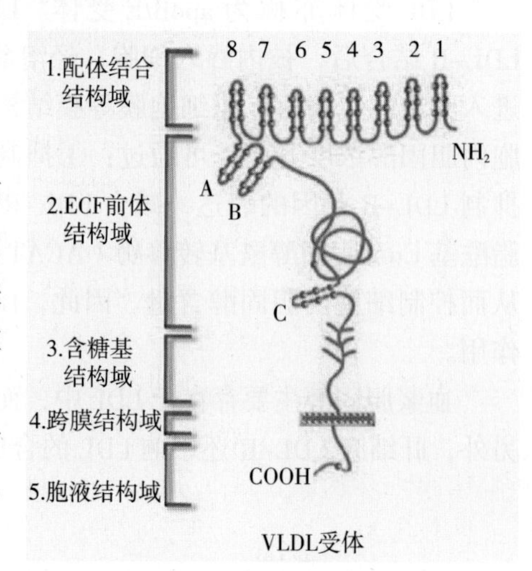

图8-5 VLDL受体结构

（三）清道夫受体

清道夫受体（SR）分为A类清道夫受体（SR-A）和B类清道夫受体（SR-B），配体类同。SR-A包括SR-AⅠ、SR-AⅡ、SR-AⅢ和胶原样结构的巨噬细胞受体（MARCO）。SR-AⅡ与SR-AⅠ相比具有高亲和力结合和介导内移修饰LDL作用。SR-B包括SR-BⅠ、SR-BⅡ和CD36等。

清道夫受体的配体谱广泛，对ox-LDL、LDL、HDL以及VLDL都有较强的亲和性，并参与脂质代谢。

LDL在巨噬细胞、血管内皮细胞和平滑肌细胞可被氧化成ox-LDL，并通过清道夫受体被巨噬细胞摄取，使其成为泡沫细胞，从而促进粥样斑块形成。此过程的特点是：具有饱和性和高亲和性，不受胆固醇的反馈调节。这一方面说明了巨噬细胞的清道夫受体在粥样斑块形成机制中起重要作用；另一方面提示巨噬细胞通过清道夫受体清除细胞外液中的修饰LDL，尤其是ox-LDL，可能是机体的一种防御功能。清道夫受体代谢（图8-6）

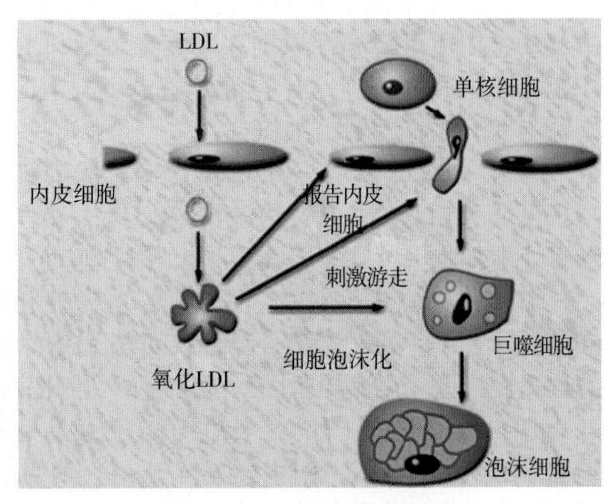

图8-6　清道夫受体代谢

（四）LDL受体相关蛋白

VLDL和CM在代谢时转变为CM残粒、VLDL残粒，很快与肝实质细胞上的“残粒受体”结合，从而被清除。

LRP在体内分布十分广泛，在肝细胞、巨噬细胞、平滑肌细胞、神经细胞等中均有表达，以肝实质细胞中含量最丰富。

LRP是一种内吞性的多功能受体，能识别多种配体（蛋白酶-蛋白酶抑制剂、毒素的受体、某些病毒、乳铁蛋白等），并能在体内清除它们。在脂蛋白代谢过程中，LRP是含ApoE的CM残粒、VLDL残粒的受体。由于LRP上有多个配体结合位点，能同时与多分子ApoE结合，使受体与配体结合的亲和性大大提高，从而保证富含ApoE的CM残粒、VLDL残粒能从血浆中被快速清除。

研究表明，LRP与动脉粥样硬化（AS）的形成有密切关系。①LRP参与了LDL的氧化过程，与血管损伤有关。②LRP与泡沫细胞的生成有关。AS早期泡沫细胞主要由巨噬细胞转变而来，而进展型AS斑块中泡沫细胞主要来源于平滑肌细胞。LRP通过对ApoE的特异识别，无限制地摄取IDL、ox-LDL、LDL等进入细胞，导致细胞内脂质堆积，最终形成泡沫细胞。巨噬细胞表面除表达LRP外，还可表达清道夫受体，该受体主要识别ox-LDL而且数目也不受细胞内胆固醇含量的负调节。因此，巨噬细胞来源的泡沫细胞是通过LRP介导的IDL、ox-LDL、LDL的摄取和清道夫受体介导的ox-LDL的摄取共同作用形成的；平滑肌细胞只表达 LRP，因而 LRP 在 AS 进展期的肌源性泡沫细胞的形成中起着决定性的作用。

（五）HDL 受体和 HDL 结合蛋白

目前，在不同细胞的表面和细胞内已分离出了多种可与 HDL 结合的蛋白质，其中某些蛋白质可特异性识别并以高亲和力与 HDL 结合，引发下游的生物学效应，称为 HDL 受体（HDL-R）；有些蛋白质也可与 HDL 结合，但不产生或只产生较弱的效应，则称为 HDL 结合蛋白（HBP）。

早在 1968 年，Glomset 等就提出了胆固醇逆转运（RCT）的概念，但直到 1996 年高密度脂蛋白受体（HDL-R）被确认后，RCT 理论才逐渐被接受并深入了解。RCT 是指将外周细胞中过剩的胆固醇移出并转运至肝脏进行转化和清除的过程。

SR-BI 被公认为 HDL-R，主要分布于肝脏、卵巢、肾上腺等组织。如前所述，SR-BI 具有广泛的配体结合特性，可与 LDL、修饰的 LDL、HDL 等结合，既参与了 CE 的选择性摄取，又介导胆固醇的外流，在胆固醇逆转运的起始及终末阶段均发挥作用。

HDL 结合蛋白 1 和 2（HB1 和 HB2）是另外两种可以结合 HDL 的膜蛋白，可特异识别 HDL 及 ApoAI 。HB1 相对分子质量大约为 120 000，含量很少，主要分布在脾、肝、肠、肺中。HB2 含量较为丰富，是含有 583 个氨基酸残基的糖蛋白，相对分子质量约为 100 000，属于免疫球蛋白超家族，主要分布于肺、肝、小肠，在肾脏、卵巢及睾丸上也有少量的分布。

知识链接

目前认为，RCT 过程至少涉及三个环节。①胆固醇外流：周围组织的胆固醇是以游离胆固醇的形式进行转移的，胆固醇的外流可通过弥散或受体介导的方式进行。在受体介导的主动的胆固醇外流过程中，HDL 与细胞上 HDL 结合蛋白结合，激活蛋白激酶 C 介导的信号系统，从而诱导胆固醇的外流，胆固醇从内质网转移到细胞表面。②胆固醇酯化：HDL 接受 FC，在磷脂酰胆碱胆固醇脂酰基转移酶（LCAT）催化下酯化。CE 比 FC 更疏水，被紧紧地包裹在 HDL 的中心部位，以便 HDL 可以摄取更多的胆固醇。③胆固醇清除：HDL 中 CE 的清除有三条途径：a. 间接途径：通过 CETP 将 HDL 中 CE 转运到 TRL 中；TRL 连同 CE 一起通过肝脏的受体介导进入肝脏，从循环中清除。b. 非选择性的摄取途径：既可摄取完整的 HDL 颗粒，亦可摄取 HDL 相关的蛋白及其降解产物。c. 通过 SR-BI 的介导：选择性地摄取 HDL 中的 CE，将 HDL 胆固醇转运到肝脏和合成类固醇激素的组织，如肾上腺皮质等。

（六）胆固醇酯转运蛋白

胆固醇酯转运蛋白（CETP）属于脂质转运蛋白（LTP），是由肝、小肠、肾上腺、脾、脂肪组织及巨噬细胞合成的一种疏水性糖蛋白，是胆固醇逆向转运系统中的关键蛋白质。周围组织细胞膜的游离胆固醇与 HDL 结合后，被 LCAT 酯化成胆固醇酯，移入

HDL 核心，并可通过 CETP 转移给 VLDL 和 LDL，再被肝脏 LDL 及 VLDL 受体摄入肝细胞，这样就使周围组织细胞的胆固醇进入肝脏被清除（图 8-7）。

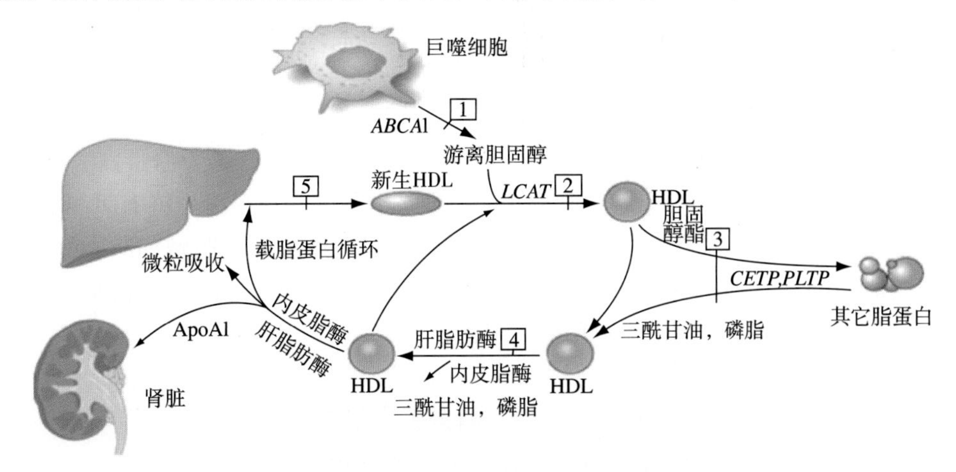

图 8-7　CETP 对胆固醇的逆转运过程

注：1- 丹吉尔病；2- 卵磷脂胆固醇脂酰基转移酶缺陷症；3- 胆固醇酯转移蛋白缺乏症；4- 肝脂酶缺乏症；5- 家族性低 α 脂蛋白血症；PLTP：磷脂转运蛋白；ABCA1：ATP 结合转运蛋白 A1

目前认为，血浆胆固醇酯的 90% 以上来自 HDL，主要通过 LCAT 和 CETP 的共同作用而生成，其中约 70% 在 CETP 作用下由 HDL 转移至 VLDL 及 LDL 后被清除。当血浆中 CETP 缺乏时，HDL 中 CE 蓄积 TG 降低，无法转运给 VLDL 及 LDL，出现高 HDL 血症，从而使 VLDL、LDL 中的 CE 减少及 TG 增加。

第三节　血浆脂蛋白的代谢

血浆脂蛋白代谢是血中脂质、脂蛋白、载脂蛋白与受体、酶相互作用的过程。

一、血浆脂蛋白代谢密切相关的酶类

参与脂蛋白代谢的酶有脂蛋白脂酶（LPL）、肝脂酶（HTGL）、LCAT 等。

（一）LPL

LPL 是脂肪细胞、心肌细胞、骨骼肌细胞、乳腺细胞以及巨噬细胞等实质细胞合成和分泌的一种糖蛋白，相对分子质量为 60 000，ApoC Ⅱ为其必需的辅因子，其作用是分解脂蛋白核心成分的三酰甘油，并促使脂蛋白之间转移胆固醇、磷脂及载脂蛋白。活性 LPL 以同源二聚体形式存在，通过静电引力与毛细血管内皮细胞表面的多聚糖结合，肝素可以使此结合形式的 LPL 释放入血，并提高其活性。

（二）HTGL

HTGL 也称为肝性 LPL，功能上与 LPL 有相似之处，其特点是：① HTGL 活性不需

要 ApoC Ⅱ为激活剂；② SDS 可抑制 HTGL 活性，而不受高盐及鱼精蛋白的抑制；③主要作用于小颗粒脂蛋白，如 VLDL 残粒、CM 残粒及 HDL，调节胆固醇从周围组织转运到肝，使肝内的 VLDL 转化为 LDL。

（三）LCAT

LCAT 由 416 个氨基酸残基组成，相对分子质量为 63 000，属于糖蛋白。LCAT 由肝脏合成释放入血液，以游离或与脂蛋白结合的形式存在，其作用是将 HDL 中的磷脂酰胆碱的 C_2 位不饱和脂肪酸转移给游离胆固醇，生成溶血磷脂酰胆碱和胆固醇酯，使 HDL 变成成熟的球状 HDL 颗粒。LCAT 常与 HDL 结合在一起，在 HDL 表面的活性很高并有催化效应，对 VLDL 和 LDL 几乎不起作用。

二、血浆脂蛋白代谢

人体内血浆脂蛋白代谢分为外源性代谢途径和内源性代谢途径。外源性代谢途径是指饮食摄入的 TG 和胆固醇在小肠中合成 CM 及其代谢过程（图 8-8）。内源性代谢途径包括：①由肝脏合成 VLDL，VLDL 转变为 IDL 和 LDL，LDL 被肝脏或其他器官代谢的过程；② HDL 的代谢过程。

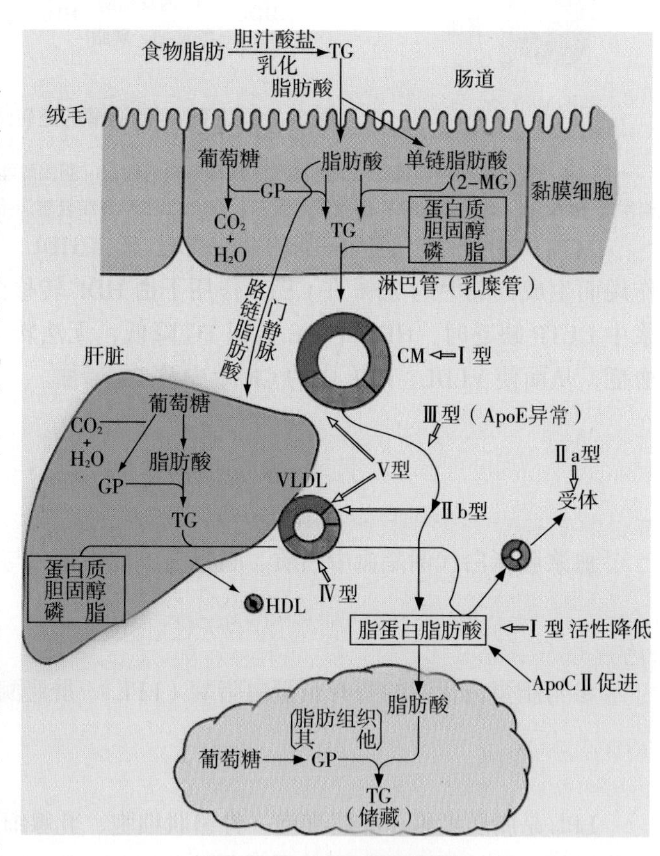

图 8-8 外源性脂质代谢

（一）CM 代谢

从食物中摄取的脂质（主要是 TG 和 PL），在肠内被胰腺分泌的酯酶水解成脂肪酸和单酰甘油（MG），由肠黏膜细胞吸收进入细胞内再重新合成 TG 及 PL。新合成的 TG 与少量的胆固醇、磷脂、$ApoB_{48}$、ApoA Ⅰ构成新生的 CM，经淋巴管至胸导管进入血液循环。新生的 CM 在血液中从 HDL 获得 ApoC 和 ApoE 而转变为成熟型 CM。接着 CM 中的 TG 被 LPL 水解，释放出游离脂肪酸，后者被细胞摄取利用或重新酯化合成三酰甘油贮存。在代谢过程中，CM 内核逐渐变小，表面的 ApoA Ⅰ、ApoA Ⅱ、ApoA Ⅳ、PL 及胆固醇转移给 HDL，形成富含胆固醇的 CM 残粒。CM 残粒由血液进入肝脏，通过其表面的 ApoE 与肝细胞膜 LDL 受体相关蛋白（LRP）等结合迅速被代谢（图 8 - 9）。

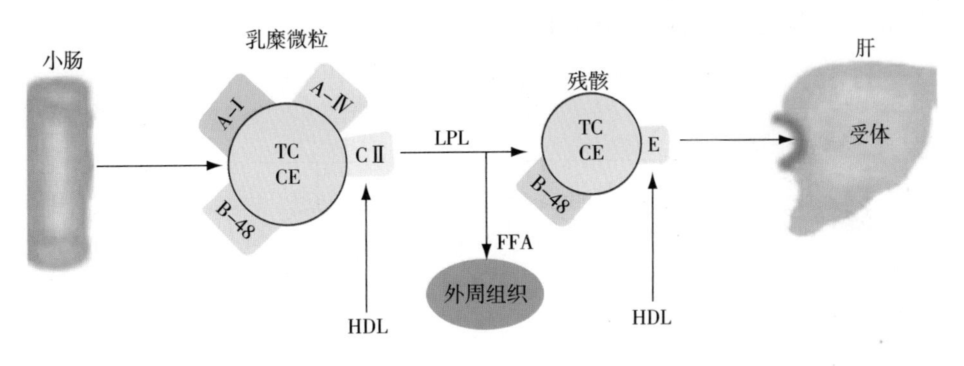

图 8-9 CM 代谢

（二）VLDL、IDL、LDL 代谢

体内合成的内源性 TG 与 $ApoB_{100}$、C、E 等在肝脏合成 VLDL，释放入血液。在血液中，VLDL 中的 TG 在血管壁 LPL 及 ApoC Ⅱ作用下，水解生成脂肪酸被末梢组织利用；其表面的 ApoC 和 ApoE 转移到 HDL 颗粒中，$ApoB_{100}$ 则保留。失去 TG 之后的 VLDL 转变成 VLDL 残粒（IDL）。IDL 有两条代谢途径：一是直接与肝脏 LRP 等结合进入肝细胞代谢；二是经 HTGL 作用转变成以 ApoB100 和游离胆固醇为主要成分的 LDL。LDL 经血液循环与末梢组织的 LDL-R 结合，通过 LDL 受体途径进入细胞内进行代谢（图 8-10）。

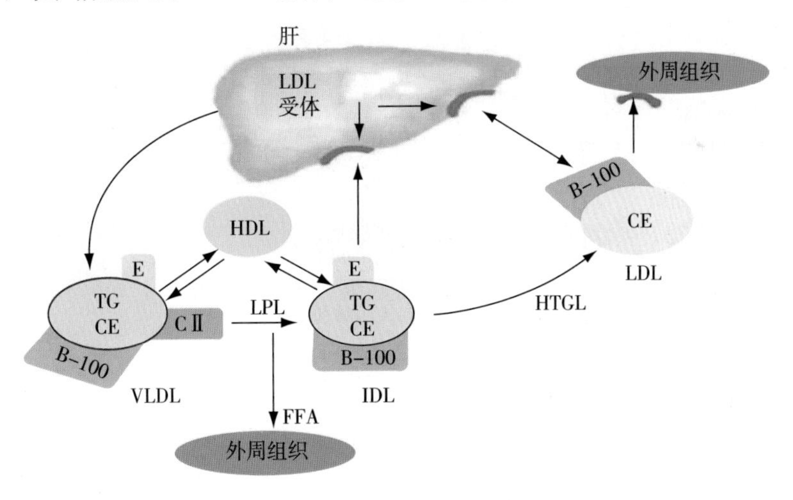

图 8-10 VLDL 和 LDL 代谢过程

（三）HDL 代谢

HDL 富含 ApoA Ⅰ、ApoA Ⅱ、PL 和胆固醇。在肝脏和小肠合成时属于未成形的 HDL，它获取 CM、VLDL 表层的磷脂和 ApoA Ⅰ，变成圆盘状的新生 HDL（HDLn）；新生 HDL 从末梢组织细胞膜获得游离胆固醇，经 LCAT 作用生成 CE 进入其内部，形成成熟型 HDL_3；HDL_3 在 CETP 介导下，与 VLDL、LDL 进行 CE/TG 交换，使末梢组织的 FC 输送到肝脏，同时转变为球型 HDL_2。HDL_2 中的 TG 经肝脏的 HTGL 作用，可以再变成 HDL_3，使 HDL 可在逆转运中重复利用，从而防止动脉粥样硬化的发生。HDL 代谢过程（图 8-11）及脂代谢总图（图 8-12）。

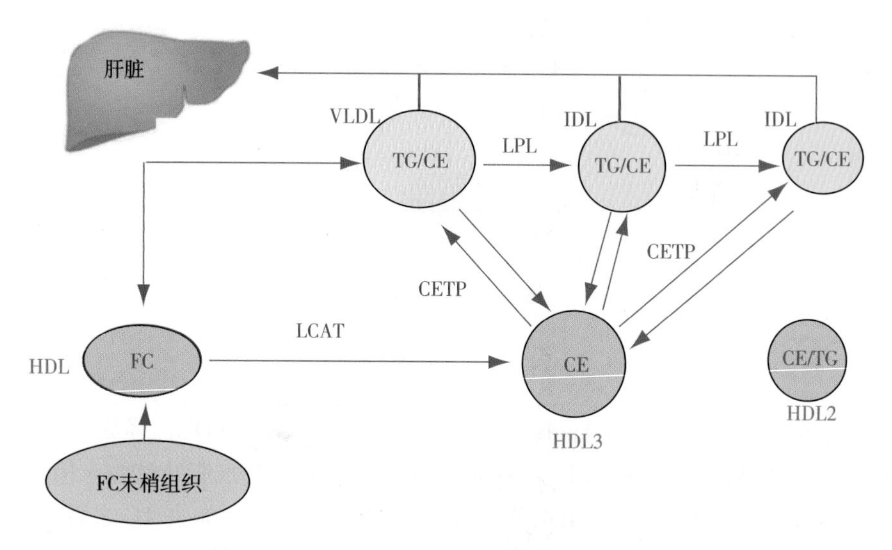

图 8-11 HDL 代谢图

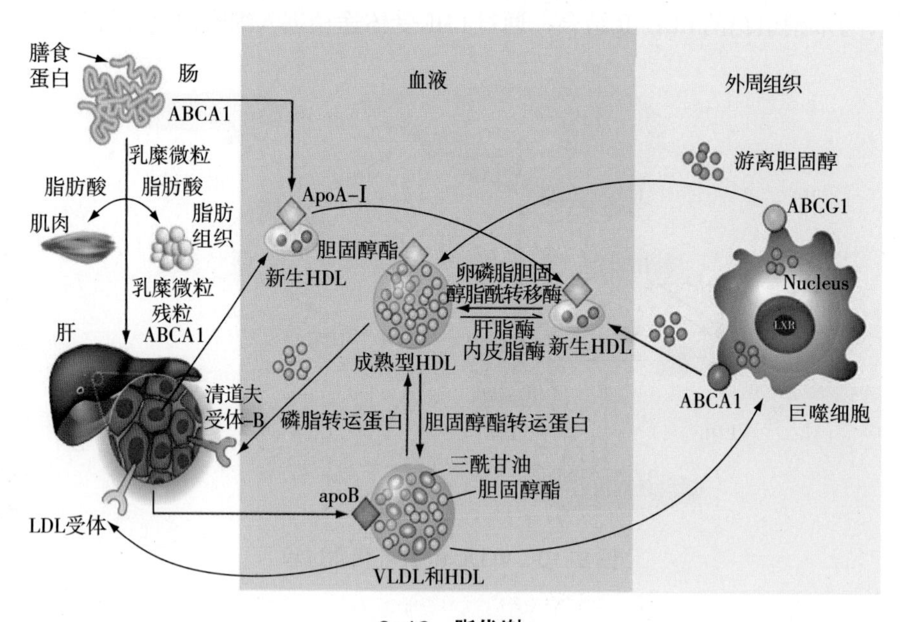

8-12 脂代谢

第四节 脂蛋白代谢紊乱

脂蛋白代谢紊乱性疾病既可以是原发性的，也可以继发于其他疾病，包括高脂血症（HLP）、低脂血症、低 HDL 血症和高 HDL 血症等。高脂血症最为常见，它是血浆中胆固醇和/或TG等脂质水平升高。原发性高脂血症是由于遗传因素或后天的饮食习惯、生活方式及其他自然环境因素导致脂蛋白和载脂蛋白合成异常、脂蛋白代谢酶类和转运蛋白异常以及细胞的识别、结合、降解异常等所引起；继发性高脂血症是由于全身系统性疾病如糖尿病、甲状腺功能减退、肾病综合征和慢性肾病、阻塞性肝胆疾患、胰腺炎、系统性红斑狼疮、骨髓瘤、神经性厌食等所引起。

一、高脂血症

临床上曾采用高脂蛋白血症，意指血浆中CM、VLDL、LDL 、HDL等脂蛋白有一种或几种浓度过高的现象。由于血脂是以脂蛋白形式运输的，因而实际上高脂蛋白血症就是高脂血症。

（一）高脂血症的分型

1970年世界卫生组织（WHO）建议将高脂蛋白血症分为六型，其血浆脂蛋白及血脂的改变见表8-3。

表8-3 高脂血症分型及特征

分型	增加的脂蛋白	血浆脂质	血浆载脂蛋白	电泳	血浆静置实验	原因
Ⅰ	CM	TG正常或↑ TG↑↑	$ApoB_{48}$↑、ApoA↑ ApoC↓↑	原点深染	奶油上层 下层透明	LPL活性降低 ApoCⅡ缺乏
Ⅱa	LDL	TG↑↑ TG正常	$ApoB_{100}$↑	深β带	透明或轻度混浊	LDL受体缺陷或活性降低；LDL异化障碍
Ⅱb	LDL	TG↑↑	ApoB↑、ApoCⅡ↑	深β带 深前β带	少有混浊	VLDL合成旺盛 VLDL→LDL转换亢进
Ⅲ	VLDL IDL	TG↑ TC↑↑ TG↑↑	ApoCⅢ↑ ApoCⅡ↑ ApoCⅢ↑ ApoE↑↑	宽β带	混浊	LDL异化速度降低
Ⅳ	VLDL	TC正常或↑ TG↑↑	ApoCⅡ↑ ApoCⅢ↑	深前β带	混浊	VLDL合成亢进 VLDL处理速率变慢
Ⅴ	CM VLDL	TC↑ TG↑↑	ApoCⅡ↑↑ ApoCⅢ↑↑ ApoE↑↑	原点及前β带深染	奶油上层 下层混浊	LPL活性低下,VLDL、CM处理速率低下

注：除Ⅰ和Ⅴ型易发胰腺炎外，其余各型均易发冠心病

（二）原发性高脂血症

原发性高脂血症有明显遗传倾向，相当一部分患者存在单个或多个遗传基因缺陷，如LPL、LCAT、CETP、ApoAⅠ、ApoB、ApoCⅡ、ApoE和LDL-R等基因缺陷（图8-13）。

1. 家族性多基因性高胆固醇血症　临床上最常见，亦称为普通型高胆固醇血症。目前认为该病由多个基因异常引起，遗传方式较为复杂，反映了基因、饮食及其他环境因素之间的相互作用。临床诊断依赖于排除其他各种脂代谢紊乱而确定。血清 TC 水平一般轻至中度升高，患者可无黄色瘤。

2. 家族性高胆固醇血症　该病为常染色体显性遗传病，细胞膜表面 LDL-R 缺乏或异常，造成血清 TC 和 LDL 胆固醇（LDL-C）水平明显升高。若成人血清 TC 水平高于 7.8mmol/L，或 16 岁前血清 TC 水平高于 6.7mmol/L，或血清 LDL-C 水平高于 4.9mmol/L，都应考虑家族性高胆固醇血症的诊断。患者有肌腱黄色瘤和早发冠心病，男性患者早发冠心病的危险为正常男性的 8~10 倍。

3. 家族性异常 β-脂蛋白血症　亦称为宽 β-脂蛋白血症，即 WHO 分型中的Ⅲ型，为常染色体隐性遗传，ApoE 基因出现变异。患者血清 TC 和 TG 水平明显升高（TC 8~16mmol/L，TG 6~12mmol/L），并出现早发角膜弓和皮肤黄色瘤。

4. 家族性乳糜微粒血症　由于遗传性 LPL 或 ApoC Ⅱ缺乏，血清 CM 及 TG 水平明显增高。临床表现主要为反复不明原因的腹痛、胰腺炎反复发作、肝脾肿大和暴发性黄色瘤。血清脂蛋白电泳显示 CM 明显增多。测定静脉注射肝素后动员释放的 LPL 活性，可以判断有无 LPL 的严重不足；测定血清 ApoC Ⅱ水平，可以判定有无 ApoC Ⅱ分泌不足。

5. 家族性高三酰甘油血症　为常染色体显性遗传，临床上与家族性乳糜微粒血症很相似。血清 VLDL 增高，TG 增高一般为中至重度（6~12mmol/L），并且家族中其他成员有相似的高脂血症。患者不易患冠心病，严重者常伴有糖尿病、肥胖等。

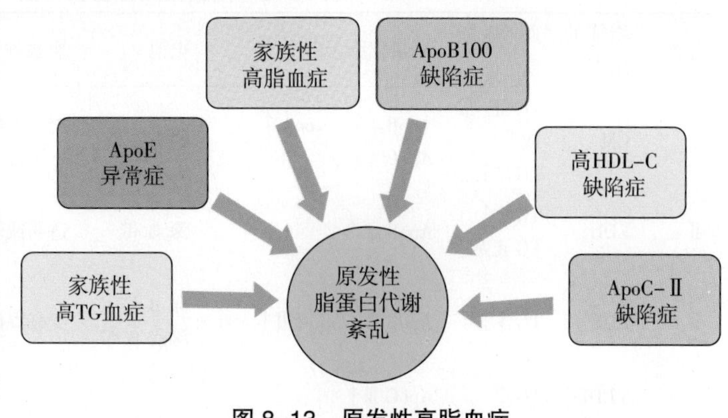

图 8-13　原发性高脂血症

6. 其他家族性高脂血症　如家族性混合型高脂血症、家族性 $ApoB_{100}$ 缺陷症、家族性 CETP 缺陷症、家族性 LCAT 缺陷症、家族性高 α-脂蛋白血症、家族性高 Lp(a) 血症等。

（三）继发性高脂血症

继发性高脂血症是指由于某些全身性疾病或药物所致的脂质代谢紊乱，临床上较为常见继发于糖尿病、某些内分泌紊乱和肾脏疾病等（图 8-14）。

1. 糖尿病　糖尿病患者体内胰岛素缺乏或功能下降时，肝脏合成 VLDL 亢进，LPL 活性降低，CM、VLDL 的分解量减少，出现高 TG 血症和低 HDL 血症。Ⅰ型糖尿病因为胰岛素的严重缺乏，可引起显著的高 TG 血症（11.3mmol/L 以上）。

2. 甲状腺功能减退　此病特点之一是脂质代谢紊乱，主要表现为高胆固醇血症、高三酰甘油血症和高 HDL 血症等。甲状腺激素不足时，肝脏 LDL 受体减少出现高胆固醇血症；LPL 和 HTGL 活性降低，使 VLDL 和 IDL 降解减少。

3. 肾脏疾病　肾病综合征时高脂血症发生率在 70% 左右，主要由于脂蛋白降解障碍和合成过多所致。一般认为，肾病综合征的脂质代谢紊乱多表现为Ⅱ b 型，也可为Ⅳ或Ⅴ型高脂血症。尿毒症时因 LPL 活性降低，VLDL 降解减少导致血清 VLDL 增高，表现为Ⅳ型高脂血症。肾移植术后、持续性血液透析和腹膜透析、糖尿病性肾病、高血压性肾病等也可诱发高脂血症。

4. 肥胖症　肥胖时，FFA 增加与胰岛素抵抗促使胰岛素分泌亢进，引起 TG 水平升高，导致 VLDL、TG 和 sLDL 增加。肥胖程度越高，脂质代谢紊乱程度越高，尤其是那些有内脏脂肪堆积的肥胖者更易合并明显的脂质代谢异常及高血压、糖尿病。

5. 酗酒　每日大量饮酒可产生轻至中度 VLDL 增高和高三酰甘油血症，严重者可伴黄色瘤、脂血性视网膜病，甚至胰腺炎。

6. 药物　由药物引起的继发性高脂血症称为药源性高脂血症。研究提示，大部分抗高血压药均可影响脂蛋白代谢，如利尿剂和 β 受体阻滞剂可引起血浆胆固醇和 / 或 TG 水平升高。

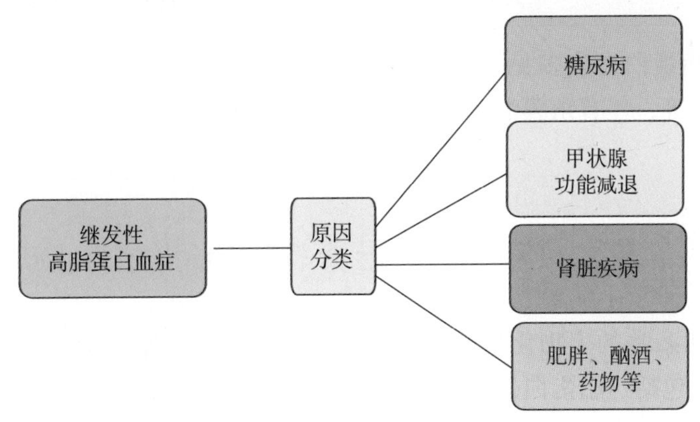

图 8-14　继发性高脂血症

（四）高 HDL 血症

血浆 HDL- 胆固醇（HDL-C）含量超过 2.6mmol/L 为高 HDL 血症。CETP 及 HTGL 活性降低是引起高 HDL 血症的主要原因。若 CETP 缺陷，HDL 内的 CE 蓄积，使 HDL 增多；若 HTGL 活性降低，HDL 被肝细胞摄取减少并使 $HDL_2 \rightarrow HDL_3$ 转换过程减慢而停留在血液中，并使其浓度增加，出现高 HDL 血症。高 HDL 血症分为原发性和继发性两类。原发性 HDL 血症的病因有 CETP 缺损和 HTGL 活性降低等。继发性高 HDL 血症病因有：①运动失调；②饮酒过量；③原发性胆汁性肝硬化；④治疗高脂血症的药物所致；⑤其他。

二、低脂血症

近年来，低脂血症引起了关注。低脂血症产生的原因有两方面，一是某种原因使脂蛋白合成减少，二是分解代谢亢进。

（一）低脂血症的诊断

血清 TC 在 3.3mmol/L 以下、TG 在 0.45mmol/L 以下或 LDL-C 在 2.1mmol/L 以下者，属于低脂血症。TC 和 TG 同时降低者多见，脂蛋白以 HDL、LDL、VLDL 降低多见。

（二）病因

原发性低脂蛋白血症的原因包括 ApoA Ⅰ缺乏或变异、LCAT 缺乏症、无 α-脂蛋白血症、无 β-脂蛋白血症、低 β-脂蛋白血症等。三种低脂蛋白的主要特点（表 8-4）。

表 8-4 三种低脂血症的主要特点

类别	遗传方式	TC	TG	脂蛋白异常
无 α-脂蛋白血症	隐性遗传	↓	正常或↑	HDL 低下，出现异常 HDL
无 β-脂蛋白血症	显性遗传	↓	↓	HDL、VLDL、CM 缺损
低 β-脂蛋白血症	显性遗传	↓	↓	HDL、VLDL、CM 低下

继发性低脂蛋白血症多见于内分泌疾患（甲状腺功能亢进、Addison 病等）、重症肝病、恶性肿瘤等，伴有角膜混浊、扁桃体肥大、肝脾肿大、蛋白尿、慢性腹泻、脂肪便等。

第五节 脂蛋白代谢紊乱的生物化学检验

脂蛋白代谢紊乱的生物化学检验指标较多，不仅包括血浆脂质、脂蛋白、载脂蛋白的测定，而且包括与脂蛋白代谢相关的酶活性和基因突变分析。通过这些指标的检测可以早期发现和诊断高脂血症，协助诊断动脉粥样硬化和进行动脉粥样硬化疾患的危险评估、监测和评价饮食与药物治疗效果等。

一、血清脂质测定

血清脂质包括 TG、TC、FFA 和 PL 等，临床上血清脂质测定主要是指 TG 和 TC 检测。

（一）TG 测定

TG 主要存在于 CM 和 VLDL 中，又称中性脂肪，其甘油骨架上分别结合了 3 分子脂肪酸。由于结合的脂肪酸包括油酸（44%）、软脂酸（26%）、亚油酸（16%）和棕榈油酸（7%）等，造成 TG 的化学组成不均一，准确求其相对分子质量较为困难。因此检测时采用标准不同，测定结果存在一定差异。TG 测定方法分为化学法和酶法两类。

1. 化学法主要有三种 ① VanHander 法：用氯仿抽提样品中三酰甘油，沸石吸附磷脂，变色酸显色；②正庚烷－异丙醇抽提法：沸石合剂或氧化铝吸附干扰物，乙酰丙酮显色或测荧光；③分溶抽提－乙酰丙酮显色法。上述测定方法中以正庚烷－异丙醇抽提乙酰丙酮显色法应用较普遍。化学法测定的基本原理可分为以下四步：

（1）TG的抽提分离　用甲醇、乙醇、正庚烷或氯仿等溶剂提取三酰甘油，同时又要消除磷脂、游离甘油、葡萄糖等干扰物的影响。可用吸附剂（如沸石、硅酸等）或有机溶剂（如异丙醇、己烷等）去除干扰物质。

（2）皂化　三酰甘油水解生成甘油，通常采用氢氧化钾作皂化剂，温度一般控制在50℃~60℃时间为10~15分钟。

（3）甘油的氧化　用过碘酸作氧化剂，过碘酸在酸性溶液中将甘油氧化为甲醛和甲酸。这一反应并非甘油所特有，凡含有相邻的羟基或有相邻羟基或氨基的化合物，如α－磷酸甘油、葡萄糖和丝氨酸等都会引起干扰，因此在第一步提取时应尽量除去这类物质。

（4）显色定量　甲醛的定量方法主要有两种：①甲醛与变色酸（4,5-二羟-2,7-萘二磺酸）在硫酸溶液中生成紫红色化合物，在570nm测吸光度。反应前要用还原剂去除剩余的过碘酸。该法灵敏度高、稳定，线性范围可达10mmol/L。②乙酰丙酮法：甲醛与乙酰丙酮在NH_4^+存在下生成黄色的二乙酰二氢二甲基吡啶，在420nm测吸光度，也可测荧光。

2. 酶法　酶法测定血清TG的主要优点是操作简便，快速准确，适合自动分析，线性范围较宽等。目前临床实验室测定TG的常规方法是甘油磷酸氧化酶－过氧化物酶-4-氨基安替比林－酚法（GPO-PAP法），反应原理如下：血清中TG在LPL作用下，水解为甘油和FFA；甘油在ATP和甘油激酶（GK）的作用下，生成3-磷酸甘油；3-磷酸甘油经磷酸甘油氧化酶（GPO）作用氧化生成磷酸二羟丙酮和过氧化氢（H_2O_2）；H_2O_2与4-氨基安替比林（4-AAP）及酚在过氧化物酶（POD）的作用下，生成红色醌类化合物，其显色程度与TG的浓度成正比。反应式（图8-15）。

$$三酰甘油 + H_2O \xrightarrow{LPL} 甘油 + 游离脂肪酸$$
$$甘油 + ATP \xrightarrow{GK+Mg^{2+}} 甘油-3-磷酸$$
$$甘油\text{-}3\text{-}磷酸 + O_2 \xrightarrow{GPO} 磷酸二羟丙酮 + H_2O$$
$$H_2O_2 + 4-AAP + 酚 \xrightarrow{POD} 醌亚胺 + H_2O$$

图8-15　GPO-PAP法测血清TG反应式

目前国内外多数TG商品试剂根据上述原理配制，用一步终点法测定，即血清与酶试剂混合反应一定时间后，直接进行测定。具有简便、快速的优点，但所测TG值包括了血清中的FG。若要除去FG的干扰得到真正的TG值，可采用两步双试剂法：将LPL和4-AAP组成试剂2，其余成分为试剂1。血清先加试剂1，37℃孵育后，因无LPL存在，TG不被水解，FG在GK和GPO的作用下反应生成H_2O_2，但因不含4-AAP，不能完成显色反应，H_2O_2被消耗掉，故可除去FG的干扰；再加入试剂2，即可测出TG水解生成的甘油。

血清TG参考范围：成人0.45~1.69mmol/L（40~150mg/dL）。超出1.69mmol/L为TG

升高。

TG升高可见于家族性高TG血症、家族性混合性高脂血症、冠心病、动脉粥样硬化、糖尿病、肾病综合征、甲状腺功能减退、胆管梗塞、糖原累积症、妊娠、口服避孕药、酗酒等。

（二）TC测定

胆固醇是人体内重要的脂类成分，具有重要的生理功能。血清中胆固醇包括CE和FC，前者占70%，后者占30%。TC测定是当前临床生化实验室血脂分析的常规项目之一。其测定方法分为化学法、酶法、气相色谱法、高效液相色谱法、同位素-稀释质谱法五大类。

1. 化学法 ①抽提；②皂化；③毛地黄皂苷沉淀纯化；④显色等四个阶段。目前国际上公认的TC测定方法是Abell、Levy、Brodie及Kendall等设计的包括水解CE、石油醚提取和乙酸-乙酸酐-硫酸显色等步骤的方法（Abell法或ALBK法）；常规方法有多种，但存在操作复杂，干扰因素多，无法自动化分析等缺点，现已不用。

2. 酶法测定 该法特异性好、灵敏度高，既可手工操作，也可自动化分析，线性范围≤19.38mmol/L（750mg/dL）。反应原理如下：CE在胆固醇酯酶（CHER）作用下水解成FC和FFA；FC经胆固醇氧化酶（COD）氧化成Δ^4-胆甾烯酮和H_2O_2；再分别定量O_2的消耗或者H_2O_2的生成量，或者Δ^4-胆甾烯酮生成量，以作为FC的定量依据。其中H_2O_2可在4-氨基安替比林（4-AAP）与酚存在下，经过氧化物酶（POD）催化，生成红色醌亚胺（Trinder反应）。颜色深浅与标本中TC含量成正比。此方法已成为临床实验室测定血清TC的常规方法，反应式如（图8-16）。

$$CE + H_2O \xrightarrow{CHER} FC + FFA$$

$$FC + O_2 \xrightarrow{COD} \Delta^4\text{-胆甾烯酮} + H_2O_2$$

$$H_2O_2 + 4-AAP + \text{酚} \xrightarrow{POD} \text{醌亚胺} + H_2O$$

图8-16 COD-PAP法测血清TC

血清TC参考范围：成人2.85~5.69mmol/L（110~220mg/dL）。目前我国的血脂异常防治建议中以≤5.17mmol/L（200mg/dL）为合适水平，5.20~5.66mmol/L（201~219mg/dL）为临界范围或边缘升高，≥5.69mmol/L（220mg/dL）为升高。TC水平因生活条件（饮食、运动等）而异，随年龄上升，70岁以后有下降趋势。中青年男性略高于女性，但绝经期后女性高于同龄男性。

高胆固醇血症和AS的发生有密切关系，血清TC水平常用作AS预防和治疗观察的参考指标。TC升高见于各种高脂血症、梗阻性黄疸、肾病综合征、甲状腺功能低下、慢性肾功能衰竭、糖尿病等。此外，吸烟、饮酒、紧张、血液浓缩等也可使TC升高。TC降低见于各种脂蛋白缺陷状态、肝硬化、恶性肿瘤、营养不良、巨细胞性贫血等。

（三）FFA 测定

正常血清中 FFA 主要有油酸（54%）、软脂酸（34%）和硬脂酸（6%）。与其他脂质比较，FFA 浓度很低，但极易受脂代谢、糖代谢和内分泌功能等因素影响。

1. 非酶法测定　包括滴定法、比色法、原子吸收分光光度法和高效液相色谱法。前三种方法准确性差，而高效液相色谱法不便于批量操作。

2. 酶学测定法　主要用脂肪酶测定，结果准确可靠、快速，易于批量检测。

血清 FFA 参考范围：成人 0.4~0.9mmol/L，肥胖者和儿童稍高。

FFA 测定的标本一定要注意在 4℃条件下分离血清并进行测定。因为血中有各种脂肪酶存在，极易使血中 TG 和 PL 的酯型脂肪酸分解成 FFA，使血中 FFA 上升。贮存标本不得超过 24h；若保存 3 天，其值将升高约 30%。

（四）PL 测定

PL 是含有磷酸基和脂质的物质的总称。血清中 PL 包括：①磷脂酰胆碱（60%）和溶血磷脂酰胆碱（2%~10%）；②磷脂酰乙醇胺（2%）；③鞘磷脂（20%）等。

血清 PL 定量方法包括化学法和酶法两大类。化学测定法包括：①抽提分离；②灰化；③显色和比色三个阶段。酶测定法是利用磷脂酶 A、B、C、D 等 4 种酶的作用，测定其分解产物，对 PL 进行定量。

血清 PL 参考范围：成人 0.56~1.7mmol/L。

血清 PL 的高低与胆固醇密切相关，正常人胆固醇与磷脂比值平均为 0.94。当胆固醇随年龄等的改变而上升时，磷脂也同时上升。高胆固醇血症患者通常也患有高磷脂血症。TG 明显升高时，磷脂也会上升。

二、血清脂蛋白测定

血清脂蛋白分析可采用电泳法和超速离心法求出各种脂蛋白的百分比，亦可通过测定脂蛋白中胆固醇含量的方法对其进行定量。

（一）电泳法

不同脂蛋白因蛋白质种类和含量不同，在一定电场强度下，可依据电泳迁移率不同而进行分离，并予以检测。常用电泳支持物有乙酸纤维膜、琼脂糖凝胶或聚丙烯酰胺凝胶等。

临床检验中主要采用琼脂糖凝胶自动化电泳测定血清脂蛋白。该法用亲脂燃料如苏丹黑 B 等预染脂蛋白再电泳，电泳完毕进行光密度扫描，求出 α－脂蛋白、β－脂蛋白、前 β－脂蛋白和 CM 百分比。

（二）超速离心法

超速离心法是根据血清中各种脂蛋白的密度的差异，在离心力作用下进行分离纯化的有效技术。一般操作方法是将血清置于已制备好的不同密度梯度的盐溶媒介质中，在强大离心力的作用下，各种脂蛋白依其自身的 Sf 不同，分散于离心管中的不同密度溶媒层，达到分离目的。

（三）脂蛋白胆固醇测定

脂蛋白的定量测定尚无理想的方法。由于脂蛋白中胆固醇含量较为稳定，因此目前以测定脂蛋白中胆固醇含量的方法作为脂蛋白定量依据。HDL、LDL 和 VLDL 中的胆固醇分别称为高密度脂蛋白 - 胆固醇（HDL–C）、低密度脂蛋白 - 胆固醇（LDL–C）和极低密度脂蛋白 - 胆固醇（VLDL–C）。

1. HDL–C 测定 其测定的参考方法是用超速离心分离 HDL，然后用化学法 (ALBK) 或酶法测定其胆固醇含量，此法需特殊设备，而且不易掌握。以前多用大分子聚阴离子及两价阳离子沉淀血清中 LDL 与 VLDL，然后用化学法或酶法测定上层血清中的 HDL–C。HDL–C 测定主要有 4 类沉淀剂：①肝素 - 锰：此法有时不能将 VLDL 沉淀完全，且不适合于酶法测定上清液中的 HDL–C，现已较少采用。②硫酸葡萄糖 - 镁：为 20 世纪 80 年代初推荐的方法，可取得准确结果，但试剂昂贵。③聚乙二醇 6000 沉淀法：易于沉淀富含 TG 的脂蛋白（主要为 VLDL），但此法准确度与精密度较差，不宜推荐。④磷钨酸 - 镁（PTA–Mg^{2+}）：试剂价廉易得，使用方便，能得到较好的结果，已被中华医学会检验分会推荐作为常规测定方法，但该法因有一个离心分离的操作而不适合作自动分析。近年来有更方便的直接测定方法（又称匀相法），免去了标本预处理（沉淀）步骤，便于自动化，快速简便，准确性能满足常规应用的要求，已取代沉淀法成为临床实验室的常规方法。

（1）*磷钨酸 - 镁法* 血清 HDL 不含 ApoB，用 PTA 与 Mg^{2+} 作沉淀剂，可沉淀含 ApoB 的脂蛋白［包括 LDL、VLDL 及 Lp(a)］。本法中，上清液中只含 HDL，胆固醇含量用酶法测定。标本应为早晨空腹 12 小时后血，当天测定。如需冷冻保存，只能冻 1 次，化冻后即测定。最好能用低温离心，离心温度过高会使沉淀不完全。应及时吸出上清液完成胆固醇测定。

（2）*HDL 直接测定法* HDL 直接测定法大致分三类，分别是聚乙二醇 / 抗体包裹法、酶修饰法和选择性抑制法。选择性抑制法是目前国内应用最多的方法，其原理为：分两步反应，第一试剂用聚阴离子及分散型表面活性剂（即反应抑制剂），后者与 LDL、VLDL 和 CM 表面的疏水基团有高度亲和力，吸附在这些脂蛋白表面形成掩蔽层，但不发生沉淀，能抑制这类脂蛋白中的胆固醇与酶试剂起反应。第二试剂含胆固醇测定酶及具有对 HDL 表面的亲水基团有亲和力的表面活性剂（即反应促进剂），使酶与 HDL 中的胆固醇起反应。

血清 HDL–C 参考范围：成年男性 1.16~1.42mmol/L（45~55mg/dL）；女性 1.29~1.55mmol/L（50~60mg/dL）。目前我国血脂异常防治建议将 HDL–C 分为 2 个水平：≥ 1.04mmol/L（40mg/dL）为正常范围；≤ 0.91mmol/L（35mg/dL）为低下。

HDL–C 降低见于急性感染、糖尿病、慢性肾功能衰竭、肾病综合征等。HDL–C 含量过高（超过 2.6mmol/L），也属于病理状态，常被定义为高 HDL 血症。

流行病学与临床研究证明，HDL-C 水平与冠心病、脑卒中等心血管疾病的发生呈负相关。HDL-C 低的个体患冠心病的危险性增加；HDL-C 水平高者，患冠心病的可能性小。所以 HDL-C 可用于评价患冠心病的危险性。血清 HDL 通过 RCT，可以减少脂质在血管壁的沉积，起到抗动脉硬化（AS）作用。HDL 还可通过其他途径发挥抗 AS 作用，例如，HDL 含有对氧磷酶（PON），具有抗氧化作用，能有效地防止由高价金属离子和细胞诱导的 LDL 氧化修饰，抑制内膜下 ox-LDL 生成；HDL 能抑制内皮细胞黏附作用，防止单核细胞黏附；HDL 能诱导内皮细胞一氧化氮的合成，减轻 AS 早期不正常的血管收缩，促进内皮细胞前列环素的合成，抑制 ox-LDL 引起的单核细胞迁移等。近年来研究发现，HDL 能被体内外多种因素氧化修饰，形成氧化型高密度脂蛋白（ox-HDL），HDL 一旦被氧化，不再被 HDL 受体所识别，与清道夫受体发生结合反应，其抗 AS 的作用减弱或消失，甚至反呈现致 AS 的作用。

2. LDL-C 测定　参考方法亦为超速离心法。因 LDL-C 测定方法较繁，多以 Friedewald 公式计算，虽然方便，但影响测定准确性的因素较多。20 世纪 80 年代发展了两种化学方法，一种是以化学法替代超速离心分离 VLDL，然后测定 HDL，加上 LDL 部分的胆固醇（C），减去 HDL-C，即得 LDL-C。另一种是选择性沉淀 LDL 的方法，其中以聚乙烯硫酸（PVS）法最为常用，是一种间接测定 LDL-C 的方法，但不适合自动分析。20 世纪 90 年代出现免疫沉淀法测 LDL-C。用免疫学原理沉淀血清中的非 LDL 脂蛋白，测定 LDL-C 的特异性高，精密度好，但试剂成本高，不易在临床推广。近年出现的直接法（匀相法）是适合现代自动分析的 LDL-C 测定法。与直接测定 LDL-C 相似，不需要标本预处理，适用于大批量标本自动分析，测定结果能满足临床要求。

（1）Friedewald 公式法　LDL-C=TC-LDL-C-TG/2.2（以 mmol/L 计）或 LDL-C=TC-LDL-C-TG/5（以 mg/dL 计）

运用这一公式应注意有如下条件：①空腹血清不含 CM；② TG 浓度在 4.6mmol/L 以下；③Ⅲ型高脂血症除外。

（2）聚乙烯硫酸盐沉淀法　本法并非对 LDL-C 作直接测定，而是用 PVS 选择性沉淀血清中 LDL，再以血清 TC 减去上清液（含 HDL 与 VLDL）胆固醇即得 LDL-C 值。试剂中含 EDTA 用以去除两价阳离子，避免 VLDL 共同沉淀，辅以聚乙二醇独甲醚（PEGME）加速沉淀。胆固醇测定同 TC 测定。

（3）直接法测定　匀相的 LDL-C 直接测定法有两类，一类是以 a-环糊精、硫葡聚糖和聚氧乙烯-聚氧丙烯封闭共聚多醚（POE-POP），抑制非 LDL 脂蛋白与胆固醇酯酶和胆固醇氧化酶的反应（也可称选择性抑制），从而仅使 LDL-C 被酶水解并测定。另一类是以不同的表面活性剂的双试剂使非 LDL-C 与 LDL-C 分两步水解，因先消除非 LDL-C 而被称为消除法，是目前应用较广的直接测定法。

根据各类脂蛋白物理化学性质不同，与表面活性剂反应也不相同的原理，在第一反应中，表面活性剂 I 使非 LDL 脂蛋白的结构改变，促进了与胆固醇酯酶（CEH）和胆固醇氧化酶（COD）的反应，使非 LDL 脂蛋白在第一步反应中被消除，而 LDL 受到表面活性剂Ⅰ的保护，不与 CEH 和 COD 反应。第二步反应中表面活性剂Ⅱ促进未被消除的 LDL-C 与 CEH 和 COD 反应，并经 Trinder 反应显色测定。

目前各类方法测定的 LDL-C 值都包括 IDL 和 Lp(a) 的胆固醇在内，在流行病与冠心病危险因素研究中所有 LDL-C 都包含 IDL-C 和 Lp(a)-C。沿用多年已成为习惯。在一般血清中 IDL-C 很少（约 0.05mmol/L，即 2mg/dL），但在高 TG 血症时可以增加。一般 Lp(a)-C 约 0.08~0.10mmol/L（3~4mg/dL）如 Lp(a)-C 较高时，有必要对 LDL-C 值进行校正。

血清 LDL-C 参考范围：成人 2.07~3.11mmol/L（80~120mg/dL）。目前我国的血脂异常防治建议将 LDL-C 分成 3 个水平：≤ 3.10mmol/L（120mg/dL）为合适范围；3.13~3.59mmol/L（121~139mg/dL）为边缘升高；≥ 3.62mmol/L（140mg/dL）为升高。

LDL 是富含胆固醇的脂蛋白，正常人空腹时血清胆固醇的 2/3 存在于 LDL 中。血清 LDL-C 水平随年龄增加而升高。高脂高热量饮食、运动少和精神紧张等可使 LDL-C 水平升高。

LDL-C 是 AS 的主要危险因素之一，血清 LDL-C 水平越高，危险性越大。临床上 LDL-C 升高可见于家族性高胆固醇血症、家族性 ApoB 缺陷症、混合性高脂血症、糖尿病、甲状腺功能低下、肾病综合征、梗阻性黄疸、慢性肾功能衰竭、Cushing 综合征、妊娠、多发性肌瘤、某些药物的使用等。LDL-C 降低见于家族性无 β 或低 β-脂蛋白血症、营养不良、甲状腺功能亢进、消化吸收不良、肝硬化、慢性消耗性疾病、恶性肿瘤等。

（四）Lp(a) 测定

1963 年，挪威遗传学家 Berg 发现了脂蛋白 (a)[Lp(a)]。Lp(a) 的结构蛋白中既有 ApoB，又有特征性载脂蛋白 Apo(a)，且 Apo(a) 分子中含有与纤溶酶原（Pg）同源的抗原决定簇，加之 Apo(a) 的分子量变异较大，这些造成了 Lp(a) 测定方法学的复杂性。

Lp(a) 测定有两类方法，一是以免疫化学原理测定其所含 Apo(a)，结果以 Lp(a) 质量表示，也有以 Lp(a) 颗粒数 mmol/L 表示的。另一类方法测定其所含的胆固醇，结果以 Lp(a)-C 表示。目前大都用免疫学方法测定。

正常人群的 Lp(a) 水平呈明显的正偏态分布，大多在 200mg/L 以下，平均数在 120~180mg/L，中位数约 100mg/L。Lp(a) 水平高于医学决定水平（300mg/L），冠心病危险性明显增高。

肝脏是 Lp(a) 合成的主要场所，Lp(a) 不是由极低密度脂蛋白转化而来，也不能转化为其他脂蛋白，系一类独立的脂蛋白。血清 Lp(a) 水平主要决定于遗传，个体间 Lp(a) 水平可相差 100 倍，但同一个体血浆 Lp(a) 水平的变化则相对较小。环境、饮食、药物对它的影响不明显。体内 LDL 受体缺陷可影响 Lp(a) 浓度，可能与体内 Lp(a) 合成增加有关。血清 Lp(a) 水平是动脉粥样硬化性疾病的独立危险因素，与动脉粥样硬化成正相关。

三、血清载脂蛋白测定

利用特异性抗体试剂可测定血清载脂蛋白，具体方法有免疫扩散法、免疫火箭电泳法和免疫比浊法等。免疫扩散法是先制备含有载脂蛋白抗体的琼脂糖凝胶，间隔等距离打孔，加入待测人血清，经一定时间扩散后，测量在凝胶孔周围形成的沉淀圈大小来计算血清中载脂蛋白含量。免疫火箭电泳是先制备含有某一载脂蛋白抗体的琼脂糖凝胶，靠近阴极端打孔，加入待测血清，进行电泳，根据类似火箭的沉淀峰高度或面积的大小计算血清中载脂蛋白含量。免疫比浊法则是利用载脂蛋白的特异抗体与血清中相应的抗原结合形成免疫复合物，并聚集成混悬于溶液介质中的微细颗粒，光线通过溶液时被吸收的多少与混浊颗粒的量成正比。免疫比浊法快速准确，可在自动生物化学分析仪上批量检测。

尽管已发现20余种载脂蛋白，只有ApoAⅠ和ApoB含量测定在临床上得到广泛应用。目前血清ApoAⅠ和ApoB测定尚无公认的参考方法，免疫浊度法是临床实验室的常规方法。

血清ApoAⅠ、ApoB参考范围：成人ApoAⅠ为1.20~1.60g/L，ApoB为0.80~1.20g/L。

ApoAⅠ是HDL的主要载脂蛋白，由肝和小肠合成，在血浆中半衰期为45天。一般情况下，血清ApoAⅠ可以代表HDL水平，与LDL-C呈明显正相关。ApoB有$ApoB_{48}$和$ApoB_{100}$两种，临床常规测定的ApoB为$ApoB_{100}$。通常约有90%的$ApoB_{100}$分布在LDL中，血清ApoB主要代表LDL水平，与LDL-C呈显著正相关。

ApoAⅠ降低主要见于Ⅰ型和Ⅱa型高脂血症、冠心病、脑血管病、感染、血液透析、慢性肾炎、吸烟、糖尿病、药物治疗、胆汁郁积阻塞、慢性肝炎、肝硬化等。研究显示，ApoAⅠ降低是冠心病的危险因素。病理状态下ApoAⅠ的含量不一定与LDL-C成比例，同时测定ApoAⅠ与LDL-C更有价值。家族性高TG血症患者LDL-C往往偏低，但ApoAⅠ不一定低，不增加冠心病危险；家族性混合型高脂血症患者ApoAⅠ与LDL-C都会轻度下降，冠心病危险性高。此外，ApoAⅠ缺乏症（如Tangier病）、家族性低α-脂蛋白血症等，血清中ApoAⅠ与HDL-C极低。ApoAⅠ升高主要见于妊娠、雌激素疗法、锻炼、饮酒等。

ApoB升高主要见于冠心病、Ⅱa和Ⅱb型高脂血症、脑血管病、糖尿病、妊娠、胆汁梗阻、脂肪肝、吸烟、血液透析、肾病综合征、慢性肾炎等。流行病学与临床研究已确认，ApoB增高是冠心病危险因素。高TG血症时，VLDL极高，sLDL通常亦增高，ApoB含量较多而胆固醇较少，故可出现血清LDL-C不高，而ApoB增高的所谓“高ApoB脂蛋白血症”。所以ApoB与LDL-C同时测定有利于临床判断。ApoB降低主要见于Ⅰ型高脂血症、雌激素疗法、肝硬化、药物疗法及感染等。

四、血浆脂代谢相关酶测定

（一）脂蛋白脂肪酶

脂蛋白脂肪酶（LPL）主要存在于脂肪组织，循环血液中仅有微量无活性的LPL存在，测定血浆LPL活性时，需先按10U/kg（体质量）静脉注射肝素，使LPL从内皮细胞表面释放入血。10分钟后采集静脉血，得到肝素静脉注射后血浆（PHP），再测定 LPL 活性。需注意的是血浆中同时有 LPL 和肝脂酶（HTGL）两种脂肪水解酶，一般 PHP 总脂酶活性的 1/3 为 LPL，2/3 是 HTGL。

LPL 测定方法有：

1. 酶法，用 SDS 或抗体抑制血浆 HTGL 活性，以 LPL 催化的底物减少量反映其活性；
2. LPL 单克隆抗体的酶免疫分析法测定其质量。

参考范围：成人 LPL 在 150mg/L 以上；低于 40mg/L，属于 LPL 纯合子缺乏者；40~150mg/L 属杂合子缺乏者。

（二）磷脂酰胆碱胆固醇酯酰基转移酶

磷脂酰胆碱胆固醇酯酰转移酶（LCAT）是肝脏合成分泌的一种血浆功能性酶，HDL 中的 ApoAⅠ可激活其活性，在 HDL 的胆固醇酯逆转运中发挥重要作用。

LCAT 缺失者，会产生以角膜混浊、贫血、蛋白尿等为主的症状，以及显著的低 HDL 血症。

五、血脂和脂蛋白检测的临床应用

目前，血浆脂质及相关测定项目很多，检测结果受到许多因素的影响，因此在血脂和脂蛋白检测的临床应用中，应控制影响因素，合理选择检测项目，做好脂蛋白检测的标准化，保证测定结果的可靠性。

（一）血脂和脂蛋白检测前应注意的问题

对于血脂测定，应特别注意分析前变异对实验结果的影响。主要影响因素有：

1. 生物学因素 如个体间、性别、年龄和种族等。研究发现，TC、TG、HDL-C、LDL-C、ApoAⅠ、ApoB 和 Lp(a) 的平均生物学变异分别为 6.1%~11%、23%~40%、7%~12%、9.5%、7%~8%、6.5%~10% 和 8.6%。

2. 行为因素 如饮食、肥胖、吸烟、紧张、饮酒、饮咖啡和锻炼等。

3. 临床因素 ①疾病：内分泌或代谢性疾病、肾脏疾病、肝胆疾病等。②药物诱导：降压药、免疫抑制剂及雌激素等。

4. 标本收集与处理 如禁食状态、血液浓缩、抗凝剂与防腐剂、毛细血管与静脉血、标本贮存等。建议采取下列措施以减少上述因素的影响：

（1）抽血前至少 2 周保持平时的饮食习惯，近期内体重稳定，无急性病、外伤、手术等意外情况。

（2）抽血前 3 天避免高脂饮食，24 小时内不饮酒，不做剧烈运动。

（3）应在禁食 12~14 小时后空腹抽血。

（4）除卧床的患者外，一般应坐位休息 5 分钟后抽血。

（5）抽血前最好停用影响血脂的药物，如血脂调节药、避孕药、某些降压药、激素等数天或数周，否则应记录用药情况。

（6）妊娠后期各项血脂都会增高，应在产后或终止哺乳后 3 个月测定才能反映其基本血脂水平。

值得注意的是，因为血脂检查受许多因素的影响，如果一次检验结果接近或超过血脂异常判断值，应间隔 1~2 周，在同一家医院的实验室再次抽血复查，尽量减少或避免由于实验室误差或个体生理变异造成的误差。

（二）检测项目的合理选择

临床上应根据医院和患者的实际情况，选择临床意义明确、操作方法可靠的测定项目，避免和纠正盲目追求新的测定项目或经济效益的行为。

目前国内外均要求临床常规血脂测定应至少包括 TC、TG、HDL-C 及 LDL-C 四项，有条件的实验室可加测 ApoAⅠ、ApoB 及 Lp(a)。血浆静置实验可作为高脂血症的一种初筛实验。

一些特殊检查项目，如 Apo（AⅡ、CⅠ、CⅡ、CⅢ和 E）、FFA、CETP、LPL、LCAT 等，多用于科研或临床特殊病例的研究。近年来，sLDL、ox-LDL 等测定已引起国内外学者的广泛关注。

（三）试剂的选择原则与血脂测定的技术指标

临床血脂测定时，要特别重视试剂的合理选择和应用，并且应使测定结果符合一定的要求，达到所规定的技术目标。

1. 不精密度与不标准度　各实验室进行血脂测定并不要求统一测定方法，而是要求对同一批标本的血脂获得基本一致的测定值，并要求测定值在允许的不精密度（用变异系数 CV 表示）及不准确度（用偏倚表示）范围内。对于 TC、TG、HDL-C 及 LDL-C 四项，不精密度应分别不大于 3%、5%、4% 和 4%，不准确度应分别不大于 ±3%、±5%、±5% 和 ±4%，总误差应分别不大于 9%、15%、13% 和 12%。对于 ApoAⅠ、ApoB 和 Lp(a) 三项，不精密度应分别不大于 3%、3% 和 4%，不准确度应分别不大于 ±5%、±5% 和 ±10%。

2. 灵敏度　酶法测定血清 TC 5.17mmol/L 时，A_{500nm} 约 0.03~0.35；酶法测定 2mmol/LTG 时，$A_{500nm} \geq 0.2$；均相测定法测定 HDL-C、LDL-C 时，最小检测水平至少为 0.01mmol/L；免疫浊度法测定血清 ApoA Ⅰ和 ApoB 检测下限至少为 0.5g/L，Lp(a) 至少 5mg/L。

3. 可检测上限　酶法测定血清 TC，血清与酶试剂用量之比 1:100 时，测定上限为 13mmol/L；酶法测定 TG 线性至少应达 11.3mmol/L；均相测定法测定 HDL-C、LDL-C 时线性至少应分别达 2.59mmol/L 和 7.77mmol/L；免疫浊度法测定血清 ApoAⅠ、ApoB 线性至少不低于 2.0g/L，Lp(a) 至少应达 800mg/L。

4. 特异性　酶法测定血清 TC 时，血清中多种非胆固醇甾醇会不同程度地与试剂反应显色，正常人血清中非胆固醇甾醇约占 TC 的 1%，故在常规测定中这种影响可以不计。酶法测定 TG 时，脂蛋白脂酶（LPL）除能水解 TG 外，还能水解一酰甘油和二酰甘油（血清中后两者约占 TG 的 3%），亦被计算在 TG 中，实际上测定的是总甘油酯。均相测定法测定 HDL-C、LDL-C，免疫浊度法测定血清 ApoAⅠ、ApoB 和 Lp(a) 时，回收率应为 90%~110%，基本不受其他脂蛋白干扰。

5. 干扰因素　酶法测定血清 TC 时，血红蛋白高于 2g/L 会引起正干扰，胆红素 > 0.1g/L 时有明显负干扰；血中抗坏血酸与甲基多巴浓度高于治疗水平时也使得结果偏低。酶法测定 TG 干扰因素与胆固醇测定类同，胆红素> 100μmol/L 或抗坏血酸> 170μmol/L 时出现负干扰；血红蛋白本身的红色会引起正干扰，但溶血后红细胞中的磷酸酶可水解磷酸甘油产生负干扰，明显溶血标本不宜做 TG 测定。TG < 5.65mmol/L、胆红素< 513μmol/L、Hb < 5g/L 时，对均相测定法测定 HDL-C、LDL-C，免疫浊度法测定血清 ApoAⅠ、ApoB 和 Lp(a) 时测定结果基本无干扰。

6. 试剂稳定性　干粉试剂未开瓶 2℃ ~8℃至少可稳定存放 1 年；复溶后的 TC 和 TG 酶试剂在 2℃ ~8℃可至少稳定 2 天，在此期内出现肉眼可辨的粉红色建议不要使用；试剂空白吸光度 A_{500nm} ≤ 0.05。未开封的液体试剂在 2℃ ~8℃可至少稳定 6 个月，开封后至少可保存 1 个月。

7. 反应速度　酶法测定血清 TC 和 TG 反应到达终点时间，37℃不应超过 5 分钟和 8 分钟。免疫浊度法测定血清 ApoAⅠ、ApoB 和 Lp(a)，可根据自动分析仪反应进程曲线确定读取终点时间，一般以 8~10 分钟为宜。

8. 校准　应选用试剂配套的校准物，校准物的定值应可溯源到已有的参考系统。应避免不同试剂体系间校准物的混用所带来的测定结果的系统偏差。用免疫浊度法进行 ApoAⅠ、ApoB 和 Lp(a) 测定校准时应选用符合国际标准（WHO-IFCC）的校准血清，并应备有多种浓度（至少 5 个水平）校准血清，采用多点定标，用教学方程进行曲线拟合制作剂量 - 响应曲线。

知识链接 - 存在问题与发展趋势

虽然血脂、脂蛋白和载脂蛋白分析已广泛应用于动脉粥样硬化、冠心病的防治和高血压、糖尿病、脑血管病、肾脏疾病等的研究，但仍存在以下主要问题。

1. 血脂和脂蛋白检测标准化　应注意实验室之间的测定结果的可比性，合理选择标准品，做好量值溯源工作，保证测定结果准确可靠。

2. 脂蛋白受体和结合蛋白的研究　与脂蛋白代谢密切相关的受体和结合蛋白的研究对阐明脂蛋白代谢和动脉粥样硬化等的分子机制具有重要价值，许多中间环节还不明了，还会发现新的脂蛋白受体和结合蛋白。

3. 新的载脂蛋白的发现与研究　目前已发现 20 余种载脂蛋白，ApoH、ApoJ、ApoM 的生物学特性和功能还有待进一步阐明，均为目前研究的热点。

4. 脂蛋白亚组分的研究　LDL 和 HDL 经密度梯度超速离心等技术可分为多种亚组分。通过对亚组分的组成、结构、代谢和功能的研究，必将拓宽人们对脂蛋白代谢的认识。

5. 氧化脂蛋白及其抗体的研究　ox-LDL、ox-HDL 及其抗体的研究，对揭示动脉粥样硬化的发病机制和临床动脉粥样硬化的防治都具有重要意义。

实验一　血浆脂类测定——GPO-PAP 法测定甘油三酯

目的：掌握甘油三酯的测定方法。

原理：血清中甘油三酯经脂蛋白脂酶（LPL）作用，可以水解为甘油和游离脂肪酸（FFA），甘油在 ATP 和甘油激酶（GK）的作用下，生成 3- 磷酸甘油，再经过磷酸甘油氧化酶（GPO）作用氧化生成磷酸二羟丙酮和过氧化氢（H_2O_2），H_2O_2 与 4- 氨基安替比林（4-AAP）及 4- 氯酚在过氧化物酶（POP）（三者合称 PAP）的作用下，生成红色醌类化合物，其显色程度与 TG 的浓度成正比。

试剂：

1. 甘油三酯液体稳定酶试剂组成（表 8-5）。

表 8-5　甘油三酯液体稳定酶试剂组成

GOODs 缓冲液（pH7.2）	50mmol/L
脂蛋白脂酶	≥ 4000U/L
甘油激酶	≥ 40U/L
磷酸甘油氧化酶	≥ 500U/L
过氧化物酶	≥ 2000U/L
ATP	2.0mmol/L
硫酸镁	15mmol/L
4-AAP	0.4mmol/L
4- 氯酚	4.0mmol/L

2. 三油酸甘油酯标准液 2.26mmol/L（200mg/dL） 准确称取三油酸甘油酯（平均分子量：885.4）200mg 加 TritonX-100 5mL，用蒸馏水定容至 100mL，分装后，4℃保存，切勿冰冻保存。

仪器：

分光光度计。

操作步骤：

取三支试管按表 8-6 操作。混匀后，37℃水浴 5 分钟，用分光光度计比色，以空白管调零，于 500nm 波长处测定各管的吸光度。

表 8-6　GPO-PAP 法测定 TG 操作步骤

加入物（μL）	空白管	标准管	测定管
血清	—	—	10
标准液	—	10	—
蒸馏水	10	—	—
酶试剂	1000	1000	1000

计算：

$$\text{血清 TG（mmol/L）} = \frac{\text{测定管吸光度}}{\text{标准管吸光度}} \times \text{标准液浓度}$$

参考范围：血清 TG 正常范围：0.55~1.70mmol/L。

注意事项：

1. 本方法没有进行抽提和吸附，所以血清中游离的甘油对TG测定结果有一定的影响。

2. 方法中所用酶试剂在4℃避光保存，至少可稳定3天至一周，出现红色时不可再用，试剂空白的吸光度应≤0.05。

3. 取血前要空腹12小时后再进行采血，并要求72小时内不饮酒。标本4℃存放不宜超过3天，避免TG水解释放出甘油。

4. 本实验方法的线性上限为11.3mmol/L，若所测TG值超过了11.0mmol/L，则可用生理盐水稀释后再测。

评价：

本实验介绍的是一步终点法，具有简便、快速、微量且试剂较稳定等优点，适用于手工和自动化测定；其主要缺点是所测TG包括了血清中游离的甘油（FG），为了除去FG的干扰，常用的方法有两种：

1. 外空白法　即同时使用不含LPL的酶试剂测定FG作空白值，此法须作双份测定，使成本加倍，但是可同时得到血清中FG数据。

2. 内空白法　又称为两步法或双试剂法，将酶试剂分作两部分，其中LPL和4-AAP组成试剂Ⅱ，其余部分为试剂Ⅰ。血清先加试剂Ⅰ,37℃孵育后，因无LPL存在，TG不被水解，FG在GK和GPO的作用下反应生成H_2O_2，但因不含4-AAP，不能完成显色反应，故可除去FG的干扰；再加入试剂Ⅱ，即可测出TG水解生成的甘油。内空白法虽然增加了操作步骤，但不增加试剂成本，且排出FG干扰效果好，预孵育5分钟即可排除4mmol/LFG的干扰。

因为LPL除水解TG外，亦能水解一酯和甘油二酯（血清中这二者的浓度约占TG的3%），所以本法测定结果包含后二者的值。

实验二　血清总胆固醇测定

目的：掌握胆固醇液体酶法测定血清中总胆固醇的测定方法。

原理：血清中总胆固醇（TC）包括游离胆固醇（FC）和胆固醇酯（CE）两部分。血清中胆固醇酯可被胆固醇酯酶水解为游离胆固醇和游离脂肪酸（FFA），胆固醇在胆固醇氧化酶的氧化作用下生成Δ^4-胆甾烯酮和H_2O_2。H_2O_2在4-氨基安替比林和酚存在时，经过氧化物酶催化，反应生成苯醌亚胺非那腙的红色醌类化合物，其颜色深浅与标本中TC含量成正比。

器材：

分光光度计。

试剂：

1. 胆固醇液体酶试剂组成（表8-7）。

表 8-7　胆固醇液体酶试剂组成

GOOD' s 缓冲液（pH6.7）	50mmol/L
胆固醇酯酶	≥ 200U/L
胆固醇氧化酶	≥ 100U/L
过氧化物酶	≥ 3000U/L
4-AAP	0.3mmol/L
苯酚	5mmol/L

2. 胆固醇标准液 5.17mmol/L（20mg/dL）可用定值的参考血清作标准。

操作：

取 3 支试管按表 8-8 操作。混匀后，37℃保温 5 分钟，用分光光度计比色，于 500nm 波长处以空白管调零，读出各管吸光度。

表 8-8　胆固醇氧化酶法测定血清总胆固醇

加入物（μL）	空白管	标准管	测定管
血清	—	—	10
标准液	—	10	—
蒸馏水	10	—	—
酶试剂	1000	1000	1000

计算：

$$\text{血清 TG（mmol/L）} = \frac{\text{测定管吸光度}}{\text{标准管吸光度}} \times \text{标准液浓度}$$

参考范围：血清参考值：3.0~5.2mmol/L。

注意事项：

1. 试剂中酶的质量影响测定结果。

2. 若需检测游离胆固醇浓度，将酶试剂成分中去掉胆固醇酯酶即可。

评价：

本方法线性范围为≤ 19.38mmol/L（750mg/dL）。

本方法特异性好、灵敏度高，既可用于手工操作，也可自动化分析；既可作终点法检测，也可作速率法检测。

在终点法中血红蛋白高于 2g/L 时引起正干扰；胆红素高于 0.1g/L 时有明显负干扰；血中维生素 C 与甲基多巴浓度高于治疗水平时，会使结果降低。但是在速率法中上述干扰物质影响较小。高 TG 血症对本法无明显影响。

检测 TC 的血清（浆）标本密闭保存时，在 4℃可稳定 1 周，-20℃可稳定半年以上。

实验三　琼脂糖电泳

目的：掌握血清脂蛋白琼脂糖电泳的技术。

原理：琼脂糖主要通过氢键形成凝胶。电泳时，因为凝胶中含水量大（98%~99%），近似自由电泳，固体支持物的影响较小，故电泳速度快、区带整齐。而且由于琼脂糖不含带电荷的基团，电渗影响很小，是一种良好的电泳材料，分离效果较好。

血清中脂类物质均与载脂蛋白结合成水溶性脂蛋白形式存在。各种脂蛋白所含载脂蛋白的种类及数量不同，在 pH8.6 缓冲液中各脂蛋白分子表面所带电荷多少不同，在电场中迁移率不同而彼此分离。因此，以琼脂糖凝胶为支持物，在电场中可使各种脂蛋白颗粒分开。

琼脂糖凝胶电泳分离血清脂蛋白方法简便。将血清脂蛋白用脂类染料苏丹黑（或油红等）进行预染，以琼脂糖为载体，在 pH8.6 巴比妥缓冲液中进行电泳，可以看到脂蛋白被分成三条区带，从负极到正极依次为 β－脂蛋白（着色最深）、前 β－脂蛋白（着色最浅）及 α－脂蛋白（着色居中）。正常人空腹时在原点处一般无 CM 区带（图 8–1）。

试剂：

1. 巴比妥缓冲液（pH8.6） 离子强度 0.075（称取巴比妥钠 15.4g，巴比妥 2.76g，加水溶解后，再加蒸馏水定容至 1000mL）作为电极缓冲液；配制琼脂糖凝胶者离子强度 0.05（称取巴比妥钠 10.3g，巴比妥 1.82g，加水溶解后，再加蒸馏水定容至 1000mL）。

2. 0.5％琼脂糖凝胶 称取琼脂糖 0.5g，加入巴比妥缓冲液（离子强度 0.05）100mL，置沸水浴中溶解，分装于试管中，冰箱保存。

3. 染色液 苏丹黑 0.1g 溶于异丙醇 10mL 中（或将苏丹黑 B 加到无水乙醇中至饱和，振荡使其乙基化，用前过滤）。

仪器：

电泳仪。

操作：

1. 预染血清 血清 0.2mL 加苏丹黑染色液 0.02mL 于小试管中混和后，置 37℃水浴染色 30 分钟。然后离心（2000rpm）5 分钟。

2. 制备琼脂糖凝胶板 已配制的 0.35％琼脂糖凝胶（浓度可调）于沸水中加热融化。将凝胶溶液倾倒在制胶模具内，胶体的厚度 3~4mm，注意不要产生气泡。静置约 30 分钟后凝固（天热时需延长时间，亦可放冰箱数分钟加速凝固）。

3. 加样 将梳子轻轻拔出，用血色素吸管或微量注射器吸取经予染的血清约 0.1mL，注入凝胶板上的梳孔内。

4. 电泳 将加过血清的凝胶板平行放于电泳槽中，样品放于阴极一端，接通电源，电压为 100~120V，约经电泳 45~55 分钟，即可见分离色带。

判断结果方法：

1. 直接法 可用肉眼直接观察各区带颜色深浅、宽窄加以描述。

2. 分光光度法 将凝胶板上的各脂蛋白区带用刀片切下来，分别置于盛有 3mL 蒸馏水的小试管中，另在空白区切下一块与脂蛋白区带大小相当的凝胶作为空白管。各管置于沸水浴 3 分钟，使凝胶溶解，冷却后，以空白管调零，波长 660nm 比色，读取各试管吸光度值。

3. 光密度计扫描法 以光密度计波长 570nm 处扫描得各部分脂蛋白相对百分比。

计算：

吸光度总和（AT）＝ A（α－LP）＋ A（前 β－LP）＋ A（β－LP）＋ A（CM）

脂蛋白各组分相对百分比 = $A_x/AT \times 100\%$

A_x：各部分脂蛋白（α-脂蛋白、β-脂蛋白、前 β-脂蛋白、CM）的吸光度。

参考范围：

α-脂蛋白 26.8%~37.1%。

β-脂蛋白 48.0%~58.2%。

前 β-脂蛋白 11.0%~19.2%。

乳糜微粒阴性。

注意事项：

1. 标本应为新鲜的空腹血清。

2. 血清样品和染液的比例以 9∶1 为好，染液过多不仅会稀释标本，而且染液中的乙醇会引起蛋白质变性，影响分离效果。

3. 琼脂糖凝胶的浓度以 0.5% 为宜，若> 1%，β-脂蛋白和前 β-脂蛋白不易分开；浓度过低，则凝胶的机械强度太低，不易操作。

4. 如需要保存电泳标本，可将电泳后的凝胶板置于清水中浸泡脱盐约 2 小时，再置 80℃烘箱中烘干即可。

第九章 肝功能检验

第一节 概 述

肝脏是人体内最大的多功能实质性器官，几乎参与体内一切物质的代谢，故有“物质代谢中枢”之称。肝脏的代谢功能与其解剖结构特点密切相关，已成为临床实验室肝功能检查的生物化学基础。

一、肝脏结构

1. 肝脏有双重血液供应。肝动脉为肝细胞提供氧，门静脉供应营养物质。

2. 肝脏有双重输出管道。肝静脉与体循环相联系，可将肝的部分代谢产物输送入肾由尿排出体外；胆道系统与肠道相通，使一些肝内的代谢产物和助消化的物质等随胆汁的分泌而排入肠道。

3. 肝细胞表面有大量的微绒毛，并且细胞膜的通透性较大，更有利于肝细胞与血液进行有效的物质交换。

4. 肝细胞内含有丰富的线粒体、粗面及滑面内质网、高尔基复合体、溶酶体等，与肝脏的能量供应、与肝细胞内各种蛋白质和酶的合成以及药物和毒物的生物转化等都有密切关系。

5. 肝细胞含有数量众多的酶系，且有些酶是肝独有或其他组织含量极少的，为肝细胞进行众多物质代谢与加工提供有利条件。

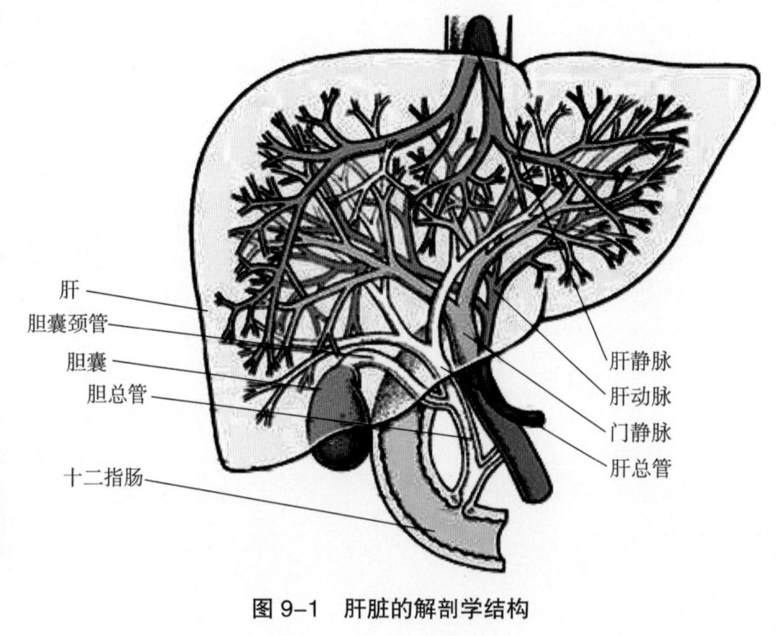

图 9-1 肝脏的解剖学结构

二、肝脏的生物化学功能

肝脏具有多种生物化学功能，除了与其他组织器官相同的功能外，还具有一些重要功能，如物质代谢功能、排泄功能和生物转化功能。

(一) 物质代谢功能

1. 在蛋白质代谢中的作用 ①合成和分泌血浆蛋白质：除合成自身结构蛋白外，还合成分泌多种血浆蛋白质，如白蛋白、凝血酶原、纤维蛋白原、载脂蛋白（ApoA、B、C、E 等）及某些血浆球蛋白（α_2、β 及部分 α_1 球蛋白等）。②转化和分解氨基酸：除支链氨基酸外，其余氨基酸（尤其是芳香族氨基酸）主要在肝脏进行分解代谢，以调整血液中氨基酸比例。③代谢氨及胺类化合物，以解毒性。

2. 在糖代谢中的作用 肝脏通过肝糖原的合成与分解、糖异生等来维持血糖浓度的恒定，保障全身各组织的能量供应。

3. 在脂类代谢中的作用 肝脏能合成甘油三酯、磷脂、胆固醇等脂类物质，同时也是体内产生酮体的唯一器官；参与血浆脂蛋白的代谢；还可转化胆固醇为胆汁酸，促进脂类的消化吸收。

4. 在维生素代谢中的作用 肝是体内储存维生素较多的器官，如维生素 A、D 和 B_{12} 等；肝还直接参与多种维生素的代谢转化，如维生素 D_3 羟化生成 25- 羟维生素 D_3 等。

5. 在激素代谢中的作用 许多激素在发挥其调节作用后，主要在肝脏进行灭活，以调控激素的作用时间和强度，灭活后的产物大部分由尿排出。当肝脏疾病时，肝脏对激素的灭活功能降低，使某些激素在体内堆积而引起物质代谢紊乱。如醛固酮、抗利尿激素在体内堆积，引起水、钠滞留；雌激素过多可使局部小动脉扩张，出现“痴蛛痣”或“肝掌”。

(二) 排泄功能

1. 胆红素代谢 胆色素是含铁卟啉化合物在体内分解代谢的产物，包括胆红素、胆绿素、胆素原、胆素等，胆色素代谢以胆红素为中心。

（1）未结合胆红素的来源 成熟红细胞的正常寿命约为 120 天，衰老红细胞被骨髓、肝、脾等单核吞噬细胞系统破坏，释放出的血红蛋白分解为珠蛋白与血红素。血红素在微粒体血红素加氧酶催化下释放 CO 和铁，形成胆绿素，并进一步在胆绿素还原酶催化下迅速还原为胆红素，此时胆红素呈游离态，称未结合胆红素，具亲脂性，很易透过细胞膜，对细胞产生毒性作用。未结合胆红素不能与偶氮试剂直接反应，需加入乙醇或尿素等加速剂破坏分子内部的氢键后才能反应，故又称间接胆红素。

（2）未结合胆红素的运输 在单核吞噬细胞系统中生成的未结合胆红素自由透过细胞膜进入血液，立即与血浆白蛋白结合，以“胆红素 – 清蛋白复合体”的形式运输至肝。这种结合增加了胆红素在血浆中的水溶性，便于运输，同时又限制了未结合胆红素自由透过细胞膜，避免对组织细胞产生毒性作用。

（3）结合胆红素的生成　肝细胞摄取白蛋白运载的未结合胆红素后，以“胆红素 -Y 蛋白（胆红素 -Z 蛋白）”形式送至内质网，在葡萄糖醛酸转移酶催化下，一分子胆红素与一分子或两分子葡萄糖醛酸结合成胆红素单、双葡萄糖醛酸酯，统称结合胆红素，呈水溶性，不易透过生物膜，对细胞的毒性小。结合胆红素能与偶氮试剂直接反应，又称直接胆红素。

（4）结合胆红素的转运　经过肝细胞转化生成的结合胆红素，大多数(每天约250~300mg)排入小肠继续代谢，少量经胆总管壁的门静脉重吸收入肝，极少部分直接进入体循环，血、尿中结合胆红素由此而来。

（5）结合胆红素的代谢　随胆汁排入小肠的结合胆红素，在小肠下端的肠道细菌作用下，先脱去葡萄糖醛酸，再逐步还原为无色的胆素原。约 80% ~90% 的胆素原在肠道下段或随大便排出时与空气接触，氧化成粪胆素，此为大便颜色的主要来源；约 10% ~20% 的胆素原经门静脉重吸收入肝，其中大部分再经胆道排入肠腔，形成胆色素的肠肝循环(图 9–2)，小部分通过肝静脉进入体循环，经肾随尿排出，尿中胆素原可进一步氧化成尿胆素，成为尿颜色的主要来源。

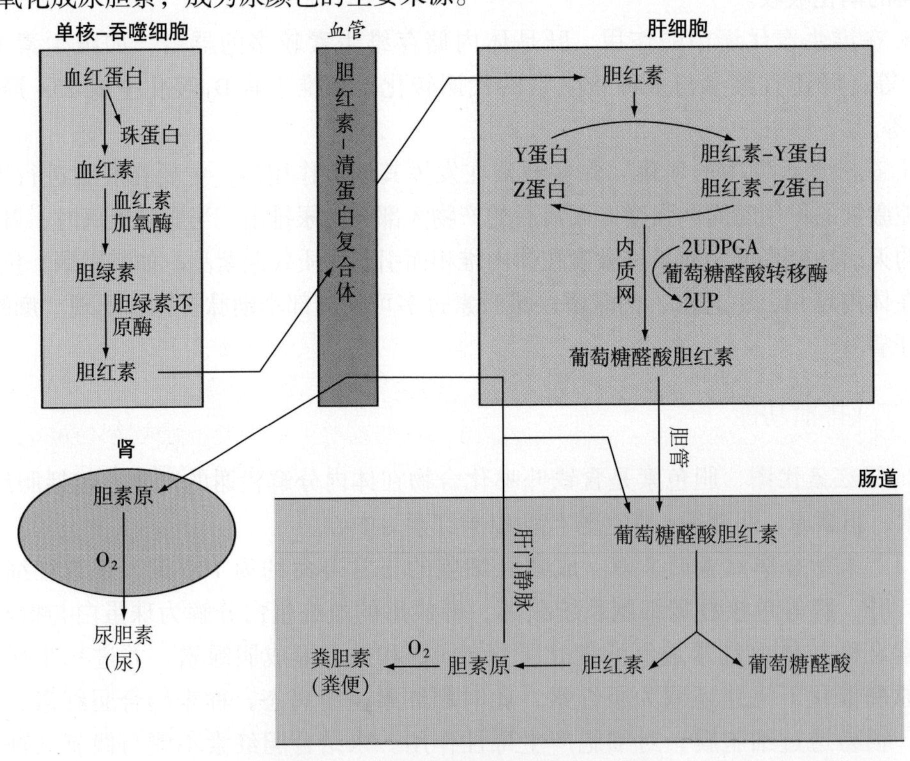

图 9–2　胆红素代谢及肠肝循环示意图

2. 胆汁酸代谢　胆汁酸是胆汁中的主要成分，因多以钠盐和钾盐形式存在，又称胆汁酸盐，随胆汁排入肠道，促进脂类的消化和吸收。

（1）胆汁酸代谢　肝细胞以胆固醇为原料，经一系列酶促反应生成胆酸和鹅脱氧胆酸，称初级游离胆汁酸，两者均可与甘氨酸或牛磺酸结合生成相应的初级结合胆汁酸，然后随胆汁排入肠道，在回肠和结肠上段受细菌的作用，水解酰氨键、脱出 7 位羟基生成脱氧胆酸及石胆酸，称次级游离胆汁酸。

（2）胆汁酸肠肝循环　肠道中的各种胆汁酸约有 95% 被肠壁重吸收，经门静脉入肝，肝细胞将游离胆汁酸再转变为结合胆汁酸，随胆汁排入肠道，完成“胆汁酸的肠肝循环”(图 9–3)。胆汁酸每天经肠肝循环 6~12 次，从肠道重吸收入肝的胆汁酸共达 12~32g，从而维持肠内胆汁酸盐的浓度，以利于脂类消化吸收的正常进行。

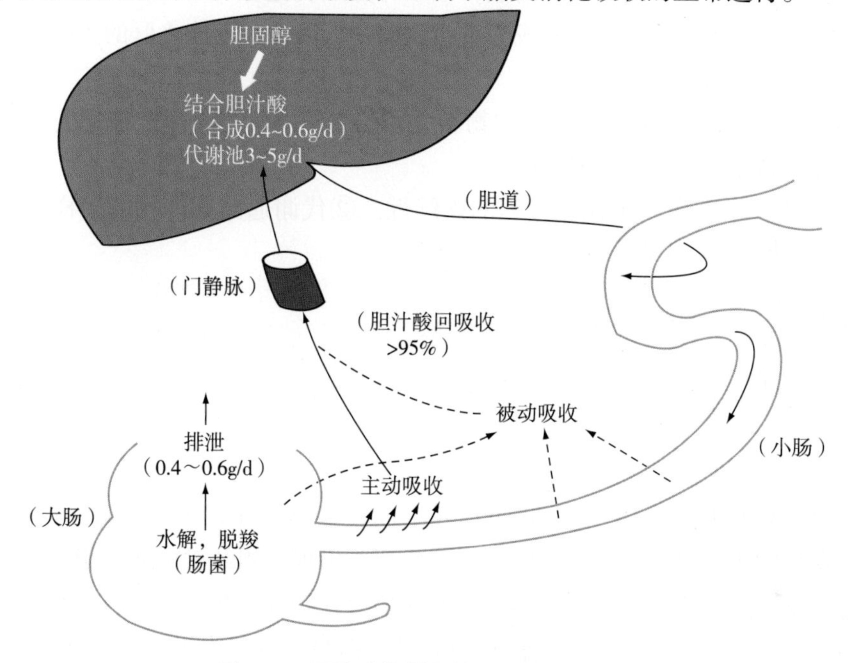

图 9–3　胆汁酸代谢及其肠肝循环示意图

3. 血氨代谢　体内代谢产生的氨及消化道吸收的氨进入血液，形成血氨。氨具有毒性，特别是脑组织对氨的作用尤为敏感。正常生理情况下，血氨水平在 47~65 μ mol / L。

（1）血氨的来源　氨基酸脱氨基作用及胺类分解产生的氨；肠道细菌腐败作用产生的氨；肾小管上皮细胞谷氨酰胺水解产生的氨。其中，氨基酸脱氨基作用是体内氨的主要来源。

（2）血氨的去路　合成尿素；合成谷氨酰胺；参与合成一些重要的含氮化合物 (如嘌呤、嘧啶、非必需氨基酸等)；以铵盐形式由尿排出等。

（3）尿素的合成与排除　正常情况下体内的氨主要在肝脏合成尿素，由尿排出，尿素占排氨总量的 80%~90%，可见肝脏在氨解毒中起着重要作用。尿素的合成途径是鸟氨酸循环。当肝功能严重受损时，尿素合成障碍，使血氨浓度增高，称为高血氨症。氨进入脑组织可影响大脑的能量供应，导致大脑功能障碍，严重时可发生昏迷。

(三) 肝脏的生物转化作用

1. 生物转化的概念　机体对进入体内的非营养物质进行化学转变，增加其水溶性

(或极性)，使其易随胆汁或尿液排出，这一过程称为生物转化。肝是机体生物转化最重要的器官。体内进行生物转化的非营养物质按其来源分为内源性和外源性两类。内源性物质为体内代谢过程生成的氨、胺、胆色素、激素等；外源性物质为摄入体内的药物、毒物、食品添加剂、色素等。

2. 生物转化的生理意义 一则对体内生物活性物质进行灭活，或对有毒物质进行解毒；另则增加非营养物质的水溶性，使其易于排出。但有些非营养物质经过肝的生物转化后，反而溶解性下降或者毒性增强，如多环芳烃类化合物——苯并芘，本身没有直接致癌作用，经过生物转化后反而成为直接致癌物。因此，不能将肝的生物转化作用简单地称为“解毒作用”。

3. 生物转化的反应类型 肝的生物转化可分为两相反应，第一相反应包括氧化、还原和水解，第二相反应为结合反应。

4. 生物转化的特点 ①代谢过程的连续性。②代谢通路和产物的多样性。③解毒和致毒的双重性。

三、肝脏疾病的生化改变

(一) 胆红素代谢障碍(黄疸)

正常人血中胆红素含量极少，约 17.1 μ mol/L (1.0mg/dl) 以下，其中 4/5 是未结合胆红素，1/5 为结合胆红素。凡能引起胆红素生成过多或肝细胞对胆红素的摄取、结合、排泄过程发生障碍等因素都可使血中胆红素增高，出现高胆红素血症。胆红素是金黄色色素，易与富含弹性蛋白的巩膜、黏膜、皮肤结合，导致这些组织黄染，临床上称为黄疸。当血清中胆红素浓度超过 34.2 μ mol / L 时，肉眼可看出组织黄染，称为显性黄疸；若血清胆红素浓度超过正常值，但不超过 34.2 μ mol / L，肉眼未见黄染，则称为隐性黄疸。临床上根据黄疸发病的原因不同，将其分为溶血性黄疸、肝细胞性黄疸和阻塞性黄疸。

1. 溶血性黄疸(肝前性黄疸) 由于各种原因(如蚕豆病、疟疾)使红细胞大量被破坏，血红蛋白释出过多，以致未结合胆红素明显增加，超过了肝脏的转化能力。但结合胆红素正常或接近正常(检查不出或极微量)，临床上称为溶血性黄疸或肝前性黄疸。某些疾病，如新生儿溶血症，先天性家族性溶血性黄疸，血清中游离胆红素可高达 40mg / dl，新生儿的血脑屏障发育不全，故游离胆红素易进入脑组织，与脑部基底核的脂类结合，将神经核染成黄色，称为核黄疸(胆红素脑病)，它能引起严重的神经系统症状。

知识链接 - 新生儿黄疸

新生儿黄疸是新生儿常见的生理现象，有大概60%～80%的新生宝宝，在出生后2到5天内会出现皮肤发黄的现象，是种正常现象。新生儿黄疸分为生理性黄疸与病理性黄疸，医学上取生理性黄疸的值作为新生儿黄疸正常值。足月新生儿黄疸正常值是12.9mg/dl，早产儿的黄疸正常值为胆红素低于15mg/dl。

一般在生理性黄疸会在新生儿出生后2～3天出现，可以用肉眼看出宝宝皮肤有点黄，一般在脸部和前胸较明显，但手心和脚心不黄。在4～6天最为明显，足月儿在出生后10～14天消退，早产儿可持续到第3周。在此期间，小儿一般情况良好，无其他不适表现。

新生儿出现生理性黄疸是一种正常现象，但家长也要注意密切观察。一般来说，生理性黄疸比较轻，血中胆红素浓度较低，不会影响小儿智力。

当宝宝的黄疸在正常时间内没有消退，或者退了又重新出现黄疸，也需要去医院做相应的胆红素水平的测定。

2. 肝细胞性黄疸（肝源性黄疸） 由于肝实质细胞病变，肝细胞受损，肝功能减退，以致肝脏对胆红素的摄取、转化和排泄作用都发生障碍。一方面肝脏不能将未结合胆红素转变为结合胆红素，使血中未结合胆红素增加；另一方面，病变区压迫毛细胆管（或肝内毛细胆管堵塞）使生成的结合胆红素返流入血，故血中结合胆红素也增加，尿中出现胆红素。临床上称之为肝细胞性黄疸（肝源性黄疸）。各种黄疸的生化指标变化见表9–1。

知识链接 - 阻塞性黄疸特征

皮肤呈暗黄或绿褐色，因胆盐在血中潴留刺激皮肤神经末梢而多有搔痕。因胆道阻塞、胆汁不能进入肠道而粪色变淡或呈陶土色，尿胆原减少或缺失。胆道阻塞后，肠道内缺乏胆汁酸、胆固醇等，加以脂溶性维生素的缺乏，临床上可表现为脂肪泻、皮肤黄色疣、出血倾向、骨质疏松等。血清转氨酶一般无明显增高，在伴有继发性肝细胞损害时可轻度或中度升高；血清胆红素明显增高，在完全性胆道阻塞时，可达510μmol/L（30mg/dl）以上，其中结合胆红素占35%以上（可至60%左右）。结石性黄疸常呈波动性；癌性黄疸常呈进行性加深，但由壶腹癌所致者则可因癌肿溃疡而使黄疸有短暂的减轻。血清碱性磷酸酶（ALP）、γ谷氨酰转移酶（γGT）、胆固醇、胆汁酸和脂蛋白-X（LP-X）等均有显著增高。

3. 阻塞性黄疸（肝后性黄疸） 由于胆结石、胆道蛔虫或肿瘤压迫等原因造成胆管梗阻，胆汁不能排出而淤积在胆管内，使上端胆管内压力不断升高，最后累及小胆管和毛细胆管，使之扩张，通透性增加，甚至毛细胆管管壁破裂，胆汁返流入体循环，血中结合胆红素增加。其中低分子肽运输的结合胆红素能通过肾小球滤过膜，使尿中出现胆红素。临床上称这类黄疸为阻塞性黄疸。

表 9-1 三种类型黄疸的实验室鉴别诊断

类型	血液		尿液		粪便颜色
	未结合胆红素	结合胆红素	胆红素	胆素原	
正常	有	无或极微	阴性	阳性	棕黄色
溶血性黄疸	高度增加	正常或微增	阴性	显著增加	加深
肝细胞性黄疸	增加	增加	阳性	不定	变浅
阻塞性黄疸	不变或微增	高度增加	强阳性	减少或消失	变浅或陶土色

(二) 胆汁酸代谢障碍

胆汁酸的合成、分泌、重吸收及加工转化与肝胆系统密切相关，故肝胆疾病必然会影响胆汁酸代谢。因此，血清胆汁酸测定可作为一项灵敏的肝清除功能实验。

1. 胆汁酸代谢遗传性缺陷 由于酶的遗传性缺陷导致胆汁酸合成障碍，如先天性的特发性新生儿肝炎、脑腱黄瘤病、Zellweger 脑肝肾综合征等。

2. 肝胆疾病的代谢异常 肝胆疾病时总胆汁酸浓度升高与其他肝功能试验及肝组织学变化极为吻合，在肝细胞仅有轻微坏死时，就有总胆汁酸的升高。如急慢性肝炎、肝硬化或胆道寄生虫、狭窄、结石或癌肿引起胆汁淤积等。

3. 肠道疾病时的代谢异常 小肠在维持胆汁酸肠肝循环中起着重要作用，约有95%胆汁酸在回肠末端被重吸收而重复使用。因此回肠切除、炎症、肠分流术(如造漏)等都可引起胆汁酸代谢紊乱，出现不同程度的水样泻甚至脂肪泻。故血清胆汁酸水平降低是回肠功能紊乱的一个反映。

(三) 血浆酶异常

肝细胞中含有丰富的酶类，肝脏疾病时可致多种血浆酶活性发生改变。因此，临床上已应用相关血清酶来作为判断肝细胞损伤的指标。

1. 反映肝实质细胞损伤的酶类 主要有丙氨酸氨基转移酶（ALT）、天冬氨酸氨基转移酶（AST）和乳酸脱氢酶（LDH）等，以 ALT、AST 最常用，它们分别分布在肝细胞的胞浆和线粒体中，当损伤累及肝细胞膜并进一步累及线粒体时，ALT、AST 就会从细胞释出，使其在血清中的含量增多，它们能敏感地反映肝细胞的损伤及其程度。

2. 反映胆汁淤积的酶类 主要有碱性磷酸酶（ALP）、谷氨酰转肽酶（GGT）、5'-核苷酸酶（5'-NT）等，肝胆病变时，一方面由于合成增高，另一方面因细胞膜片段释放入血，致血清此类酶活性增高。

3. 反映肝纤维化的酶类 主要有单胺氧化酶(MAO)、β-脯氨酸羟化酶(β-PH)等，MAO 主要参与胶原纤维的形成，在肝硬化时血清该酶的活性增高。故该酶主要用来检测肝脏的纤维化程度，可以作为早期诊断肝硬化的指标。

另有一些酶类在肝细胞损伤时表现出活性降低，如胆碱酯酶（ChE）、凝血因子、铜蓝蛋白、卵磷脂胆固醇脂酰转移酶（LCAT）等。

（四）血浆蛋白异常

肝脏是血浆蛋白合成的重要部位，合成蛋白质的质与量可反映肝功能受损程度。当蛋白质合成降低时，血液循环中前白蛋白、白蛋白、α－抗胰蛋白酶、纤维蛋白原、铜蓝蛋白、转铁蛋白、凝血酶等低分子量的蛋白质水平下降，而肝脏对损伤、炎症的反应表现为急性时相反应蛋白合成上升。血浆蛋白的改变与肝细胞受损的方式、严重程度、时间长短有关。比如急性肝功能不全时，血中蛋白质种类及总蛋白的变化很小，但慢性肝病中，血清白蛋白下降而 γ－球蛋白上升。

第二节　肝功能试验

一、血清(浆)蛋白测定

血清蛋白质大部分由肝脏合成，当肝脏发生病理改变时，血清蛋白的含量及种类发生改变。由于肝脏具有很强的代偿能力，肝病的早期血清蛋白的改变不明显。只有肝病的晚期，血清蛋白才有变化，其变化程度与肝病的严重性具有相关性。

（一）总蛋白、白蛋白及白蛋白 / 球蛋白 (A/G) 比值测定

肝脏合成的血清蛋白中，以分子量较小的白蛋白为主，占血清蛋白总量的 2/3，其余 1/3 为单核吞噬细胞系统合成的分子量较大的球蛋白。慢性肝病时，白蛋白合成量减少，而免疫系统、单核吞噬细胞系统合成球蛋白的能力则反应性增强，结果使血清 A/G 比值下降，严重时出现倒置，即 A/G<1。同时测定血清中的总蛋白和白蛋白含量，以其差值代表球蛋白量，即可求出 A/G 比值。

有关血清总蛋白、白蛋白的测定方法、原理、实验方法与条件等内容见体液蛋白质检验。

【参考范围】总蛋白：60~80g/L　白蛋白：35~55g/L　球蛋白：15~32g/L
A/G 比值：1.5~2.5/1

【临床意义】严重肝病时，肝脏合成蛋白质能力降低，血中白蛋白浓度减少；而免疫系统、单核吞噬细胞合成球蛋白增加，导致 A/G 比值下降。当 A/G 比值 <1 时，称比值倒置，为慢性肝炎或肝硬化的特征之一。

（二）纤维蛋白原测定

纤维蛋白原即凝血因子Ⅰ，是血中含量最高的凝血因子，由肝脏实质细胞合成后释放到血清中，它既有凝血酶的作用，也是纤溶酶的底物。

【参考范围】2.22~4.22g / L（热沉淀比浊法）。

【临床意义】

（1）纤维蛋白原增加　轻型肝炎、胆囊炎时纤维蛋白原增加。但由于纤维蛋白原是一种急性时相蛋白，其增加往往是机体的一种非特异反应，常见于感染、肾病综合

征、恶性肿瘤、脑血栓、心肌梗死、外科手术、放射治疗等。

（2）纤维蛋白原减少　纤维蛋白原在肝脏中合成，严重的肝脏疾病如急性肝坏死、急性黄色肝萎缩、慢性肝病晚期、肝硬化都可以出现纤维蛋白原减少。严重的中毒性肝炎纤维蛋白原减少并伴有凝血酶原及第七因子缺乏，这些往往是病情严重的先兆。

(三) 甲胎蛋白测定

甲胎蛋白 (AFP) 是胎儿发育早期，有胎肝细胞和卵黄囊合成的糖蛋白，是胎儿血清中的主要蛋白质，在胎儿出生后 18 个月，白蛋白合成逐渐增加，AFP 浓度随之下降。健康成人血清中 AFP 低于 20μg/L，妊娠妇女血和尿中 AFP 含量会持续增高。

有多种测定 AFP 的方法，如酶联免疫吸附法（ELISA 法）、放射免疫分析法、斑点免疫结合法、火箭电泳放射自显影法、化学发光法等。

【参考范围】成人：10~30μg/L。

【临床意义】AFP 是诊断原发性肝癌的重要指标，80% 以上的原发性肝癌病人可检测到血清 AFP 明显增高。AFP 浓度与肝癌大小有关，还可用于治疗监测和预后判断。活动性急、慢性肝炎、肝硬化或其他肝病患者，血清中 AFP 也升高，但 95% 小于 200μg / L。

知识链接 – 甲胎蛋白的检测

检测甲胎蛋白的方法有好几种，放射免疫法测得的甲胎蛋白大于 500μg/L、且持续 4 周者，或甲胎蛋白在 200~500μg/L、持续 8 周者，在排除其他引起甲胎蛋白增高的因素如急、慢性肝炎、肝炎后肝硬化、胚胎瘤、消化道癌症等，需再结合定位检查，如 B 超、CT、磁共振（MRI）和肝血管造影等即可作出诊断。不过，正常怀孕的妇女、少数肝炎和肝硬化、生殖腺恶性肿瘤等情况下甲胎蛋白也会升高，但升高的幅度不如肝癌那样高。肝硬化患者血清甲胎蛋白浓度多在 25~200μg/L 之间，一般在 2 个月内随病情的好转而下降，多数不会超过 2 个月；同时伴有转氨酶升高，当转氨酶下降后甲胎蛋白也随之下降，血清甲胎蛋白浓度常与转氨酶呈平行关系。如果甲胎蛋白浓度在 500μg/L 以上，虽有转氨酶升高，但肝癌的可能性大，转氨酶下降或稳定，而甲胎蛋白上升，也应高度怀疑肝癌。

甲胎蛋白在肝癌出现症状之前的 8 个月就已经升高，此时大多数肝癌患者仍无明显症状，肿瘤也较小，这部分患者经过手术治疗后，预后可得到明显改善，故肝硬化、慢性肝炎患者、家族中有肝癌患者的人应半年检测一次。

二、血清酶测定

肝功能损伤时，肝脏合成的血清特异性酶活性下降，如胆碱酯酶、卵磷脂胆固醇酰基转移酶等。肝细胞内酶释放到血清中，使血清非特异性酶活性上升，如 ALT、AST、ALP、GGT、MAO 等。它们与肝细胞受损、胆道阻塞、肝纤维化等病变有关。本节仅介绍四种酶（ALT、ALP、GGT、MAO）的检测方法。

（一）血清 ALT 测定

1. 赖氏法测定 ALT

（1）原理 ALT 催化丙氨酸与 α－酮戊二酸之间的氨基转移反应，生成丙酮酸和谷氨酸。在 37℃及 pH7.4 条件下，反应 30 分钟，以 2，4－二硝基苯肼终止反应，并与底物 α－酮戊二酸和产物 α－丙酮酸的羰基生成 2，4－二硝基苯腙，苯腙在碱性条件下生成红棕色，于 505nm 波长进行比色分析计算活性。

（2）方法评价 反应中底物 α－酮戊二酸与产物 α－丙酮酸均能生成 2，4－二硝基苯腙，尽管在 505nm 处丙酮酸苯腙的显色强度比 α－酮戊二酸苯腙高 3 倍，但在试剂组成时仍需限制底物 α－酮戊二酸的用量，导致酶促反应的速度减慢，酶活性结果偏低。NaOH 的浓度对显色有影响，浓度愈大显色愈深，以 0.4mol/L 为适。该法的重复性差。

卡门氏单位：1.0mL 血清在 25℃，340nm，反应体积 3.0mL，光径 1.0cm 时每分钟测定吸光度下降 0.001，即消耗 4.82×10^{-4}μmolNADH 为一个卡门氏单位。

【参考范围】5~25 卡门氏单位

【临床意义】ALT 在肝细胞中含量较多，且主要存在于肝细胞的可溶性部分。当肝脏受损时，此酶可释放入血，致血中该酶活性浓度增加。

（1）肝细胞损伤的灵敏指标 急性病毒性肝炎 ALT 阳性率为 80%~100%，肝炎恢复期，ALT 转入正常，但如果在 100U 左右波动或再度上升，为慢性活动性肝炎；重症肝炎或亚急性肝坏死时，再度上升的 ALT 在症状恶化的同时，酶活性反而降低，表明肝细胞坏死后增生不良，预后不佳。因此，监测 ALT 可以观察病情的发展，并作预后判断。

（2）慢性活动性肝炎或脂肪肝 ALT 轻度增高 (100~200IU)，或属正常范围，且 AST>ALT。肝硬化、肝癌时，ALT 有轻度或中度增高，提示可能并发肝细胞坏死，预后严重。其他原因引起的肝脏损害，如心功能不全时，肝淤血导致肝小叶中央带细胞的萎缩或坏死，可使 ALT、AST 明显升高；某些化学药物如异烟肼、氯丙嗪、苯巴比妥、四氯化碳、砷剂等可不同程度地损害肝细胞，引起 ALT 的升高。

2. 连续监测法测定 ALT

（1）测定原理 采用酶耦联反应，即 L－丙氨酸和 α－酮戊二酸在 ALT 作用下，生成丙酮酸和 L－谷氨酸。丙酮酸再在乳酸脱氢酶 (LDH) 作用下生成 L－乳酸，同时 NADH 被氧化为 NAD^+，在 340nm 处连续监测 NADH 的消耗量，根据线性反应期吸光度下降速率（－ ΔA/min)，来计算出 ALT 活性。由于 ALT 和 LDH 催化的反应特异性很强。因此，该方法有较好的特异性。

（2）方法评价 连续监测法测定中存在着两个负反应：①血清中存在的 α－酮酸（如丙酮酸）能消耗 NADH。②血清中谷氨酸脱氢酶 (GLDH) 增高时，在有氨存在的条件下，亦能消耗 NADH。上述负反应消耗 NADH，引起 340nm 处吸光度下降值（－ ΔA/min) 增加，使测定结果偏高。双试剂法，能有效地消除干扰反应，测定准确性高，是 ALT 测定的首选方法。

【参考范围】5~40U/L。

【临床意义】同赖氏法。

（二）血清 ALP 测定

ALP测定方法有两大类，即化学法与连续监测法。常用的化学法有三种，即鲍氏法、金氏法和皮氏法。本章节只介绍金氏法和连续监测法。

1. 金氏法测定 ALP

（1）原理　ALP 在碱性环境中作用于磷酸苯二钠，使之水解释放出酚和磷酸。酚在碱性溶液中与 4- 氨基安替比林作用，经铁氰化钾氧化形成红色醌类化合物，根据红色深浅确定 ALP 的活力。

（2）方法评价　磷酸苯二钠比色法与更早的 β－甘油磷酸钠法相比具有较大的优点，如水解速度快、保温时间较短、灵敏度较高、显色稳定、不需去蛋白、操作简单、快速。但与磷酸对硝基酚连续监测法相比，准确度、精密度较低；操作比较繁琐，灵敏度低。

ALP 金氏单位定义是：100mL 血清，37℃与底物保温 15 分钟，产生 1mg 酚为 1 个金氏单位。

【参考范围】成人：3~13 金氏单位。儿童：5~28 金氏单位。

【临床意义】ALP 广泛分布于机体各器官，尤以肝脏、骨骼、肠上皮、白细胞含量较高。正常人血清中 ALP 主要来自肝和骨骼。所以 ALP 主要用于诊断肝胆和骨骼疾病。黄疸患者同时测定 ALP 与氨基转移酶活性有利于黄疸的鉴别诊断。氨基转移酶活性明显增高而 ALP 正常或轻度升高说明是肝性黄疸。ALP 明显升高，胆红素不高多为肝内局部性胆道阻塞，常见于肝癌。毛细胆管性肝炎，ALP 和氨基转移酶活力都明显升高。溶血性黄疸时 ALP 正常。

2. 连续监测法测定 ALP

（1）原理　以磷酸对硝基酚 (4–NPP) 为底物，2- 氨基 -2- 甲基 -1，3- 丙醇 (AMP) 或二乙醇胺为磷酸基的受体。在碱性环境下，ALP 催化 4–NPP 水解产生游离的对硝基酚，对硝基酚 (4–NP) 在碱性溶液中转变成黄色。根据 405nm 处吸光度增高速率来计算 ALP 活性单位。

（2）方法评价　该法的线性范围可达 500U/L，并且具有较高的灵敏度。故测定标本用量小，温育时间短。

【参考范围】男性：1~12 岁 <500U/L

12~15 岁 <750U/L

>25 岁 40~150U/L

女性：1~12 岁 <500U/L

>15 岁 40~150U/L

【临床意义】见金氏法。

（三）血清 GGT 测定

GGT 测定方法有化学法 (重氮反应比色法) 和连续监测法。

1. 重氮反应比色法测定 GGT

（1）*原理* 本法以 L－γ－谷氨酰－α－萘胺为底物，在 GGT 催化下，γ－谷氨酰基转移到双甘肽分子上，同时释放出游离的 α－萘胺，α－萘胺与重氮试剂反应产生红色化合物，其色泽深浅与酶活性浓度成正比。测出 α－萘胺的含量，可换算出 GGT 的活性浓度。

（2）*方法评价* Tris 缓冲液的 pH 为 7.8~8.0，最为适宜。游离的 α－萘胺在 30μmol/L 以下对酶活性无显著抑制作用。要求用无溶血的血清标本测定，也可用 EDTA－Na_2(1mg/mL) 抗凝血浆。肝素抗凝血浆会引起反应液混浊。柠檬酸盐、草酸盐和氟化物抗凝剂会抑制酶活性 10%~15%。重氮比色法是以 7- 谷氨酰－α－萘胺为供体底物，因溶解度低，测定时间长，试剂不稳定且有一定的致癌性，故影响了本法的推广使用。

重氮比色法活性单位：100mL 血清在 37℃下反应 1 小时，生成 0.5μmol 的 α－萘胺为 1 个 GGT 活性单位。

【参考范围】男性：3~17U/L，女性：2~13U/L。

【临床意义】人体各器官中 GGT 含量不同，肾脏最高，其次是前列腺、胰、肝等器官。GGT 主要用于诊断肝胆疾病。原发性肝癌患者，血清 GGT 活性显著升高，特别在诊断患者有无肝转移和肝癌术后有无复发时，阳性率可达 90%。GGT 同工酶Ⅱ与甲胎蛋白 (AFP) 联合检测可使原发性肝癌检测的阳性率明显提高。而胆汁淤积可诱导 GGT 的合成，胆汁可使 GGT 从膜结合部位溶解释出，这是各种肝胆疾病血中 GGT 升高的主要原因。阻塞性黄疸、胆汁性肝硬化、胆管炎、胰腺炎、胰头癌等，血中 GGT 活性明显升高。

2. 连续监测法测定 GGT

（1）*原理* 以 L- 谷氨酰 -3- 羧基 -4- 硝基苯胺为底物，双甘肽为谷氨酰基的受体。在 GGT 的催化下，谷氨酰基转移到双甘肽分子上，同时释放出黄色的 2- 硝基 -5- 氨苯甲酸，后者可使 405~410nm 处吸光度上升。吸光度上升的速率与 GGT 的活性成正比。

（2）*方法评价* 本法线性范围的上限达 460U/L，准确性好，精密度高，操作简便，实验条件要求严格。

标本要求：溶血标本 Hb 在 500mg/L 以上可使 GGT 活性减低，黄疸及脂血不干扰本法的测定结果。血清中 GGT 的活力在室温或 4℃可稳定 7 天，在冷冻状态下可稳定 2 个月。

【参考范围】男性：11~50U/L，女性：7~32U/L。

【临床意义】见重氮反应比色法。

（四）血清 MAO 测定

（1）*原理* 以苄氨偶氮－β－萘酚为底物，在 O_2 和 H_2O 参与下，MAO 催化生成苄醛偶氮－β－萘酚、氨及过氧化氢，用环己烷抽提苄醛偶氮－β－萘酚，500nm 进行比色测定。

（2）方法评价　苄醛化合物环己烷抽提液的最大吸收峰为480nm，此时胆红素干扰较大，为减少血清胆红素干扰，采用500nm波长。环己烷与水不互溶，比色前须将比色杯用无水乙醇和乙醚洗涤，待杯干后再比色。为使苄醛化合物充分抽提到环己烷中，须置37℃水中浴30分钟，其间搅拌2次。

单位定义：1mL血清与底物在37℃孵育60分钟，催化单胺氧化产生1nmol苄醛偶氮－β－萘酚为1个MAO单位。

【参考范围】12~40U/mL(12×10^3~40×10^3U/L)。

【临床意义】肝硬化时，肝纤维化现象十分活跃，MAO活性明显升高。而在急性肝病时由于肝细胞坏死少，纤维化现象不明显，MAO活性正常或轻度上升；急性肝坏死时由于肝细胞中线粒体破坏，其中MAO进入血清，血清中MAO活性明显升高。

三、血清胆红素测定

根据方法类型，可将血清总胆红素(TB)及其组分测定分为重氮盐法、胆红素氧化酶(BOD)法、高效液相色谱法(HPLC)、导数分光光度法以及直接分光光度法5种。在此，介绍重氮试剂改良J–G法和胆红素氧化酶法。

1. 重氮盐改良J–G法

（1）原理　血清中结合胆红素与重氮盐反应生成偶氮胆红素；同样条件下，游离胆红素需要在加速剂作用下，使游离胆红素分子内的次级键断裂，极性上升并与重氮试剂反应。反应完成后加入终止试剂，继而加入碱性酒石酸钾钠使紫色偶氮试剂转变为蓝色，波长600nm下比色分析，求出血样中总胆红素的含量。

（2）方法评价　本法为推荐的常规方法，其方法的线性范围较宽，在342μmol/L（200mg/L）浓度下有较好的准确度和精密度。浓度过高时减少血样用量测定。在重氮试剂方法中，改良J–G法有好的灵敏度，抗干扰能力较好。标本要避光、低温放置。胆红素标准品需妥善保存、正确配制。

【参考范围】总胆红素：3.4~17.1μmol/L。
　　　　　　结合胆红素：0~3.4μmol/L。

【临床意义】正常人血清胆红素浓度低于17.1μmol/L。当总胆红素在17.1~34.2μmol/L时，无肉眼可见的黄疸，为隐形黄疸；＞34.2μmol/L时，皮肤、黏膜、巩膜出现黄染，为显性黄疸。黄疸是临床上重要症状之一，按发病机制分为溶血性黄疸、肝细胞性黄疸和阻塞性黄疸三大类。血清胆红素与黄疸诊断的关系见表9–1。

2. 胆红素BOD测定法

（1）原理　BOD在不同pH条件下催化不同组分的胆红素氧化生成胆绿素，胆绿素与氧进行非酶促反应转变为淡紫色化合物，胆红素的最大吸收峰在450nm附近。随着胆红素被氧化，450nm吸光度下降，下降程度与胆红素浓度成正比。在pH8.0条件下，未结合胆红素及结合胆红素均被氧化，用于测定总胆红素；在pH4.5的酸性条件下，BOD仅能催化结合胆红素，游离胆红素不被氧化，测定其含量代表结合胆红素。

（2）方法评价　酶法测定时，对血样和试剂的耗量少，特异性高，重复性好。不仅适合手工简便操作，也适合自动生化分析仪测定。对总胆红素测定时，有更宽的线性范围 (0~513 μ mol/L，0~300mg/L)，准确度、精密度比改良 J–G 法好。脂血使测定结果升高，溶血时结果偏高。

【临床意义】见重氮比色法。

四、血清胆汁酸测定

血清胆汁酸常用的测定方法有高效液相色谱法、放射免疫分析法、酶免疫分析法。以上方法测定技术复杂并需要昂贵的仪器设备。20 世纪 80 年代，开发出胆酸酶比色法，实现了总胆汁酸的比色分析测定法。该方法简便、快速，可以手工操作、也能进行自动化分析，为临床实验室开展这项检测创造了条件。

（1）酶法测定原理　在 3α 羟类固醇脱氢酶（3α–HSD）作用下，各种胆汁酸 3α 位上羟基 (3α–OH) 脱氢生成 3α–氧代胆酸，同时将 NAD^+ 还原为 NADH，随后 NADH 上的氢由黄素酶催化转移给硝基四氮唑蓝 (NTB)，生成蓝色物质甲臜；作为 3α–HSD 的偶联酶，3α–氧–5β–类固醇–Δ^4–脱氢酶 (Δ^4–DH) 可催化 3α–氧代胆酸进一步脱氢同时也使 NTB 还原为甲臜，从两条途径提高了显色产物甲臜的浓度。显色产物甲臜在 540nm 处的吸光度与总胆汁酸浓度成正比。

（2）酶比色测定法评价　与其他测定微量胆汁酸方法相比，酶法具有快速、简便、准确、可靠和适用的优点。它既可以手工操作，也可以在自动化仪器上进行。但试剂价贵、不易保持。对酶量的要求严格，以保证酶促反应在零级反应下进行，酶量不足易产生误差。此外，标准品的制备非常重要。常采用甘氨胆酸溶入小牛血清中制成冻干品。

【参考范围】0~11.71 μ mol/L（空腹）。

2.4~14.0 μ mol/L（餐后 2 小时）。

【临床意义】任何引起肝细胞损伤的病理过程都可能引起血中胆汁酸升高，可见于各种类型的肝病、肝硬化、脂肪肝，也见于急慢性胆道阻塞。其中空腹胆汁酸测定是一种敏感、特异性强并相对简单的肝功能试验，是目前公认最敏感的肝功能试验之一。特别适用于可疑有肝病但其他生化试验正常或轻度异常的患者的诊断。

五、血氨测定

血氨的测定方法有：微量扩散法、离子交换法、酶法和氨离子选择电极法。

谷氨酸脱氢酶法：

（1）原理　血浆中的氨在足量 α–酮戊二酸和 NADPH 存在时，经谷氨酸脱氢酶（GLDH）作用生成谷氨酸和 $NADP^+$，NADPH 的下降速率与血浆氨浓度成正比，可用 340nm 紫外吸收下降来表示。

（2）方法评价　影响实验结果的因素有：①在 pH7.0 以上时，ADP 是谷氨酸脱氢酶的稳定剂和激活剂，能加速反应。②用 NADPH 取代原来的 NADH，既可缩短反应时间，又能防止假阳性(因为血浆中有许多以NADH为辅酶的脱氢酶，用NADH时易产生负反应)。③床旁取血后立即分离血浆并尽快进行测定。④防止外源性氨的污染。由于本法特异性强、分析时间短，是较为理想的氨分析方法。在200μmol/L范围内线性良好。

【参考范围】18~72μmol/L。

【临床意义】正常情况下，血氨在肝内经鸟氨酸循环合成尿素，严重肝疾病时，因肝功能障碍，氨不能从血液中清除，引起血氨增高，高血氨有神经毒性，进入脑内可干扰脑细胞三羧酸循环和能量供应，引起肝性脑病（肝昏迷）。故成人血氨测定主要用于肝昏迷的检测和观察，对有严重肝功能障碍的患者是否能进食高蛋白以补充营养，也需要测定血氨来加以判断。因此，临床上也常用血氨测定作为严重肝功能障碍患者肠道补充高蛋白饮食的控制和观察指标。

第三节　肝功能实验项目的选择原则与组合

一、选择原则

肝功能的实验室检查种类繁多，任何单个的检查只能反映肝功能的某个侧面，并不能概括肝脏功能的全貌。因此，在选用检查项目时应遵循：

1. 根据实验本身的功效选择　理想的肝脏实验室检查项目应是：敏感性高，特异性强，对不同疾病鉴别的选择性好。目前尚难找到符合以上条件的试验项目，临床上应尽可能选用相对灵敏和特异的实验项目。

2. 根据临床实际应用的需要选择　按肝脏实验检查的目的，选择合理的肝功能实验项目。

3. 根据具体病情和各医院的实验室条件选择　肝脏实验检查项目繁多，应根据检测项目的性质和特点，按临床实际应用的需要并结合具体病情及所在医院的实验室条件，选择诊断灵敏度高、特异性强、对不同疾病鉴别的选择性好及操作简便、费用少的检查项目。

二、实验项目的组合

组合并筛选肝脏实验项目为：①转氨酶（ALT、AST）反映肝细胞损伤情况；② ChE或白蛋白，代表肝脏合成功能；③ GGT、ALP有助于判断有无肿瘤、再生和胆道通畅情况；④总胆红素测定，代表肝脏的排泄功能（表9-2）。

表9-2　肝功能实验基础

类型	内容
以肝脏产生或合成的物质为基础	白蛋白、胆碱酯酶、凝血因子
以肝脏代谢物质为基础	药物、异源性物质、胆红素、胆固醇、甘油三酯等
以受损组织释放或合成增多的物质为基础	ALT、AST、ALP、GGT、5'-NT等
以肝脏清除排泄物质为基础	内源性：胆汁酸、胆红素、氨等 外源性：吲哚绿、半乳糖等

小结

肝脏不仅供血丰富，而且在形态结构和化学组成上有着与其特殊功能相适应的特点，赋予肝细胞复杂的生物化学功能，如维持血糖浓度恒定、参与脂类代谢、参与蛋白质的合成和分解及生化物质的转化、排泄等。因此在肝细胞损伤时可表现出相应的代谢紊乱。

胆红素在体内主要通过肝摄取、转化和排泄，当其生成过多或肝细胞排泄受阻时可引起黄疸，根据胆红素及其代谢产物和有关肝功能检测指标，可对黄疸进行诊断和鉴别诊断。胆汁酸是肝清除胆固醇的主要方式，随胆汁排泄。肝、胆、肠病变可引起胆汁酸代谢障碍，故血清胆汁酸水平测定可为肝胆肠系统是否正常提供信息。在肝脏合成尿素是机体解除氨毒的主要方式，当肝功能受损时，血氨浓度增高，严重时可引起肝昏迷。肝脏是生物转化的主要器官，通过氧化、还原、水解（第一相反应）和结合反应（第二相反应），代谢转变非营养物质。

根据肝多种代谢功能设计的肝功能试验有十余种，总蛋白、白蛋白测定可以反映肝脏合成蛋白质的情况；ALT、AST、GGT、ALP 等酶的测定能够反映肝细胞的损伤程度，主要学习比色法和连续监测法；总胆红素和结合胆红素的测定可以判断黄疸的类型和程度，主要学习改良 J-G 法和氧化酶法；总胆汁酸测定是判断早期肝损伤、观察慢性肝炎活动性变化的指标，主要学习酶偶联比色法；血氨测定是临床诊断肝性脑病的重要依据，主要学习谷氨酸脱氢酶法。

肝功能实验室检查项目种类繁多，单项指标只能反映肝功能或肝脏病变的某一方面，且每项的灵敏度、特异性和选择性各不相同。因此，应根据实验检查的目的，正确选择并合理组合检验项目，综合分析实验结果，对肝脏功能做出正确评价。

知识链接 - 酒精性肝病

酒精性肝病是因长期大量饮用各种含乙醇的饮料所致的肝脏损害性病变。主要表现为三种形式：酒精性脂肪肝、酒精性肝炎和酒精性肝硬化。酒精性肝病与饮酒的时间长短、量的多少和酒的品种有关。每克乙醇相当于 3mL 威士忌、10mL 葡萄酒和 25mL 啤酒。长期饮酒可导致酒精性脂肪肝，短期反复大量饮酒可导致酒精性肝炎，如每日摄入乙醇量在 80g 以上，持续 10~15 年即有可能导致酒精性肝硬化。肝功能试验：血清胆红素和 AST、ALT 在酒精性脂肪肝和肝硬化中正常或轻度升高，在酒精性肝炎中则明显升高，以 AST 更为明显，AST/ALT ＞ 2。GGT 和 ALP 亦显著升高，以 GGT 更为明显。此外，还有血清 IgA、尿酸、甘油三酯的升高，血糖和血镁的下降。治疗：最重要的措施是立即戒酒。

知识链接 – 肝硬化

肝硬化是一种以肝组织弥漫性纤维化、假小叶和再生结节形成为特征的慢性肝病。临床上有多系统受累，以肝功能损害和门静脉高压为主要表现，晚期常出现消化道出血、肝性脑病、继发感染等严重并发症。肝硬化是我国常见疾病和主要死亡病因之一，发病高峰年龄在35~48岁，男女比例约为3.6~81:1。

肝功能试验：代偿期肝硬化的肝功能试验大多正常或有轻度异常，失代偿期患者多有较全面的损害，重症者血清胆红素有不同程度的增高。ALT、AST常有轻、中度增高，一般以ALT增高较显著，肝细胞严重坏死时则AST常高于ALT。血清总蛋白正常、降低或增高，但白蛋白降低、球蛋白增高，血清蛋白电泳中，白蛋白减少，γ－球蛋白增高。凝血酶原时间在代偿期可正常，失代偿期则有不同程度延长。

知识链接 – 肝性脑病

肝性脑病，又称肝昏迷，是严重肝病引起的、以代谢紊乱为基础、中枢神经系统功能失调的综合症，其主要临床表现是意识障碍、行为失常和昏迷。大部分肝性脑病是由病毒性肝硬化引起。肝功能试验：血氨增高，空腹动脉血氨比较稳定可靠。

实验一　血清丙氨酸氨基转移酶测定及标准曲线的制作

——赖氏比色法

【原理】

血清丙氨酸氨基转移酶(ALT)催化丙氨酸与α－酮戊二酸之间的氨基移换反应，生成丙酮酸和谷氨酸，

$$\text{L-丙氨酸} + \alpha-\text{酮戊二酸} \xrightleftharpoons{ALT} \text{丙酮酸} + \text{L}-\text{谷氨酸}$$

经30分钟反应后，加入2,4–二硝基苯肼终止反应，并与反应液中产生的丙酮酸及底物缓冲液中剩余的α－酮戊二酸作用生成相应的2，4–二硝基苯腙。两种苯腙在碱性条件下呈红棕色，其吸收光谱曲线有差别，在500~520nm处差异最大，以等摩尔浓度计算，丙酮酸苯腙的呈色强度约为α－酮戊二酸苯腙的3倍。根据此特点可计算出丙酮酸的生成量，从而推算出ALT的活性。

【试剂与器材】

1.0.1mol／L磷酸氢二钠溶液　磷酸氢二钠(含两分子结晶水)17.8g溶解于水中，并加水至1 000mL，冰箱内保存。

2.0.1mol／L磷酸二氢钾溶液　磷酸二氢钾13.6g溶解于水中，加水至1 000mL，

冰箱内保存。

3. 0.1mol 醚 L 磷酸盐缓冲液 (pH7.4) 将 420mL 0.1mol / L 磷酸氢二钠溶液和 80mL 0.1mol / L 磷酸二氢钾溶液混匀，加氯仿数滴，置冰箱内保存。

4. 底物缓冲液 (DL- 丙氨酸 200mmol / L，α - 酮戊二酸 2mmol / L) 精确称取 1.79g DL- 丙氨酸和 29.2mg α - 酮戊二酸，先溶于约 50mL 0.1mol / L 磷酸盐缓冲液中，用 1mol / L 氢氧化钠 (约 0.5mL) 调节到 pH7.4，再加磷酸盐缓冲液至 100mL，置冰箱保存，可稳定 2 周。每升底物缓冲液中可加入麝香草酚 0.9g 或加氯仿数滴防腐。置冰箱中至少可保存 1 个月。分装安瓿灭菌后，室温至少可用 3 个月。

5. 1.0mmol / L 2，4- 二硝基苯肼溶液 称取 19.8mg 2，4- 二硝基苯肼，溶于 10mL 10mol / L 盐酸中，待完全溶解后，加蒸馏水至 100mL，置棕色玻璃瓶，室温下保存。若有结晶析出，应重新配制。

6. 0.4mol / L 氢氧化钠溶液 将 16.0g 氢氧化钠溶解于水中，并加水至 1 000mL，置具塞塑料试剂瓶内，室温下可长期稳定。

7. 2mmol / L 丙酮酸标准液 准确称取 22.0mg 丙酮酸钠 (AR)，置于 100m1 容量瓶中，加 0.05mol / L 硫酸至刻度。丙酮酸不稳定，开封后易变质，相互聚合为多聚丙酮酸，建议使用质量可靠的市售丙酮酸标准液。

8. 器材 试管、恒温水浴箱、刻度吸管、微量移液器、分光光度计、坐标纸。

【实践步骤】

在测定前取适量的底物溶液，在 37℃恒温水浴箱内预温 5 分钟后使用。具体操作按表 9-3 进行。

表 9-3 ALT 测定操作步骤

加入物 (mL)	测定管	测定对照管
血清	0.1	0.1
底物缓冲液	0.5	—
	混匀，37℃水浴 10 分钟	
2,4-二硝基苯肼溶液	0.5	0.5
底物缓冲液	—	0.5

各管混匀后，置 37℃水浴保温 20 分钟，然后，每管加入 0.4mol/L 氢氧化钠 5.0mL，混匀，室温放置 5 分钟后，用分光光度计在波长 505nm 处，以蒸馏水调零，读取各管吸光度。测定管吸光度减去对照管吸光度后，从标准曲线中查得 ALT 活性单位。

【标准曲线】

1. 标准管的配制，按表 9-4 操作。

表 9-4 ALT 各标准管的配制

加入物 (mL)	0	1	2	3	4
0.1mol / L 磷酸盐缓冲液	0.1	0.1	0.1	0.1	0.1
2mmol / L 丙酮酸标准液	—	0.05	0.1	0.15	0.2
底物缓冲液	0.5	0.45	0.4	0.35	0.3
相当于酶活性 (卡门单位)	0	28	57	97	150

2. 各管加入 2,4- 二硝基苯肼溶液 0.5mL，混匀，37℃ 20min 后加入 0.4mol/L 氢氧化钠溶液 5.0mL，混匀。

3. 室温放置 5 分钟后，用分光光度计在波长 505nm 处，以蒸馏水调零，读取各管吸光度。将各管吸光度均减去“0”管吸光度后，以所得吸光度差值为纵坐标、各管对应的酶活性卡门氏单位为横坐标作图，绘制成标准曲线。

【单位】

血清 1mL，反应液总体积 3mL，反应温度 25℃，波长 340nm，比色杯光径 1.0cm，每分钟吸光度下降 0.001A 为一个卡门单位(相当于 0.1608 μ mol NADH 被氧化)。

【参考范围】

5~25 卡门单位(反应温度为 37℃)。

【注意事项】

1. 血清中 ALT 在室温(25℃)可以保存 2 天，在 4℃冰箱可保存 1 周，在 -20℃可保存 1 个月。

2. 配制底物缓冲液时，根据酶的立体异构特异性，应选用 L- 丙氨酸。如只有 DL-丙氨酸试剂，可加倍用量。

3. 由于一般血清标本中内源性酮酸含量很少，血清对照管吸光度接近于试剂空白管(以蒸馏水代替血清，其他和对照管同样操作)，故成批标本测定时一般不需要每份标本都作自身血清对照管，以试剂空白管代替即可，但对超过正常值的血清标本应进行复查。严重脂血、黄疸及溶血血清可增加测定的吸光度；糖尿病酮症酸中毒患者血中因含有大量酮体，能和 2,4- 二硝基苯肼作用呈色，也会引起测定管吸光度增加，因此，检测此类标本时，应作血清标本对照管(即样品对照)。

4. 底物缓冲液中的 α - 酮戊二酸也能与 2,4- 二硝基苯肼反应，生成苯腙而显色。为了减少其对产物丙酮酸显色的干扰作用，降低了底物缓冲液中 α - 酮戊二酸的浓度，但在酶活性很高的标本中，酶反应不能充分进行，因此标准曲线不呈直线，随着酶活性的增大，曲线的斜率趋于平坦，测定结果的准确性也相应下降。故当血清标本 ALT 活性超过 150 卡门单位时，往往超出了标准曲线的直线段范围，此时应将血清用生理盐水稀释 5 倍或 10 倍后重测，其结果乘以稀释倍数。

5. 底物缓冲液中的 α - 酮戊二酸和显色剂 2, 4- 二硝基苯肼均为呈色物质，称量必须很准确，每批试剂的空白管吸光度上下波动不应超过 0.015A，如超出此范围，应检查试剂及仪器等方面问题。

6. 呈色的深浅与 NaOH 的浓度有关，NaOH 浓度越大呈色越深，NaOH 浓度 <0.25mol / L 时，吸光度下降变陡，因此 NaOH 浓度要准确。

7. 加入 2, 4- 二硝基苯肼溶液后，应充分混匀，使反应完全。加入 NaOH 溶液的方法和速度要一致，如液体混合不完全或 NaOH 溶液的加入速度不同均会导致吸光度读数的差异。

8. 成批测定 ALT 时，各管加入血清后，试管架应置 37℃恒温水浴箱中操作。以一定时间间隔向各管加入底物缓冲液，每管即时混匀。

【说明】

本法无自身的酶活性单位，是根据本法中酮酸量及其吸光度值(A)与卡门单位的对等关系，而套用卡氏单位。

【临床意义】

ALT广泛分布于全身各组织器官，尤以肝含量最为丰富，如以血清ALT的比活性为1计，其他组织的比活性依次为：肝(2 850)、肾(1 200)、心(450)、骨骼肌(300)、胰(130)、脾(80)、肺(14)和红细胞(7)。肝组织的ALT主要存在于肝细胞的可溶性部分(溶胶)，当肝受损时，此酶可释放入血，导致血中该酶活性显著增高，故测定ALT常作为判断肝细胞损伤的灵敏指标。临床上常用ALT来作为诊断肝疾病，特别是急性传染性肝炎的灵敏性和特异性指标。但其他疾病或因素亦会引起ALT不同程度的增高。

1. ALT活性在下列疾病可见增高

（1）肝胆疾病　急性病毒性肝炎、慢性活动型肝炎、脂肪肝、肝癌、肝硬化活动期、中毒性肝炎、胆结石、胆管炎和胆囊炎等。

（2）心血管疾病　急性心肌梗死、急性心肌炎、急性心力衰竭、脑出血等。

（3）骨骼肌疾病　多发性肌炎、进行性肌营养不良等。

2. 某些药物可引起ALT活性升高　如氯丙嗪、异烟肼、苯巴比妥、奎宁、水杨酸制剂及酒精、铅、汞、四氯化碳或有机磷等。

3. 血清ALT与AST联合测定　计算其比值有助于对某些疾病的鉴别。正常情况下ALT / AST比值小于1，但在传染性肝炎及其他原因引起的肝炎症时，ALT / AST比值升高(大于1)。肝硬化、肝癌、进行性肌营养不良、心肌炎、皮肌炎时，AST升高的幅度高于ALT。

实验二　血清碱性磷酸酶测定

——连续监测法

【原理】

以磷酸对硝基苯(4-NPP)为底物，2-氨基-2-甲基-1-丙醇(AMP)或二乙醇胺(DEA)为磷酸酰基的受体物质，增进酶促反应速率。4-NPP在碱性溶液中为无色，在ALP催化下，4-NPP水解产生游离的对硝基苯酚(4-NP)和磷酸酰基。4-NP在碱性溶液中转变为黄色，在405nm波长处有最大吸收。4-NP形成的速率与血清中ALP的活性成正比，测定405nm波长处吸光度增加速率(ΔA / min)，即可计算ALP的活性。反应式如下：

$$\text{磷酸对硝基苯酚二钠盐} + \text{AMP} \xrightarrow{\text{ALP}} \text{对硝基苯酚} + \text{2-氨基-2-甲基-1-丙醇磷酸盐}$$

【试剂与器材】

1. 1.8mol / L 2-氨基-2-甲基-1-丙醇(AMP)缓冲液(pH10.3)　称取160g AMP(MW89.14)，加1mol / L盐酸320mL，混合，加约500mL新煮沸(去CO_2)并已凉的蒸馏水，调节pH至10.3 + 0.02(30℃)，再以上述蒸馏水稀释至1 000mL。贮存于磨口试剂瓶

中，防止吸收 CO_2，2℃~6℃冰箱中保存可稳定 3 个月。

2. 10.5mmol / L 氯化镁贮存液　称取氯化镁 ($MgCl \cdot 6H_2O$)0.21g，溶于蒸馏水并稀释到 100mL，室温下可稳定 1 个月。

3. 31.5mmol / L 磷酸对硝基苯溶液　称取磷酸对硝基苯二钠盐 (含 6 分子结晶水，MW371.15)1169.1mg，溶于 100mL 蒸馏水中，置棕色瓶内放冰箱保存。

4. 底物缓冲液　取 1.8mol/L AMP 缓冲液 10 份，31.5mmol/L 磷酸对硝基苯溶液 10 份和 10.5mmol/L 氯化镁贮存液 1 份，混合即可，临用时配制，置于 37℃水浴预温待用。

5. 器材　试管、恒温水浴箱、刻度吸管、微量移液器、半自动分析仪。

【实践步骤】

1. 血清 0.02mL，加 37℃预温底物缓冲液 1.0mL，混匀。立即吸入自动分析仪中进行测定 (血清稀释倍数为 51)。或放入具有恒温装置的分光光度计中 (波长为 405nm，光径为 1.0cm，37℃)，孵育 30 秒后，读取初始吸光度 (A0)，同时开始计时，在精确 1、2、3 分钟时，分别读取吸光度 A1、A2、A3，确定每分钟平均吸光度变化值 ΔA / min。

2. 以半自动分析仪为例，主要参数为：

系数	2 757
孵育时间	30s
连续监测时间	60s
波长	405nm
比色杯光径	1.0cm
吸样量	500μL
温度	37℃

【计算】

$$ALP（U / L）= \Delta A/min \times \frac{10^6}{18500} \times \frac{1.02}{0.02} = \Delta A/min \times 2757$$

式中 18 500 为对硝基苯酚在 405nm 处的摩尔吸光系数。

【参考范围】

男性：1~12 岁 <500U / L　女性：1~12 岁 <500U / L

12~15 岁 <750U / L　　>15 岁 40~150U / L

>25 岁 40~150U / L

【注意事项】

1. 血清标本应新鲜，置室温 (25℃)6 小时测定，ALP 活性约增高 1%；置室温 1~4 天，ALP 活性增高 3% ~6%；若冰冻保存，血清复溶后 ALP 活性升高可达 30%。

2. 血清稀释度对 ALP 活性测定有影响。血清与底物缓冲液之比一般在 1:50~1:100 之间。稀释度低于 1:50 时，酶活性降低。

3. 血清与肝素抗凝血浆测定结果一致，但 EDTA-Na_2、草酸盐、柠檬酸盐等因能络合 Mg^{2+} 而抑制 ALP 活性，故不能用于 ALP 测定血浆标本的制备。

4. ALP 测定受年龄与性别、饮食、运动和妊娠等因素的影响。不同年龄及性别者，血清 ALP 有一定差异（见参考范围）；进食高脂餐后或高糖饮食，血清 ALP 活性升高，高蛋白饮食则血清 ALP 活性下降；剧烈运动后，血清 ALP 略有升高；妊娠可导致血清 ALP 升高，妊娠 9 个月时血清 ALP 可达正常水平的 2~3 倍。

【临床意义】

临床上常把 ALP 活性测定作为肝胆疾病和骨骼疾病的辅助诊断指标。可用热稳定试验区别 ALP 是来自肝还是来自骨骼。将血清于 56℃加热 10 分钟，肝病患者的酶活性保存 43% ±9%，均在 34%以上；骨病患者酶活性仅保存 17% ±9%，都低于 26%。

血清 ALP 活性增高可见于下列疾病：

1. 肝胆疾病　阻塞性黄疸、急性或慢性黄疸型肝炎、肝癌、肝脓肿和胆道梗阻等。

2. 骨骼疾病　由于骨的损伤或疾病使成骨细胞内所含高浓度的 ALP 释放入血液中，引起血清 ALP 活性的增高。如纤维性骨炎、成骨不全症、佝偻病、骨软化病、骨转移癌和骨折修复愈合期等。

实验三　血清胆红素测定

一、改良J－G法

【原理】

血清与“加速剂”醋酸钠－咖啡因－苯甲酸钠试剂（咖啡因试剂）混合作用后，破坏了未结合胆红素分子内氢键，与加入的氯化重氮苯磺酸（重氮试剂）反应，生成紫红色偶氮胆红素，最后加入强碱性酒石酸溶液，使颜色不稳定的紫红色偶氮胆红素在咖啡因存在下转化为稳定的蓝绿色偶氮胆红素。其中，咖啡因试剂中醋酸钠保持偶氮反应的 pH；苯甲酸钠－咖啡因促进未结合胆红素溶解，破坏游离胆红素分子内的氢键，加速与重氮试剂的偶联反应；在结合胆红素测定中，重氮试剂反应后加入叠氮钠（或抗坏血酸）可终止结合胆红素的偶氮反应。反应结束后，在 598nm 波长比色，按标准液浓度计算总胆红素和结合胆红素浓度。

本反应是在 1938 年 Jendrossik 和 Grof 建立的方法基础上，后经 Dourrlas 改良，使测定结果更可靠，故称为改良 J–G 法。

【试剂及器材】

1. 咖啡因试剂　无水醋酸钠 56g，苯甲酸钠 56g，EDTA–Na_2 1.0g，溶于约 500mL 的蒸馏水中，再加入咖啡因 37.5g，搅拌至完全溶解，然后加蒸馏水稀释至 1000mL，过滤后放置棕色试剂瓶中，室温保存可稳定 6 个月。

2. 5g / L 亚硝酸钠溶液　亚硝酸钠 5.0g，加蒸馏水溶解并稀释至 1L。若发现溶液呈淡黄色时，应丢弃重配。

3. 5g / L 对氨基苯磺酸溶液　对氨基苯磺酸 5.0g，加于约 800mL 蒸馏水中，加浓盐酸 15mL，待完全溶解后，加蒸馏水至 1000mL。

4. 重氮试剂　临用前，取试剂 2 0.5mL 与试剂 3 20mL 混合。

5. 5g / L 叠氮钠溶液　叠氮钠 0.5g，用蒸馏水溶解并稀释至 100mL。

6. 碱性酒石酸溶液　氢氧化钠 75g，酒石酸钾钠 (含 4 分子水)320g，加蒸馏水溶解，并稀释至 1000mL，混匀，置塑料瓶中，室温保存可稳定 6 个月。

7. 胆红素标准液　总胆红素 342umol / L 或 171mol / L，结合胆红素 5mol / L。

8. 器材　移液管、吸管、微量加液器、恒温水浴箱、分光光度计等。

【实践步骤】

具体操作方法可按照试剂盒说明书进行，现列表操作方法仅供学习和参考。

1. 总胆红素测定　按表 9–5 操作。

表 9–5　改良 J – G 法测定总胆红素操作步骤

加入物 (mL)	测定管	测定对照管	标准管	标准对照管
血清	0.2	0.2	—	—
总胆红素标准液	—	—	0.2	0.2
苯甲酸钠 – 咖啡因试剂	1.6	1.6	1.6	1.6
5g / L 对氨基苯磺酸	—	0.4	—	0.4
重氮试剂	0.4	—	0.4	—
	（混匀，放置室温 10min）			
碱性酒石酸溶液	1.2	1.2	1.2	1.2

混匀，调准分光光度计波长为 598nm，以蒸馏水调零点，读取各管吸光度，分别记录为：测定管吸光度、测定对照管吸光度、标准管吸光度和标准对照管吸光度，然后按计算公式计算总胆红素浓度。

2. 结合胆红素测定　按表 9–6 操作。

表 9–6　改良 J – G 法测定结合胆红素操作步骤

加入物 (mL)	测定管	测定对照管	标准管	标准对照管
血清	0.2	0.2	—	—
结合胆红素标准液	—	—	0.2	0.2
5g / L 对氨基苯磺酸	—	0.4	—	0.4
重氮试剂	0.4	—	0.4	—
	混匀，37℃水浴 10min			
5g / L 叠氮钠溶液	0.05	0.05	0.05	0.05
苯甲酸钠 – 咖啡因试剂	1.6	1.6	1.6	1.6
碱性酒石酸溶液	1.2	1.2	1.2	1.2

混匀，调准分光光度计波长为 598nm，以蒸馏水调零点，读取各管吸光度，分别记录为：测定管吸光度、测定对照管吸光度、标准管吸光度和标准对照管吸光度，然后按计算公式计算结合胆红素浓度。

【计算】

$$\text{总胆红素}(\mu mol/L)=\frac{\text{测定管吸光度}-\text{测定对照管吸光度}}{\text{标准管吸光度}-\text{标准对照管吸光度}}\times\text{总胆红素标准液浓度}$$

$$结合胆红素(\mu mol/L)=\frac{测定管吸光度-测定对照管吸光度}{标准管吸光度-标准对照管吸光度}\times 结合胆红素标准液浓度$$

【注意事项】

1. 本法在 10℃ ~37℃范围内测定，不受温度变化的影响，2 小时内呈色非常稳定，灵敏度较高。

2. 应空腹采血，避免脂血引起反应液浑浊。脂血及脂溶性色素对测定有干扰。

3. 轻度溶血 (含血红蛋白 1g / L) 对本法无影响，但明显溶血可使总胆红素测定值偏低，表现出负干扰作用。

4. 胆红素对光敏感，易光氧化，标准液及标本均应尽量避免阳光照射。胆红素对光的敏感度与温度有关，血标本应避光冰箱保存。标本冰箱保存可稳定 3 天，–70℃暗处保存可稳定 3 个月。

5. 重氮试剂中的对氨基苯磺酸在盐酸溶液中与亚硝酸进行重氮化反应，生成氯化重氮苯磺酸 (又称重氮苯磺酸盐)，此即重氮试剂主要成分，它在室温中不稳定，温度升高，易于分解，故重氮试剂需临用前新鲜配制。

【说明】

1. 结合胆红素测定在临床上应用很广，但至今无候选参考方法。结合胆红素在临床上测定结果与总胆红素较难取得一致。不同实验室结果相差较大。这是因为虽然测定结合胆红素方法相同，但反应时间不同，结果相差很大。时间短，非结合胆红素参与反应少，但结合胆红素反应也不完全；时间长，结合胆红素反应较完全，但一部分非结合胆红素也参与反应，这是较难权衡的问题。从加入重氮试剂后到比色，有的只有 1min，也有 5min、10min、15min 乃至 30min 后比色测定结合胆红素。由于胆红素和重氮试剂作用是一个动态过程，不同时间比色结果自然会有差异。

2. 因叠氮钠和抗坏血酸能破坏重氮试剂，终止偶氮反应。凡用叠氮钠作为防腐剂的质控血，引起反应不完全，甚至不呈色。

二、胆红素氧化酶法

1981 年日本学者 Murao 和 Tanaka 首次分离并提纯了胆红素氧化酶 (BOD)，以后随着商品化，利用胆红素氧化酶方法测定血清胆红素在 20 世纪 80 年代中期得到发展。此法操作简单、特异性高，又能应用于自动生化分析仪，故被国内大多数医疗卫生机构采用。目前，国内已有胆红素氧化酶试剂盒供应。

酶学法测定结合胆红素需要使用各种抑制剂和不同的 pH 缓冲液，抑制对未结合胆红素的氧化，从而达到有选择性地氧化结合胆红素。

(一) 总胆红素测定

【原理】

胆红素氧化酶催化胆红素 (结合和未结合胆红素) 氧化为胆绿素，并进一步氧化胆绿素为淡紫色化合物。在胆红素氧化酶法测定胆红素中，反应式如下：

$$\text{胆红素} + \frac{1}{2}O_2 \xrightarrow{\text{胆红素氧化酶}} \text{胆绿素} + H_2O$$

$$\text{胆绿素} + O_2 \longrightarrow \text{淡紫色化合物}$$

在 pH8.2 条件下，未结合胆红素及结合胆红素均被氧化。在 460nm 波长处，反应液吸光度的下降值 (ΔA) 与血清总胆红素浓度成正比。加入十二烷基磺酸钠 (SDS) 和胆酸钠等阴离子表面活性剂可促进氧化。

【试剂与器材】

1. 0.1mol / L Tris 缓冲液 (pH8.2) 取三羟甲基氨基甲烷 (Tris)1.211g、胆酸钠 172.3mg 和 SDS 432.6mg 溶于约 90mL 蒸馏水中，在室温用 1mol / L 盐酸约 6mL 调至 pH8.2，再加蒸馏水至 100mL(此缓冲液含 4mmol / L 胆酸钠和 15mmol / L SDS)，置冰箱保存。

2. 胆红素氧化酶 酶活性为 25 000U / L。

3. 胆红素标准液 342 μmol / L。

4. 器材 移液管、吸管、微量加液器、恒温水浴箱、分光光度计等。

【实践步骤】

总胆红素测定按表 9-7 操作。

表 9-7 胆红素氧化酶法测定总胆红素操作步骤

加入物 (mL)	测定管	测定对照管	标准管	标准对照管
血清	0.05	0.05	—	—
胆红素标准液	—	—	0.05	0.05
Tris 缓冲液	1.0	1.0	1.0	1.0
蒸馏水	—	0.05	—	0.05
胆红素氧化酶	0.05	—	0.05	—

加入胆红素氧化酶后立即混匀，各管置 37℃水浴 15 分钟，用分光光度计 460nm 波长比色，以蒸馏水调零，分别读取各管吸光度。

【计算】

测定管净吸光度 = 测定对照管吸光度 – 测定管吸光度

标准管净吸光度 = 标准对照管吸光度 – 标准管吸光度

$$\text{血清总胆红素}(\mu mol/L) = \frac{\text{测定管净吸光度}}{\text{标准管净吸光度}} \times 342 (\mu mol/L)$$

【注意事项】

1. 氨苄青霉素、庆大霉素、咖啡因、苯巴比妥等治疗药物以及 EDTA、氟化钠、肝素钠等抗凝剂，没有发现对酶学法测定胆红素有干扰作用。

2. 轻度溶血对氧化酶法测定胆红素没有明显影响，血清 Hb 浓度在 1.0g / L 以下，对胆红素测定结果影响不大；Hb 浓度大于 1.5g / L 以上，胆红素测定结果明显下降。

【说明】

1. 本法线性范围可达 513umol / L。

2. 测定波长选择 在 pH8.2 Tris 缓冲液中，未结合胆红素吸收峰在 448nm，结合胆红素占优势的黄疸血清的吸收峰在 425~448nm，这些吸收峰经胆红素氧化酶作用后均消失。以 ΔA 所作的吸收光谱曲线的峰形来看，两者存在一定的差异，吸收峰前者在 442.6nm，后者在 428.5nm。Beckman 资料认为，在 405~465nm 波长范围内，所测得的吸光度差值 (ΔA) 与样品总胆红素浓度呈正比。

(二) 结合胆红素测定

【原理】

在 pH3.7~4.5 缓冲液中，胆红素氧化酶 (BOD) 催化单葡萄糖醛酸胆红素、双葡萄糖醛酸胆红素和大部分 δ 胆红素等结合胆红素氧化成淡紫色化合物，未结合胆红素在此 pH 条件下不被氧化。氧化后的产物及其测定同总胆红素测定。用配制于人血清中的二牛磺酸胆红素 (DTB) 作校准液。

【试剂与器材】

1. pH3.7 乳酸－枸橼酸钠缓冲液 枸橼酸钠(含 3 分子水)17.65g / L，乳酸 30g / L，Triton X-100 lg / L，EDTA-Na_2 · $2H_2O$ 18.6mg / L。

2. 胆红素氧化酶溶液 同总胆红素测定。

3. 结合胆红素校准液 将 DTB 配于胆红素浓度可忽略不计的正常人血清中，或用冻干品按说明书要求重建。可先配成高浓度的储存液，再稀释成低、中不同浓度；也可直接配成 30~50mg / L 左右的浓度。

4. 器材 移液管、吸管、微量加液器、恒温水浴箱、分光光度计等。

【实践步骤】

结合胆红素测定按表 9-8 操作。

表 9-8 胆红素氧化酶法测定结合胆红素操作步骤

加入物 (mL)	测定管	测定对照管	标准管	标准对照管
pH3.7 缓冲液	1.0	1.0	1.0	1.0
血清	0.05	0.05	—	—
DTB 标准	—	—	0.05	0.05
蒸馏水	—	0.05	—	0.05
胆红素氧化酶	0.05	—	0.05	—

立即混匀，置 37℃水浴 15 分钟，用分光光度计 460nm 波长比色，以蒸馏水调零，分别读取各管吸光度。

【计算】

测定管净吸光度值 = 测定对照管吸光度 - 测定管吸光度

标准管净吸光度值 = 标准对照管吸光度 - 标准管吸光度

$$结合胆红素(\mu mol/L)=\frac{测定管净吸光度值}{标准管净吸光度值}\times DTB\ 校准液浓度(\mu mol/L)$$

【注意事项】

1. 浑浊问题 成人黄疸血清或肝素抗凝血浆，反应 15 分钟几乎均产生浑浊而影响结果。在磷酸盐缓冲液中加入尿素可防止浑浊。电泳证明，浑浊是因球蛋白及纤维蛋白原沉淀引起。

2. 光的影响 光对胆红素氧化酶法测定结合胆红素有较大影响。经过蓝光治疗的新生儿黄疸血清，用 BOD 法测定结合胆红素结果远比改良 J–G 法高，属假性增高。蓝光照射能产生光胆红素，其在 pH3.7 时也易被 BOD 氧化。此种假性增高对临床监控新生儿黄疸及鉴别生理性黄疸与初期的病理性黄疸有影响。

【说明】

1. 酶量的选择 由于测定结合胆红素时反应液 pH 偏离胆红素氧化酶的最适范围，因此，要求胆红素氧化酶有较高浓度，一般使反应液中终浓度不低于 0.5U / mL。

2. 结合胆红素校准品 人工合成的二牛磺酸胆红素 (DTB) 为水溶性化合物，可与重氮化对氨基苯磺酸 (重氮试剂) 结合反应，产生吸收光谱与偶氮胆红素相似的偶氮色素。用改良 J–G 法测得的摩尔吸光系数与未结合胆红素相同。20 世纪 80 年代后期以来，国外结合胆红素测定多用 DTB 作校准品。DTB 与 BOD 反应前后的吸收光谱与未结合胆红素相似，吸光度的最大差值也在波长 450~460nm 之间。

3. 本法可用于自动生化分析仪。

【参考范围】

血清总胆红素浓度: 3. 4~17.1 μmol / L。

血清结合胆红素浓度: 0~3.4 μmol / L(10min)。

结合胆红素 / 总胆红素: 20 %~35 %。

【临床意义】

血清总胆红素测定对诊断黄疸及判断黄疸程度有非常重要的意义。总胆红素 17.1~34.2 μmol / L 为隐性黄疸；>34.2 μmol / L 时，皮肤、黏膜、巩膜出现黄染，称临床黄疸。血清结合胆红素与总胆红素一起测定，根据其百分比可鉴别黄疸类型：溶血性黄疸时，血清总胆红素升高，其中主要是未结合胆红素升高，结合胆红素只占总胆红素 20% 以下；肝细胞性黄疸时，结合胆红素可占总胆红素 35% 以上；阻塞性黄疸时，主要是结合胆红素升高，结合胆红素占总胆红素 50% 以上。结合胆红素升高而总胆红素含量几乎不变时，可见于病毒性肝炎前期或无黄疸型肝炎、胆道部分阻塞或肝癌。

再生障碍性贫血、癌症或慢性肾炎所致的继发性贫血时，血清总胆红素可见降低。

第十章　肾脏功能检验

第一节　概　　述

一、了解肾脏

知识链接

我国古代对肾脏就有了很深刻的认识，在《素问·上古天真论》中“肾者主水，受五脏六腑之精而藏之”。在《素问·逆调论》中“肾者水脏，主津液”。中医认为，肾为阴中少阴，主藏精，乃人体先天之本。也许，在中西医眼里肾脏功能还有不同，但在肾者主水而言，他们的观点是一致的。

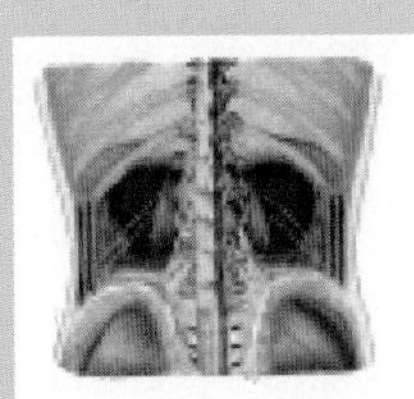
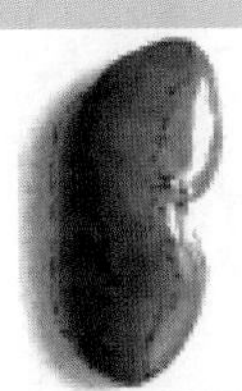
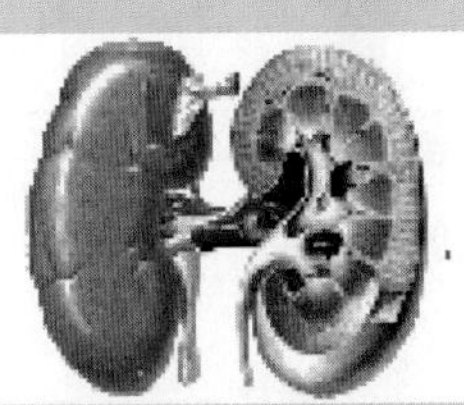
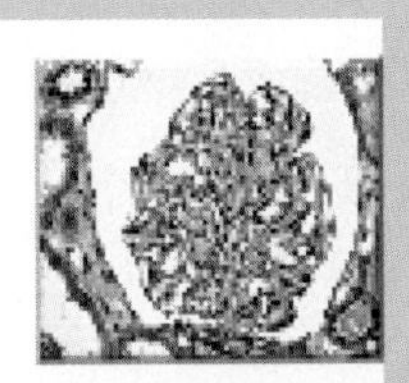

肾脏不但是机体内重要的排泄器官，而且是重要的内分泌器官，在维持机体内环境稳定方面起着极为重要的作用。肾脏疾病是临床的常见病、多发病，各种肾脏疾病均可造成机体的代谢紊乱，导致体液生物化学的改变。因此，肾脏疾病的生物化学检验在指导肾脏疾病诊断和治疗方面有着重要的价值。

临床检验中常用尿液显微镜检查和化学检查以及血液的某些化学检查等指标来衡量肾脏功能的变化。常用的测定项目有：尿蛋白、尿比重、尿沉渣镜检、尿素氮、肌酐、尿酸、非蛋白氮定量以及酚红排泄实验等。

肾脏为成对的扁豆状器官，位于腹膜后脊柱两旁浅窝中。肾实质分为皮质和髓质两部分。皮质在外层，主要由肾小体和肾小管构成；髓质在内层，主要含髓袢、集合管及乳头管。肾脏的血液供应主要来自腹主动脉分出的肾动脉。

肾单位是肾脏的基本结构和功能单位。肾单位见图 10–1。每个肾单位由肾小体和肾小管组成。

1. 肾小体　肾小体由中央部的肾小球和包绕其外的肾小囊组成。肾小球是由入球小动脉反复分支形成的一团盘曲的毛细血管网。肾小囊分内外两层上皮细胞，内层紧贴毛细血管壁，外层与肾小管壁相连，两层之间的腔隙称囊腔，与肾小管管腔相通。

2. 肾小管和集合管　肾小管长而弯曲，分为三段：①近端小管，包括近曲小管和髓袢降支粗段，前者与肾小囊相连；②髓袢细段，分降支和升支两部分；③远端小管，包括髓袢升支粗段和远曲小管，其远端与集合管相连。肾单位不包括集合管，但由于其在尿液浓缩与稀释的过程中起着重要作用，故可把集合管视为肾小管的终末部分。多个肾单位汇集于一支集合管，多支集合管汇入一乳头管，而后开口于肾盂，最后形成尿液，经肾盂、输尿管后进入膀胱。

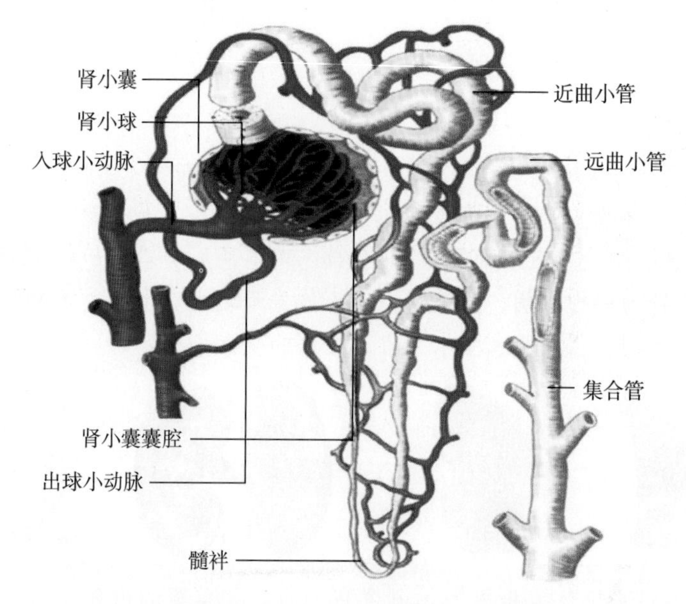

1. 肾小球：阻断血浆蛋白和血细胞滤过　2. 近曲小管：主导重吸收，重吸收大部分离子（Na、K、Cl 等）、葡萄糖、氨基酸等　3. 髓袢：形成渗透压梯度　4. 远曲小管：主导分泌，调节重吸收，分泌 K、H 和氨，维持机体酸碱平衡　5. 集合管：决定终尿渗透压

图 10-1　肾单位结构及部位功能

二、肾脏的功能

肾脏是人的重要器官，基本功能是生成尿液，借以清除机体代谢产物及废物、毒物，同时经重吸收保留水分及有用物质，如葡萄糖、蛋白质、氨基酸、钠离子、钾离子、碳酸氢钠等，以调节水、电解质平衡及维护酸碱平衡。肾脏同时还有内分泌功能，生成肾素、促红细胞生成素、活性维生素 D_3、前列腺素、激肽等，又为机体部分内分泌激素的降解场所和肾外激素的靶器官。肾脏的这些功能，保证了机体内环境的稳定，使新陈代谢得以正常进行。

（一）肾脏的泌尿功能

泌尿功能是指：血液→肾脏→肾小球滤过→原尿→肾小管吸收→终尿排出。

肾脏的选择性排泄作用包括肾小球滤过、肾小管重吸收和排泌。

1. 肾小球滤过作用　肾小球滤过指当血液流过肾小球毛细血管同时，血浆中的水和小分子溶质，包括分子量较小的血浆蛋白，通过滤过膜滤入肾小囊形成原尿的过程。原尿除了不含血细胞和部分血浆蛋白质外，其余成分和血浆相同。肾小球滤液的生成与细胞外液的生成相似。

决定肾小球滤过作用的主要因素有：①滤过膜的总滤过面积、通透性。②有效滤过压。③肾血流量大小。

（1）肾小球滤过膜总滤过面积和通透性　人体两肾约有 200 万个肾单位，总滤过面积可达 $1.5m^2$ 以上，滤过面积大。肾小球滤过膜具有一定的“选择性”的通透性。因为滤过膜的孔隙只允许一定大小的物质通过，且和滤过膜所带电荷有关。滤过分子大小以有效半径来衡量，半径小于 14nm 如尿素、葡萄糖通过滤过膜不受限制；半径大于 20 nm 如白蛋白，滤过受到一定限制，半径大于 42nm 如纤维蛋白原则不能通过。滤过膜所带电荷对通透性影响很大。正常时滤过膜表面覆盖带负电荷的蛋白多糖，使带负电荷的分子不易通过，如白蛋白，当病理情况（如肾病综合症）滤过膜负电荷减少或消失，蛋白滤过增加导致蛋白尿。

（2）有效滤过压　有效滤过压是肾小球产生滤过作用的动力。包括肾小球毛细血管静水压和肾小囊内超滤液胶体渗透压。阻力包括肾小球毛细血管内的血浆胶体渗透压和肾小囊内的静水压。

有效滤过压 =（毛细血管静水压 + 囊内液胶体渗透压）-（血浆胶体渗透压 + 肾小囊内压）

当肾小球毛细血管压降低（如大失血、入球小动脉收缩）或囊内压增高（如肾小管或输尿管阻塞）时可使有效滤过压减小，导致肾小球滤过率降低。

（3）肾小球血流量　正常自身调节基础上，肾血流量可保持自身相对稳定。如果肾血浆流量加大，肾小球毛细血管内血浆胶体渗透压上升减慢，滤过平衡靠近出球小动脉端，有效滤过压和滤过面积就增加，肾小球滤过率将随之增加。如果肾血流量进一步增加，血浆胶体渗透压上升速度就进一步减慢，肾小球毛细血管的全长都达不到滤过平衡，全长都有滤过，肾小球滤过率进一步增加。相反，肾血浆流量减少时，血浆胶体渗透压的上升速度加快，滤过平衡靠近入球小动脉端，有效滤过压和滤过面积减少，肾小球滤过率减少（图 10-2）。在严重缺氧、中毒性休克等病理情况下，由于交感神经兴奋，肾血流量和肾血浆流量将显著减少，肾小球滤过率也因而显著减少。

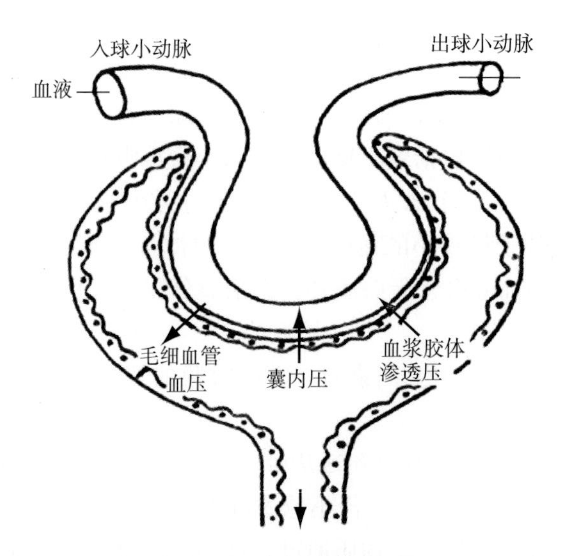

图 10-2　肾小球有效滤过示图

2. 肾小管重吸收作用　泌尿过程中，肾小球滤过生成的原尿需经肾小管和集合管进行物质转运，最后形成终尿。

（1）重吸收方式与物质　重吸收有主动和被动两种方式。主动重吸收指肾小管上皮细胞将小管液的溶质逆浓度差或电位差转运到管周组织液的过程。机体所需的物质，如葡萄糖、氨基酸、Cl^-、Na^+、K^+、Ca^{2+} 等，都主动重吸收。被动重吸收指肾小管液中的溶质顺浓度差或电位差进行扩散，从管腔移至管周组织液的过程，如尿素和水。

（2）重吸收部位与功能　①近曲小管是物质重吸收最重要的部位。原尿中的葡萄糖、氨基酸、维生素及微量蛋白等，几乎全部在近曲小管重吸收；Na^+、K^+、Cl^-、HCO_3^- 等也绝大部分在此段重吸收。②髓袢主要重吸收一部分水和氯化钠，在尿液的浓缩稀释等功能中起重要作用。③远曲小管和集合管可继续重吸收部分水和 Na^+ 等，此段的重吸收量受抗利尿激素和醛固酮的调节，在决定尿液的质和量方面起着十分重要的作用。其主要功能是参与机体对体液及酸碱平衡等的调节，维持机体内环境稳定。

（3）重吸收效率与阈值　成人每天经肾小球滤过的原尿约 180L，经肾小球重吸收后仅有约 1.5L 以终尿的形式排出体外，表明肾小管对水的重吸收量达 99%。肾小管重吸收是有选择性的，原尿中葡萄糖、氨基酸和少量蛋白质全部被肾小管重吸收，水和电解质大部分被吸收，尿素只有部分被重吸收，肌酐则完全不被重吸收。肾小管对许多物质的重吸收作用有一定限度，称最大重吸收量或阈值。如当血糖浓度超 8.9mmol/L 后，重吸收量不再增加，尿中出现葡萄糖，此浓度界限称为肾糖阈。

3. 肾小管的分泌作用

（1）排泌方式与物质　排泌也有主动和被动两种方式。青霉素、对氨基马尿酸等进入机体的异物，进行主动排泌；有些强碱物质如组织胺等也主动排泌。被动排泌的物质有弱碱（氨、奎宁等）和弱酸（水杨酸等），以及以 Na^+ 重吸收耦联排泌的 H^+、K^+。

（2）排泌部位与功能 ①近端小管、远端小管和集合管都有泌 H^+ 功能。通过 H^+–Na^+ 交换，达到重吸收 $NaHCO_3$ 的目的，对调节机体酸碱平衡起重要作用。肾脏排 H^+ 保 Na^+ 的另一种方式是分泌 NH_3，在酸中毒时尤为重要。②远曲小管和集合管泌 K^+ 功能。一般有 Na^+ 的主动吸收时，才有 K^+ 的分泌，两者转运方向相反，称为 K^+–Na^+ 交换。K^+–Na^+ 交换和 H^+–Na^+ 交换有抑制现象，即 H^+–Na^+ 交换增多时，K^+–Na^+ 交换减少，是导致酸中毒血钾升高原因之一。原尿中 K^+ 几乎全在近端小管被重吸收，故终尿排出的 K^+ 主要来源于钾的排泌。③进入体内的某些物质，如对氨基马尿酸、青霉素、酚红等，主要通过近端小管的排泌排泄。

（二）排泄体内代谢产物和进入体内的有害物质

人体进行新陈代谢，过程中必然产生人体不需要甚至有害的废物，其中一部分由胃肠道排泄，绝大部分由肾脏排出体外，从而维持人体正常生理活动。此外，肾脏能把进入体内的有毒物质排出体外。有些化学药品中毒给肾脏造成损害，就是因化学药品排除要经过肾脏的缘故。我们把肾脏的这种保留营养物质、排出毒素的作用形象地称作“血筛子”。

（三）维持体内电解质和酸碱平衡

肾脏对体内的离子（电解质）有调节作用。钠离子（Na^+）的调节特点是多吃多排、少吃少排、不吃不排；钾离子（K^+）是多吃多排、少吃少排、不吃照排；氯离子（Cl^-）是伴随 Na^+ 的吸收排泄，H^+、氨 (NH_3) 通过分泌完成。另外肾脏对酸碱平衡起调节作用，肾脏把代谢过程产生的酸性物质通过尿液排出体外，并控制酸性和碱性物质排出比例，任何一种物质在血液中增多，肾脏会把增多部分排出。肾脏病人出现酸中毒，就是因为肾脏失去维持体内酸碱平衡功能而产生的。我们不妨把肾脏调节体内水分、保持内环境（电解质、渗透压、酸碱度）稳定的功能称作“调节器”或“稳压器”。

（四）调节血压

肾脏分泌的肾素可使血压升高，同时肾脏分泌的前列腺素又具有使血压下降的功能，前列腺素主要是通过增加肾皮质血流量，促进利尿排钠，减少外周血管的阻力，扩张血管而达到降压的作用。

（五）促进红细胞生成

肾脏可分泌促红细胞生成素，作用于骨髓造血系统，促进原始红细胞的分化和成熟，促进骨髓对铁的摄取利用，加速血红蛋白、红细胞生成，促进骨髓网织红细胞释放到血中。贫血的程度与肾衰程度成正比，其血、尿中的促红细胞生成素均降低，而用外源性促红细胞生成素可以纠正肾性贫血。

（六）促进维生素 D 的活化

维生素 D 在体内必须经肾脏转变为 1，25– 二羟维生素 D_3 才能发挥其生理作用。肾脏的皮质细胞含有1位羟化酶，维生素D先在肝脏25位羟化酶的作用下，转化为25-羟维生素D_3，最后在肾脏1位羟化酶作用下，转化为1，25-二羟维生素D_3即活化的维生素D_3。它能促进胃肠道钙磷吸收；可促使骨钙转移、促进骨骼生长及软骨钙化；促进肾小管对磷的重吸收，使尿磷排出减少；可抑制甲状旁腺素（PTH）的分泌。

第二节 肾脏功能检验项目

肾功能检查分为肾小球功能检查、肾小管功能检查和肾血流量测定。由于临床中往往一种疾病可以有多种病理变化，可出现多项检查结果异常，而一项异常检查结果又可存在于多种疾病中。所以，实际工作中对于一个患者要有选择地进行多项肾功能检查，然后进行综合分析，才能作出正确判断。

肾脏功能实验室检验项目常有：尿常规检验、尿沉渣检验、尿细菌学检验、肾脏功能生物化学检验（包括肾脏泌尿功能检验和内分泌功能检验）、肾功能免疫学检验等。本节重点介绍肾脏功能生物化学检验。项目归类见表10-1。

表10-1 肾脏功能检验项目归类

检验部位	功能	标准精密项目	常规首选组合	常规次选组合
肾小球	滤过功能	菊粉清除试验	血胱抑素C	血尿素、血肌酐
			内生肌酐清除率	血尿素/血肌酐比值
	膜屏障功能		尿蛋白电泳	尿蛋白选择性指数
			24小时尿蛋白定量	尿微量白蛋白检测
			尿蛋白定性	
近端小管	重吸收功能	最大吸收试验（TmG）	尿钠检验	尿小分子蛋白检测
	排泌功能	最大排泌量（TmPAH）		酚红排泄试验（PSP）
远端小管	水、电解质	自由水清除率	尿比重	浓缩稀释试验
			尿渗量（Uosm）	渗量溶质清除率
	酸碱平衡	HCO_3^-排泌分数	尿pH	氨滴定测定
			尿总酸测定	酸碱负荷试验
肾血管	肾血流量	PAH清楚率	肾血浆流量	肾血管造影
		碘锐特清除率	肾血流量	肾同位素扫描

一、肾小球功能检查

肾小球功能检查包括肾小球滤过功能检查和肾小球屏障功能检查两方面，目前，肾小球滤过率尚不能直接测定，临床常用肾清除实验代替，通过肌酐清除率的方法间接反映肾小球滤过率（GFR），以血肌酐为基础估算肾小球滤过率。肾小球屏障功能检查主要是尿中大分子蛋白质的检验。

（一）肾清除试验

【检测原理】肾清除率（C_x）表示肾脏在单位时间内(1min)将多少量(mL)血浆中的

某物质（x）全部清除而由尿排出。以公式表示如下：

C_x= 某物质单位时间从尿中排出总量 / 某物质在血浆中的浓度 =$(U_x \times V)/P_x$

式中：C_x 为某物质清除率 (mL/min)，V 为每分钟尿量 (mL/min)、U_x 为尿中测定物质的浓度 (mmol/L)，P_x 为血浆（清）中该物质的浓度 (mmol/L)。

标准化：由于此公式计算得到的清除值是被测者个体的结果，而个体大小、高矮、胖瘦、年龄等均存在较大的差异，应以标准体表面积 $1.73m^2$(国人为 $1.61m^2$) 将结果标准化。

标准化的清除率：$C_x=[(U_x \times V)/P_x] \times (1.73/A)$

【临床应用】肾清除率试验是反映肾功能最直接、最敏感的试验。利用不同物质的清除率可分别测定肾小球滤过率、肾小管对各物质的重吸收和排泌作用、肾血流量等。菊粉清除试验是目前反映肾小球滤过的“金标准”；肌酐清除率是目前临床反映肾小球滤过的常用指标；而对于 IgG、Alb 的过筛系数或选择指数计算，则反映肾小球的屏障功能。

（二）肾小球滤过功能检查

1. 血尿素测定　（见第三节实验部分）

2. 血肌酐测定　（见第四节实验部分）

3. 内生肌酐清除率（Ccr）　肌酐为肌肉中磷酸肌酸的代谢产物，成人体内含肌酐约 100g，98% 存在于肌肉，每天约更新 2% 肌酐排入血中。严格控制饮食后，血浆内生肌酐浓度比较稳定。肌酐主要从肾小球滤过，仅少量由近端小管排泌，不被肾小管重吸收。

【检测原理】同时测定血和尿中肌酐浓度，并根据每分钟尿量就可计算出内生肌酐清除率，Ccr 算公式：

$$Ccr=(Ucr \times V)/Pcr$$

式中：Ucr：尿肌酐浓度（μmol/L）；V：每分钟尿量；Pcr：血肌酐（μ mol/L）。但此公式不适于老年人、儿童、肥胖、水肿、肌肉减少及怀孕的患者。

标准化 Ccr=Ccr× 标准体表面积（$1.73m^2$）/ 个体体表面积

【参考范围】成人男性标准化 85~125mL/（min・$1.73m^2$）。

成年女性标准化 75~115mL/（min・$1.73m^2$）。

【临床意义】①能较早地反映肾小球滤过功能并估计损伤程度。Ccr<80 mL/（min・$1.73m^2$）时，提示肾功能有损伤；Ccr 50~80mL/（min・$1.73m^2$）为肾功能不全代偿期；Ccr 25~50mL/（min・$1.73m^2$）为肾功能不全失代偿期；Ccr <25mL/（min・$1.73m^2$）为肾功能衰竭期（尿毒症期）；Ccr ≤ 10mL/（min・$1.73m^2$）提示尿毒症终末期。②指导临床用药：当 Ccr 出现异常时，及时调整以肾脏代谢为主或者肾脏排出为主的药物。

4. 血胱抑素 C（CysC）　胱抑素 C 是一种半胱氨酸蛋白酶抑制蛋白，存在于各种组织有核细胞和体液中，是碱性非糖化蛋白质，分子量为 13.3KD。血液的胱抑素 C 仅经肾小球滤过而被清除，是一种反映肾小球滤过率变化的内源性标志物，并在近曲小管重吸收，但重吸收后被完全代谢分解，不返回血液。因此，其血中浓度由肾小球滤过决定，而不依赖任何因素，如性别、年龄、饮食、炎症、感染、肿瘤的影响。

【检测原理】血浆（清）CysC 多用乳胶颗粒增强免疫蚀度法检测。

【参考范围】成人：0.6~2.5mg/L。

【临床意义】血浆（清）CysC 是一种可反映肾小球滤过功能的理想的内源性物质。血浆（清）CysC 浓度与 GFR 呈良好的线性关系，能更精确反映 GFR，特别是在肾功能仅轻度减退时，血 CysC 的敏感性高于血肌酐。用于糖尿病肾病、高血压早期患者肾功能损害诊断，肾移植、血液透析、老年肾病、儿童肾病、化疗等疾病的肾功能监测。因此，本项目有取代传统血肌酐和尿素检查的趋势。

（三）肾小球屏障功能检查

肾小球滤过屏障损伤会产生蛋白尿，称为肾小球性蛋白尿，这些由于屏障损伤而滤过的蛋白大多为中大分子量的蛋白，如白蛋白、α_2-巨球蛋白、转铁蛋白、IgA、IgG、IgM、补体（C_3）等。这些蛋白质的出现或者增多，对各类肾小球病变有特殊诊断价值。

1. 尿总蛋白检验

【检测原理】尿总蛋白检测包括尿总蛋白定性检查和定量检查。常包括：①尿蛋白定性试验：临床上常用干化学法（试带法），根据阳性程度可初步判断蛋白质含量。② 24 小时尿蛋白定量试验：临床主要采用双缩脲比色法进行定量。

【参考范围】尿蛋白定性试验：阴性；24 小时尿蛋白定量试验：＜ 0.15g/24h 或＜ 0.1g/L。

【临床意义】尿蛋白定性试验阳性：见于病理性蛋白尿如肾小球性蛋白尿、肾小管性蛋白尿、混合性蛋白尿、溢出性蛋白尿、组织性蛋白尿；也见于生理性蛋白尿如行军性蛋白尿、体位性蛋白尿、发热、情绪紧张、气候过冷过热等。

通过 24 小时尿蛋白定量试验可将蛋白尿分为：轻度蛋白尿＜ 1g/24h，中度蛋白尿 1~3.5g/24h，重度蛋白尿＞ 3.5g/24h。

2. 尿微量白蛋白检测 白蛋白是一种血液中的正常蛋白质，但在生理条件下尿液中仅出现极少量白蛋白。尿微量白蛋白指尿总蛋白量正常，用敏感的免疫学方法测定白蛋白排出增加，反映肾脏异常渗漏蛋白质。

【检测原理】采用胶乳免疫浊度法。

【参考范围】排泌量＜ 20mg/L 或＜ 300mg/24h。

【临床意义】尿微量蛋白检测有助于肾小球早期病变判断。肾病早期，尿常规蛋白定性试验阴性，尿微量蛋白含量可发生变化，如微量蛋白尿是糖尿病影响肾脏的早期征象，为糖尿病肾病。微量蛋白尿已确定成为肾脏疾病预后或死亡的预测因子。

3. 选择性蛋白尿指数 选择性蛋白尿指数是一项用于检查肾功能是否正常的辅助检查方法。临床上常测定两种分子量有较大差距的血浆蛋白的肾清除率，计算其比值得出选择性指数 (SPI)。通常用转铁蛋白 (分子量 79,000) 及 IgG(分子量 170,000)，用免疫速率比浊法或单向免疫扩散法分别测定其血和尿中浓度。

【检测原理】免疫速率比浊法或单向免疫扩散法分别测定血和尿中浓度。

【参考范围】SPI 界于 0.1~0.2 之间时为中选择性，是正常的临床表现。SPI ≤ 0.1：高度选择性蛋白尿；SPI ＞ 0.2：非选择性蛋白尿。

【临床意义】①高选择性见于微小病变型肾病，对激素敏感，预后较好。②膜性或膜增殖性肾炎常表现为低选择性或称之为非选择性，表示大分子蛋白大量通过了肾小球滤膜，对激素反应差，预后不良。本试验可较客观地反映肾小球病变的严重程度，可作为肾病综合征采用激素等免疫抑制剂治疗效应的预测。值得提出的是肾静脉栓塞引起的肾病综合征，肾淀粉样变和遗传性肾病患者的蛋白尿亦为高选择性，但对激素及免疫抑制剂无效。

二、近端小管功能检查

肾近端小管功能包括重吸收和排泌功能两方面。评价肾小管重吸收功能的主要方法有尿中某物质排除量测定（如小分子尿蛋白等）、重吸收率测定或排泄分数测定和最大重吸收量测定（如葡萄糖等）等，评价肾小管排泌功能的方法主要是酚红和对氨基马尿酸排泄试验。

（一）肾近端小管重吸收功能检查

1. β_2-微球蛋白　β_2-微球蛋白（β_2-MG）是由有核细胞、淋巴细胞和肿瘤细胞产生的分子量仅为 11.8kD 的一种小分子球蛋白。β_2-微球蛋白可以从肾小球自由滤过，约 99.9% 被近端肾小管上皮细胞重吸收并分解破坏，正常情况下极微量的 β_2-微球蛋白由尿排出。

【检测原理】血清和尿液 β_2-微球蛋白可采用免疫比浊法、ELISA 测定。

【参考范围】成人尿 β_2-微球蛋白 <0.3mg/L，血 β_2-微球蛋白 1.28~1.95mg/L。

【临床意义】

（1）尿液 β_2-MG 主要用于监测近端肾小管的功能，是反映近端小管受损的特异性指标。急性肾小管损伤或坏死、慢性间质性肾炎、慢性肾功能衰竭、肾移植排斥反应期、尿路感染等，尿中 β_2-微球蛋白含量增加。

（2）β_2-微球蛋白清除率是鉴别轻度肾小管损伤的良好指标。肾小管损伤时，其重吸收率只要减少 10%，尿中 β_2-微球蛋白排泄量就要增加 30 倍左右，因而 β_2-微球蛋白呈高值；无肾小管损伤时，β_2-微球蛋白多在参考范围内。

（3）血清 β_2-微球蛋白可反映肾小球滤过功能。GFR 及肾血流量降低时，血清 β_2-微球蛋白升高与 GFR 呈负直线相关，比血肌酐浓度增高更早、更显著。

（4）系统性红斑狼疮活动期，造血系统恶性肿瘤，如慢性淋巴细胞性白血病，β_2-微球蛋白生成明显增多，血、尿 β_2-微球蛋白均升高。

2. α_1-微球蛋白　（α_1-MG）是肝细胞和淋巴细胞产生的分子量为 26~33kD 的一种糖蛋白。α_1-微球蛋白有游离型及与免疫球蛋白、白蛋白结合型。结合型不能通过肾小球滤膜，游离型可以自由透过肾小球滤膜，原尿中 α_1-微球蛋白绝大部分被肾小管重吸收降解，尿中含量极低。

【检测原理】α_1- 微球蛋白目前可采用免疫比浊法测定。

【参考范围】成人尿 α_1- 微球蛋白 <20mg/gCr；<15mg/24h 尿；血清游离 α_1- 微球蛋白为 10~30mg/L。

【临床意义】

（1）尿 α_1- 微球蛋白增高见于各种原因所致的肾小管功能损伤；肾小管对 α_1- 微球蛋白重吸收障碍比 β_2- 微球蛋白先，所以尿中 α_1- 微球蛋白比 β_2- 微球蛋白更能反映肾脏早期病变，是肾近端小管损伤的标志性蛋白。

（2）血 α_1- 微球蛋白增高也可见于肾小球滤过率下降，如肾小球肾炎、间质性肾炎等，血 α_1- 微球蛋白、β_2- 微球蛋白与血肌酐呈正相关。

（3）血 α_1- 微球蛋白降低见于肝炎、肝硬化等肝实质性疾病。

3. 视黄醇结合蛋白（RBP） 是肝脏合成分泌至血液的一种分子量约为 22kD 的蛋白。游离视黄醇结合蛋白可被肾小球滤过，但在近曲小管几乎全部被重吸收分解，正常人尿中 RBP 排量极微量。

【检测原理】血或尿视黄醇结合蛋白可采用免疫学方法测定。

【参考范围】成人尿视黄醇结合蛋白 0.04~0.18μmmg/L。

【临床意义】尿视黄醇结合蛋白排量与肾小管间质损伤程度明显相关，可作为监测病程、指导治疗和判断预后的灵敏的生物化学指标。

4. 尿钠和滤过钠排泄分数 尿钠排泄量多与少取决于钠的胞外液含量及肾小管重吸收的变化。滤过钠排泄分数 (FeNa) 指尿钠排出部分含量占肾小球滤过钠总量的比率。

【检测原理】分别检测血清钠、血肌酐和尿钠、尿肌酐浓度，按下式计算 FeNa:

FeNa(%)= 尿钠排出量 / 滤过钠总量 =[（尿钠 / 血钠）/（尿肌酐 / 血肌酐）]×100。

式中尿钠和血钠的单位为 mmol/L，尿肌酐和血肌酐的单位为 μmol/L。

【参考范围】尿钠浓度 <20mmol/L；FeNa:1~2。

【临床意义】

（1）滤过钠排泄分数可作为估计肾小管坏死程度的指标 在急性肾功能衰竭时，肾小管功能受损，不能很好地重吸收钠，故尿钠浓度 >40mmol/L，FeNa>2。

（2）鉴别急性肾功能衰竭和肾前性氮质血症 肾前性氮质血症的肾小管没有被损坏，但血容量不足，钠滤过量减少，且肾小管最大限度地重吸收钠，以维持血容量，故尿钠浓度 <20mmoUL，FeNa<1。

（3）预后判断 肾前性氮质血症是由于肾血流量不足引起的肾功能损害，若缺血严重或持续时间延长（超过 2 小时），则可引起急性肾小管坏死，是急性肾功能衰竭的前奏。若尿钠在 20~40mmol/L 之间，则表明患者正在由肾前性氮质血症向急性肾功能衰竭发展。

（二）肾近端小管排泄功能检查

目前临床评价肾小管排泄功能的试验是酚红排泄试验（PSP）和对氨基马尿酸最大排泄率试验（TmPAH），本章介绍 PSP。

酚红排泄试验 酚红是一种对人体无害的染料。酚红注入体内后，与血浆白蛋白结合，只有少量从肾小球滤过，绝大部分（约 95%）在近端小管与血浆白蛋白解离，并被近端小管上皮细胞主动排泌，从尿液排出。故尿液中的排出量可作为判断近端小管排泌功能的指标。

【检测原理】试验时静脉注射 6g/L 的酚红 1mL，测定 2 小时内尿酚红排泄量，计算酚红排泄率。

【参考范围】

（1）成人排泄率（静注射脉法） 15 分钟 >25%，平均 35%；120 分钟 >55%，平均 70%。

（2）儿童排泄率（静脉注射法） 15 分钟为 25%~45%；120 分钟为 60%~75%(2~8 岁)；120 分钟为 50%~75%（8~14 岁）。

【临床意义】

（1）排泌量减少 可见于各种肾前性、肾性和肾后性因素。肾性因素时，提示近曲小管功能受损，如肾炎、肾盂肾炎、近端肾小管病（如 Fanconi 综合征）等。若 120 分钟排出率降低，表明肾小管排泌功能损害；40%~50% 为轻度的损害，25%~39% 为中度的损害，10%~24% 为重度的损害，<10% 为极严重的损害。

（2）排泌量增加 可见于：①低白蛋白血症时，酚红与血浆白蛋白结合减少，其排出速度增快。②肝胆疾病时，酚红排泌功能障碍，从尿中排出量增多。③甲状腺功能亢进时，血液循环加快，其排泌量增加。

（三）肾近端小管细胞损伤检查

肾小管近端小管细胞损伤时，除了肾小管重吸收和排泌功能改变外，尿酶含量也可出现变化。正常人尿液中含酶量非常少，可来自血液、肾实质和泌尿生殖道，但最主要来源于肾小管，尤其是近端小管相关细胞。各种肾脏疾病，特别是肾小管细胞受损时，肾脏组织中的某些酶排出量增加导致在尿中出现，从而使尿酶活性发生改变。所以对尿酶的检测可以提示肾小管近端小管的病变。

N- 乙酰 -β-D- 氨基葡萄糖苷酶 (NAG) 是一种广泛分布于哺乳动物身体各组织细胞中的溶酶体水解酶，与黏多糖类及糖蛋白代谢有关。N- 乙酰 -β-D- 氨基葡萄糖苷酶在近曲小管上皮细胞中含量高。分子量较大，约达到 140kD，不能通过肾小球屏障，故尿中 N- 乙酰 -β-D- 氨基葡萄糖苷酶主要来自肾近短端小管上皮细胞。此酶在尿中稳定，是反映肾小管实质细胞损害的指标。

【检测原理】临床一般以酶法（连续监测法）测定其活性。

【参考范围】成人尿 N- 乙酰 -β-D- 氨基葡萄糖苷酶为 <221U/gCr。

【临床意义】

（1）肾小管疾病　如先天性肾小管病变、肾小管间质病变、急性肾功能衰竭、肾移植排异反应、药物诱发肾毒损害等，均可引起肾小管损伤而使尿 N– 乙酰 –β–D– 氨基葡萄糖苷酶升高。肾移植出现排异反应前 1~3 天，尿 N– 乙酰 –β–D– 氨基葡萄糖苷酶即可增高，有助于早期诊断排异反应。尿 N– 乙酰 –β–D– 氨基葡萄糖苷酶测定可作为氨基糖苷类抗菌药物的肾毒性监测试验。

（2）肾小球病变　如糖尿病肾炎、肾小球肾炎等尿 N– 乙酰 –β–D– 氨基葡萄糖苷酶活性也升高，且与病变程度相关。糖尿病肾炎早期，由于滤过压增高，滤过膜负电荷减少，裂孔变化，血浆白蛋白滤出增加，在近曲小管被重吸收后，尿白蛋白排泄可不增加，但此时，因细胞溶酶体被激活，导致尿 N– 乙酰 –β–D– 氨基葡萄糖苷酶升高，先于尿白蛋白排泄量的变化。

三、肾远端小管功能检查

肾远端小管和集合管的主要功能是在分泌醛固酮和抗利尿激素（ADH）的作用下，参与机体尿液浓缩与稀释，以及对水、电解质和酸碱平衡等的调节，维持机体内环境的稳定。

（一）尿液浓缩稀释试验

尿液浓缩稀释试验，指在常规或特定饮食条件下监测患者排出尿量和尿比重等指标的变化。

1. 尿比重与尿渗量

尿比重是指在 4℃条件下尿液与同体积纯水的重量之比，它取决于尿中所溶解物质的浓度，与固体总量成正比。

尿渗量 (Uosm) 指溶解在尿液中全部具有渗透作用的溶质微粒总数量(含分子和离子)。

尿比重和尿渗量都能反映尿中溶质的含量，但尿比重易受溶质微粒大小和性质的影响，如蛋白质、葡萄糖等大分子量微粒均可使尿比重显著增高。因而测定 Uosm 比尿比重更能反映肾浓缩和稀释能力。

【检测原理】临床上尿比重多采用化学试带法测定：尿渗量多采用尿液冰点下降法测定，也可用蒸气压渗透压计算法测定。

【参考范围】成人尿比重为 1.015~1.025；成人尿渗量为 600~1000mOsm/(kg·H_2O)；成人血浆渗量 (Posm) 为 275~320mOsm/（kg·H_2O）；尿渗量与血浆渗量 (Posm) 之比值为 3:1~4:1；禁水 8 小时后晨尿尿渗量 >700~800mOsm/（kg·H_2O)。

【临床意义】

（1）尿比重的高低与饮水量和当时的尿值有关，主要取决于肾脏的浓缩功能。尿比重增高可见于脱水、糖尿病、急性肾炎等；尿比重降低可见于尿崩症、慢性肾炎等。尿比重只作为初筛试验。

（2）尿渗量测定作为肾脏浓缩与稀释功能检验指标，优于尿比重测定，尿渗量下降，反映肾小管浓缩功能减退。尿、血渗量比值 (Uosm ：Posm) 可以直接反映尿中溶质浓缩的倍数：肾小管重吸收水的能力越强，比值越大，比值变小往往是肾功能紊乱的指征。

2. 渗量溶质清除率

渗量溶质清除率 (Cosm)，表示单位时间内肾脏能将多少血浆中的渗透性溶质清除出去。

【检测原理】依据肾清除试验原理，同时测定血浆和尿渗量。可计算出渗量溶质清除率。

【参考范围】正常人空腹时为 2~3mL/min。

【临床意义】渗量溶质清除率反映了肾脏维持水及溶质之间的平衡，即渗透压在狭窄范围内波动 280~320mOsm/(kg · H_2O) 的能力。正常情况下，尿液中溶质量相当稳定，故渗量溶质清除率也相当稳定。渗量溶质清除率降低，说明远端肾小管清除渗透性溶质能力降低。渗量溶质清除率比尿渗量更能准确地反映肾脏浓缩功能。

3. 自由水清除率

自由水清除率 (CH_2O)，指的是单位时间内血浆中清除到尿中不含溶质的水量。任何尿液可视为等渗尿和纯水两个部分，即尿量 = 等渗尿尿量 +CH_2O。浓缩尿量等于等渗尿尿量减去被吸收的纯水量；稀释尿量等于等渗尿尿量加上血浆中清除的纯水量。由于正常人排出的均为含有溶质的浓缩尿，故 CH_2O 为负值。

【检测原理】依据肾清除试验原理，同时测定血浆和尿渗量，可计算出 CH_2O。如下：

$$CH_2O=[1-(Uosm/Posm)]\times V$$

【参考范围】正常人禁水 8 小时后晨尿 CH_2O 为 -25~-100mL/h。

【临床意义】自由水清除率是判断远端肾小管浓缩与稀释功能的灵敏指标，常用于急性肾功能衰竭的早期诊断和病情观察。自由水清除率持续等于或接近于 0 则表示肾不能浓缩和稀释尿液，排等渗尿，是肾功能严重损害的表现。

（二）肾小管性酸中毒检测

肾小管性酸中毒是由于肾小管尿液酸化功能失常而发生的一种慢性代谢性酸中毒。

1. 氯化铵负荷（酸负荷）试验

【检测原理】给患者服用一定量的酸性药物氯化铵，使机体产生急性代谢性酸中毒，增加远端肾小管排泌 H^+ 的量，如远端肾小管排泌 H^+、产生 NH_3 和重吸收 $HC0_3^-$ 发生障碍，酸性物质不能排出，尿液酸化受损。通过观察尿 pH 的变化，即可判断有无远端小管酸化功能障碍。

【参考范围】正常人服用氯化铵 2 小时后，尿 pH<5.5。

【临床意义】尿 pH>5.5 者提示远端肾小管酸化功能减弱，为 I 型肾小管酸中毒。对已有明显代谢性酸中毒者，不宜做此试验；对于肝功能不全者，宜改做氯化钙试验。

2. $HC0_3^-$ 负荷（碱负荷）试验

正常人经肾小球滤过的 $HC0_3^-$85%~90% 由近端肾小管重吸收，10%~20% 由远端肾小管重吸收。

【检测原理】服用一定量的碱性药物碳酸氢盐，使尿液碱化，以增加肾小管重吸收 HCO_3^- 的负担。当近端小管受损时，其重吸收 HCO_3^- 的功能减退。通过观察 HCO_3^- 的排泄分数，有助于近端小管酸中毒的诊断。计算公式：

HCO_3^- 的排泄分数 =[(尿 HCO_3^-/ 血 HCO_3^-) ／（尿肌酐 ／ 血肌酐）] × 100%。

【参考范围】正常人尿液中几乎无 HCO_3^-，其排泄分数≤ 1%。

【临床意义】Ⅰ型肾小管酸中毒 <5%，Ⅱ型肾小管酸中毒 >15%。

（三）尿肾小管组织蛋白检测

肾小管组织蛋白是一种肾小管代谢产生的蛋白和组织破坏分解的蛋白，以及炎症或药物刺激泌尿系统分泌产生的蛋白，通常以 T–H 糖蛋白 (THP) 为主要成分。T–H 糖蛋白是肾小管髓袢厚壁升支及远曲小管细胞合成、分泌的一种糖蛋白，具有阻止水的重吸收而参与原尿稀释 – 浓缩功能。

正常情况下，该蛋白只存在于肾小管细胞管腔面胞膜上，而不暴露于免疫系统。当肾小管间质发生病变时，THP 可漏入组织间质引起免疫反应而产生抗 THP 抗体。

【检测原理】RIA 法。

【参考范围】RIA 法：12.4~61.6mg/24h。

【临床意义】尿 THP 检测可用于诊断、监测肾远曲小管损伤（如肾移植排异反应、肾毒物损害）。

①尿 THP 升高可见于肾盂肾炎、蛋白尿酸中毒、肾病综合征、肾小管损伤、脱水少尿、尿路结石等。

②尿 THP 降低可见于肝硬化、肾病、尿毒症、多囊肾、遗传性转铁蛋白缺乏症、肾功能减退等。

③ THP 是形成管型的主要条件，尿管型可引起肾小管阻塞与急性肾功能衰竭的发生有关。

四、肾血流量检测

肾血流量 (RBF) 或肾血浆流量 (RPF) 是指单位时间内流经肾脏的全血或血浆量。目前多采用对氨基马尿酸 (PAH) 清除率试验和放射性核素法来检测。

肾血流量 (RPF) 测定是用清除率试验来进行的。某一物质既从肾小球滤过，又从肾小管大量排出，并且不被重吸收，在它 1 次流经肾组织之后，便能完全被清除，该物质的清除率就代表单位时间内流经肾脏的血浆量。常用的方法为静脉注射对氨基马尿酸，定时采取血标本，收集尿标本，记录时间，计算每分钟尿量，测定血浆及尿中对氨基马尿酸浓度及红细胞压积，然后用公式计算出肾血流量。

【检测原理】放射性核素法。

【参考范围】600~800mL/min。

【临床意义】

（1）RPF 减低，可见于：①慢性肾功能不全或慢性肾盂肾炎晚期，由于肾血管受损致 RPF 减低。②高血压病早期，由于血管痉挛，肾动脉硬化时有效血管床减少。③休克、心功能不全时，RPF 可呈一过性明显降低。

（2）RPF 升高，可见于：①急性肾小球肾炎早期，由于充血，肾血流量可呈正常或升高。②代谢性疾病如肢端肥大症、巨人症 RPF 可升高。③妊娠妇女的 RPF 也可升高。

第三节 血清尿素测定

血尿素（BUN）——肾功能主要指标之一。尿素是人体蛋白质代谢的主要终末产物。氨基酸脱氨基产生 NH_3 和 CO_2，两者在肝脏中合成尿素，通常肾脏为排泄尿素的主要器官，尿素从肾小球滤过后在各段小管均可重吸收，但肾小管内尿流速越快重吸收越少，也即达到了最大清除率。临床上尿素的变化对非蛋白氮数值的影响较大。故临床上常选用尿素氮的检测来代替非蛋白氮的测定。

尿素的测定方法可分为两大类：一类直接法，尿素直接和某试剂作用，测定其产物，最常见的为二乙酰一肟法；另一类是尿素酶法，用尿素酶将尿素变成氨，然后用不同的方法测定氨。本书主要介绍手工操作性强的二乙酰一肟法。

二乙酰一肟法测血清尿素

【原理】

在硫氨脲及镉离子存在的条件下，二乙酰在强酸性溶液中与尿素缩合成红色的 4,5- 二甲基 -2- 氧咪唑化合物 (Fearon 反应)，颜色深浅与尿素含量成正比，与同样处理的尿素标准液比较，求得样品中尿素含量。反应如下：

尿素 + 二乙酰 +H^+ → 4,5- 二甲基 -2- 氧咪唑（红色）

【试剂与器材】

1. 酸性试剂　于三角瓶中加蒸馏水 100mL，然后慢慢加入浓硫酸 44mL、85% 磷酸 66mL，混匀，冷至室温，加入氨基硫脲 50mg 及硫酸镉 ($CdSO_4 \cdot 8H_2O$)2g，溶解后用蒸馏水稀释至 1L。置棕色瓶中于 4℃保存。

2. 179.9mmol/L 二乙酰一肟溶液　溶解二乙酰一肟 18.2g 于蒸馏水中并稀释至 1L。置棕色瓶中于 4℃保存。

3. 尿素标准贮存液 (100mmol/L)　精确称取于 60℃ ~65℃干燥恒重的尿素 0.6g，溶解于蒸馏水并定容至 100mL，加叠氮钠 0.1g 防腐，4℃保存。

4. 尿素标准应用液 (5mmol/L)　取上述贮存液 5.0mL 置 100mL 容量瓶中加蒸馏水定容。

【操作步骤】

按表 10-2 操作。混匀后，置沸水浴中加热 12 分钟，取出置冷水中冷却 5 分钟，波长 540nm，空白管调零，分别读取各管吸光度。

表 10-2 尿素测定（二乙酰一肟法）操作步骤

加入物 (mL)	空白管	标准管	测定管
血清	–	–	0.02
尿素标准应用液	–	0.02	–
蒸馏水	0.02	–	–
二乙酰一肟溶液	0.5	0.5	0.5
酸性试剂	5.0	5.0	5.0

【计算】

血清尿素（mmol/L）= 测定管吸光度 / 标准管吸光度 ×5.00mmol/L

【参考范围】

血清尿素：1.78~7.14mmol/L。

【临床意义】

1. 血清尿素增加的原因可分为肾前、肾性及肾后三个方面：

（1）肾前性 失水引起血液浓缩，导致肾血流量减少，肾小球滤过率降低使血尿素潴留，见于剧烈呕吐、幽门梗阻、肠梗阻和长期腹泻等。

（2）肾性 急性肾小球肾炎、肾病晚期、肾功能衰竭、慢性肾盂肾炎、肾结核、肾动脉硬化、先天性多囊肾、肾肿瘤所致的尿毒症等，使肾小球滤过率减少，导致血尿素增高。

（3）肾后性 前列腺肥大、尿路结石、尿道狭窄、膀胱肿瘤，致使尿道受压、尿路堵塞，使上部压力增高，肾小球滤过减少甚至停止，且管内尿素扩散入血液，导致血尿素增高。

2. 血清尿素减少较少见，严重肝病如急性肝萎缩、肝硬化、肝炎合并广泛性坏死，导致尿素合成减少而使血液尿素减少。

【注意事项】

1. 血标本应及时处理，以防尿素酶水解尿素。最好血标本加草酸钾或氟化钠抗凝以抑制尿素酶。

2. 本法线性范围达 14.3mmol/L 尿素，如遇高于此值的标本，需用生理盐水适当稀释后再测定，将结果乘以稀释倍数。

3. 煮沸时间和煮沸时液体蒸发量影响结果。因此测定和标准管的试管口径和煮沸时间应尽量一致。煮沸时间延长吸光度反而降低。

4. 显色反应产物对光不稳定，加入氨基硫脲和 Cd^{2+} 能增加显色稳定性和显色强度，但仍有轻度褪色现象（$<$ 5%/h），故显色冷却后宜在 20~30 分钟比色完毕。

【评价】

线性上限仅达 14.3mmol/L，回收率 96%~102.1%，平均回收率为 99.04%，变异系数为 6.46%。血清中尿酸、肌酐、氨基酸等对本法无干扰，蛋白质含量在 50~110g/L、胆红素达 171mmol/L、血红蛋白达 10g/L 时均无影响。本法与尿素酶法比较，操作麻烦，不宜自动化，临床上已经基本被淘汰。

第四节 血清肌酐测定

肌酐 (Cr) 是肌肉在人体内代谢的产物，肌酐主要由肾小球滤过排出体外。血肌酐与体内肌肉总量关系密切，不易受饮食影响。可通过肾小球滤过，在肾小管内很少吸收，每日体内产生的肌酐几乎全部随尿排出。临床上检测血肌酐是了解肾功能常用的方法之一，是肾脏功能的重要指标，血清肌酐升高意味着肾功能的损害。

肌酐的测定方法有三大类：化学法、酶法和高效液相色谱法。化学法包括：碱性苦味酸比色法、漂白土碱性苦味酸法、速率法、双 pH 法。高效液相色谱法特异性高，准确性好，一般作为参考方法。因此，限于条件，我国推荐经典的碱性苦味酸法 (Jeffe 法) 和速率法加肌酐测定的常规方法。本书主要介绍手工操作性强的碱性苦味酸法。

碱性苦味酸法测肌酐

【原理】

血清（浆）中的肌酐与碱性苦味酸反应，生成黄红色的苦味酸肌酐的复合物，在 510nm 波长比色测定，颜色深浅与肌酐含量成正比，与同样处理的肌酐标准液比较，求得样品中肌酐含量。反应如下：

肌酐 + 碱性苦味酸 = 苦味酸肌酐（橘红色）

【试剂与器材】

1. 0.04mmol/L 苦味酸溶液　苦味酸 (AR)9.3g，溶于 500mL 蒸馏水中冷却至室温。加蒸馏水至 1L，用 0.1mol/L 氢氧化钠滴定，以酚酞作指示剂，根据滴定用蒸馏水稀释至 0.04mol/L 贮存于棕色瓶中。

2. 0.75mmol/L 氢氧化钠　氢氧化钠 (AR)30g，加蒸馏水少许使其溶解，冷却后用蒸馏水稀释至 1L。

3. 35mmol/L 钨酸溶液

① 100mL 蒸馏水中加入 1g 聚乙烯醇，加热助溶（不能煮沸）冷却。

② 300mL 蒸馏水中加入 11.1g 钨酸钠，使完全溶解。

③ 300mL 蒸馏水中慢慢加入 2.1mL 浓硫酸冷却。

于 1 升容量瓶中，将①液加入②液中，再与③混匀。再加蒸馏水至刻度，置室温保存至少可稳定一年。

4.10mol/L 肌酐标准贮存液　肌酐 113mg 用 0.1mmol/L 盐酸溶解，并移入 100mL 容量瓶中，再以 0.1mol/L 盐酸稀释至刻度，保存于冰箱内稳定一年。

5.10 μ mol/L 肌酐标准应用液　准确吸取 10mmol/L 肌酐标准贮存液 1.0mL 加入 1000mL 容量瓶内，以 0.1mol/L 盐酸稀释至刻度，保存于冰箱内。

【操作步骤】

于 16mm × 100mm 试管中，置血清（或血浆）0.5mL，加人 35mmol/L 钨酸溶液 4.5mL，充分混匀。3000r/min，离心 10 分钟，取上清液（血清无蛋白滤液），按表 10-3

测定，尿液标本用蒸馏水作 1:200 稀释后，亦按表测定。混合后，室温放置 15 分钟，分光光度计 510nm 波长，比色杯光径 1.0cm 以空白管调零。读取各管吸光度。

表 10–3　肌酐测定（苦味酸显色法）操作步骤

加入物 (mL)	空白管	标准管	测定管
血清无蛋白滤液或稀释尿	—	—	3.0
肌酐标准应用液	—	3.0	—
蒸馏水	3.0	—	—
苦味酸溶液	1.0	1.0	1.0
0.75mol/LNaOH	1.0	1.0	1.0

【计算】

血清（浆）肌酐（μmol/L）= 测定管吸光度 / 标准管吸光度 ×10×10μmol/L

尿肌酐（μmol/24h）= 测定管吸光度 / 标准管吸光度 ×100×200×24 小时尿量 (L)

【参考范围】

男性：44~133μmol/L（0.5~1.5mg/dL）。

女性：70~106μmol/L（0.8~1.2mg/dL）。

【临床意义】

1. 血清肌酐（Scr）浓度增高　表明存在肾功能不全，但对其早期诊断并不敏感，当肾小球清除率降低到正常的 50% 时，仍可正常，当减低到正常的 1/3 时，血清肌酐才明显上升。所以，血清肌酐增高提示肾脏的病变较重，临床常作为氮质血症、肾功能衰竭、尿毒症的辅助诊断和病情观察指标。

2. 判断肾功能损害的程度　由于血清肌酐比内生肌酐清除率（Ccr）测定简便，临床更为常用，尤其适合于门诊病人。根据血清肌酐的水平，可初步判断肾功能损害的程度：①轻度肾损害 <178μmol/L，②中度肾损害 >178μmol/L（氮质血症），③重度肾损害 >445μmol/L（肾功能衰竭）。尿毒症时，Scr 可达 1800μmol/L 甚至更高。

3. 配合肌酐测定，可了解 3 个月前的血清肌酐水平和肾功能状态，对急、慢性肾功能衰竭的鉴别诊断有意义，但应用较少。

4. 引起 Scr 水平改变的其他因素　糖尿病酮症酸中毒和一些药物，如头孢噻吩、头孢西丁、阿斯匹林、甲氰咪胍、甲氧苄氨嘧啶等可使 Scr 增高。肝病、恶液质、年龄增大，Scr 可见低。

【注意事项】

1. 温度升高时，可使碱性苦味酸溶液显色增深，但标准液与测定的增生程度不成正比例，因此测定各管温度均需升室温。

2. 血清（浆）标本如不当时定，可于冰箱保存 3 天，只能保持较长时间宜 –20℃保存，轻微溶血标本对测定肌酐影响，可使肌酐结果偏高。

3. 肌酐测定的回收率受无蛋白溶液的 pH 影响，溶液 pH 在 3~4.5 时回收率为 85%~90%，pH 在 2 时回收率 100%。

第五节　肾脏功能检验项目的评价与应用注意事项

肾脏疾病是临床常见病、多发病，种类较多，病因、机制也各有不同。因此，只有充分了解肾脏疾病和肾功能检测指标的特性，才能合理应用各种临床实验室检测指标，发挥其在肾脏疾病诊断、疗效评估等方面的作用。

一、肾脏功能检验项目的评价

1. 尿常规和尿沉渣检验　尿液常规检查，如尿量、尿比重、尿蛋白定性、尿沉渣镜检等，是临床不可忽视的一项初步检查，不少肾脏病变早期就可以出现蛋白或者尿沉渣中有形成分。一旦发现尿异常，常是肾脏或尿路疾病的第一个特征，亦常是提供病理过程发生的重要线索。

因其敏感度较低，不利于肾脏疾病早期确诊，特别是肾小管早期损害的诊断。

2. 肾小球功能及损伤检验　肾小球滤过功能的检查一般以内生肌酐清除率作为临床常规首选项目，尿微量白蛋白检测作为协同指标，这两个指标的联合应用能对肾小球滤过功能的早期损伤进行评估。

血尿素、血肌酐测定虽仍为临床常用的评估肾小球滤过功能的标志物，但敏感性较低，仅对肾功能衰竭、中晚期肾脏疾病有较大的临床意义。

CysC 是评估肾小球滤过功能的新的标志物，血 CysC 浓度与 GFR 呈良好的线性关系，其线性关系显著优于血肌酐。有代替血尿素、血肌酐测定的趋势。

3. 肾小管功能及损伤检验　肾小管间质性疾病的确诊依赖肾活检组织的病理学检查，但临床上往往采用非创伤性的肾小管损伤标志物的实验室检查作为肾小管 - 间质疾病诊断和监测的手段。目前临床上常规使用的肾小管损伤标志物为尿中、低分子蛋白质、尿液中肾小管组织抗原和尿酶。

肾小管重吸收功能检查一般以 α_1-MG、β_2-MG 和 RBP 等作为评价指标，这类低分子量蛋白质在尿中出现和增加，反映肾小管重吸收功能障碍。近端小管损伤还可用 NAG 作为灵敏标志物，髓袢和远端小管损伤以 THP 为标志物。

二、肾脏功能检验项目的临床应用注意事项

1. 肾功能检测指标的选择　临床选择肾功能检测指标时应注意以下几点：①首先应明确进行肾功能检查的目的，是为了疾病的早期诊断、预后估计、病情观察，还是为了确定治疗方案。②应了解各种诊断方法的设计原理和用途，以及这些方法的敏感性、特异性和诊断价值。了解同类方法各自在筛查、协助诊断以及确诊等方面的实际作用。③按照所需检查的肾脏病变部位，选择与之相应的功能试验，在检测方法应用上，应由简到精、由易到难。同时结合患者的病情、文化特点、经济情况和接受程度等合理选择有效、经济的诊断项目。④欲分别了解左、右肾的功能时，需插入导尿管分别收集左、右肾尿液。⑤在评价检查结果时，必须结合患者的病情和其他临床资料，

进行全面分析，最后作出判断。

2. 应用肾功能指标评估肾脏功能时应注意 ①肾脏功能具备强大的贮备能力，肾功能检查结果正常时，并不能排除肾脏功能性或器质性损害。②注意肾脏外因素，如休克、心衰、输尿管梗阻、水肿等的影响。③对临床上有可能发生肾脏损害的各种情况，如糖尿病、高血压、感染、药物或化学毒性等，应及时选用有关肾脏早期损伤标志物进行检测，以期早发现、早治疗。④损伤或病变可以原发于肾脏，也可为全身性疾病累及肾脏，故在选择诊断及分析检测结果时，应着眼于患者的整体情况，依据临床表现综合分析诊断。

第六节 常见肾脏疾病的临床及实验室诊断

一、肾病综合征

肾病综合征是以大量蛋白尿、低蛋白血症、严重水肿和高血压为特点的综合征，是许多疾病过程中损伤肾小球毛细血管滤过膜的通透性而产生的一组症状。

1. 临床诊断依据

（1）尿蛋白定性（+++）以上，尿蛋白定量大于 50mg/kg.d 或大于 3.5g/d，或晨尿尿蛋白 / 肌酐比值大于 2。

（2）血液生化检查。血清白蛋白小于 30g/L，伴有或不伴血清胆固醇大于 5.72mmol/L。

（3）眼睑、颜面及四肢全身水肿，水肿为可凹陷性。

（4）如排除继发病，可诊断为原发性肾病综合症。

2. 实验室常规检查项目：①血常规、尿常规、大便常规和大便隐血；② 24 小时尿蛋白定量或晨尿尿蛋白 / 尿肌酐比值；③肝肾功能、血液电解质、血糖、血脂、血浆蛋白；④免疫球蛋白、补体；⑤乙肝；⑥ PPD 试验；⑦腹部 B 超；⑧胸片，心电图。

二、急性肾小球肾炎

急性肾小球肾炎简称急性肾炎，是以血尿、蛋白尿、高血压、水肿、肾小球滤过率降低为主要表现，并可有一过性氮质血症的肾小球疾病。常急性起病，多数为急性链球菌感染 1~3 周后，因变态反应而引起双侧肾弥漫性的肾小球损害。

1. 诊断依据

（1）临床上有少尿、血尿、水肿、高血压表现。

（2）伴随链球菌感染的证据，抗“O”（或 ASO）明显升高 2 周内血清补体 C3 下降。

2. 实验室检查项目

（1）*尿常规检查* 尿量减少，尿渗大于 350mOsm/(kg · H_2O)：血尿为急性肾炎的重要表现，可见肉眼血尿或镜下血尿；尿蛋白定量通常为 1~3g/24h，多属非选择性蛋白尿。

（2）血液生物化学检查 血浆白蛋白轻度下降，因水、钠滞留，血容量增加，血液稀释所致；血浆蛋白电泳多见白蛋白降低，γ-球蛋白增高；尿钠减少，一般可以有轻度高血钾。

（3）肾功能检查 急性肾小球滤过一过性受损，而肾血流量多数正常，Ccr 降低。肾小管功能相对良好，TmG 和 TmPAH 轻度下降或正常；肾浓缩功能仍保持正常。

（4）免疫学和其他检查 急性肾炎病程早期，血总补体及补体 C3 明显下降，可降至正常的 50% 以下。其后逐渐恢复，6~8 小时恢复正常，此种动态变化是链球菌感染后急性肾炎的典型表现，可视为急性肾炎病情活动的指标。尿 FDP 的测定能正确反映肾小管血管内凝血。

3. 临床常规检查项目 ①血常规、尿常规、大便常规；②补体、ASO；③肝功能、电解质、血糖、凝血助能、ANA、CRP、ESR；④ 24 小时尿蛋白定量、尿红细胞位相；⑤腹部超声、胸片、心电图。

三、糖尿病性肾病

糖尿病可引起肾脏病变，如糖尿病性肾小球硬化症、肾小动脉硬化症、肾盂肾炎和肾乳头坏死等，从而在糖尿病病程中出现蛋白尿、高血压、水肿、肾功能不全等临床表现。

糖尿病性肾病 (DN) 仅指糖尿病所特有的与糖代谢异常有关的糖尿病性肾小球硬化症，临床上以糖尿病患者出现持续性蛋白尿为主要标志。它是糖尿病全身性微血管病变的一部分，其发病与遗传因素及糖代谢异常有关。

根据糖尿病患者肾功能和结构病变的演进及临床表现，糖尿病肾损害分成 5 期。Ⅰ期：肾小球高滤过期。Ⅱ期：正常白蛋白尿期。Ⅲ期：早期糖尿病性肾病期。Ⅳ期：临床糖尿病性肾病期或显性糖尿病性肾病期。Ⅴ期：肾功能衰竭期。

1. 诊断依据

（1）有糖尿病病史。

（2）早期糖尿病性肾病诊断 6 个月内连续 2 次尿微量白蛋白检查，其尿白蛋白排出率 (UAER)>20μg/min，但 <200μg/min，或在 30~300mg/24h 之间。

（3）临床期糖尿病性肾病诊断 间歇性或持续性临床蛋白尿（尿蛋白阳性），UAER>200μg/min 或常规尿蛋白定量 >500mg/24h；可伴有肾功能不全或伴发视网膜病变；或肾活检证实。

（4）排除其他可能引起尿蛋白增加的原因，如泌尿系统感染、运动、原发性高血压、心力衰竭及水负荷增加等。

2. 实验室检查项目

（1）尿蛋白测定 尿微量白蛋白测定既是早期糖尿病性肾病的重要诊断指标，也是判断糖尿病性肾病预后的重要指标。运动激发试验有助于糖尿病性肾病的早期诊断。糖尿病患者血、尿的 β_2-MG 有参考价值。

（2）肾功能 早期可做 GFR 测定。临床期糖尿病性肾病可选用肾病综合征的肾功能检查指标。

（3）糖尿病视网膜病变检查　出现糖尿病性眼底改变，表明很可能已有肾小球病变(≥90%)。

（4）肾形态检查与活检　肾脏影像学可见肾大小正常或增大，尿毒症时也有部分肾影缩小。肾活检不仅可确定诊断，而且有助于鉴别诊断。

3. 临床常规检查项目　①血常规、尿常规（包括酮体）、大便常规和大便隐血；② 24 小时尿蛋白定量或晨尿尿蛋白 / 尿肌酐比值；③血糖及动态血糖监测；④肝肾功能、血脂、电解质、血黏度；⑤糖化血红蛋白和糖化血白蛋白；⑥口服糖耐量试验和同步胰岛素或 C 肽释放试验；⑦眼底检查、颈动脉和下肢血管彩色多普勒超声；⑧胸片、心电图、腹部 B 超。

四、肾小管性酸中毒

肾小管性酸中毒 (RTA) 指由于近端肾小管重吸收 HCO_3^- 或远端肾小管排泌 H^+ 功能障碍所致的代谢性酸中毒临床综合征。主要临床表现为：AG 正常类高氯性代谢性酸中毒、电解质紊乱、骨病和尿路症状等。

根据肾小管受损部位及其病理生理基础分为 4 型：Ⅰ型为远端肾小管酸中毒，Ⅱ型为近端肾小管酸中毒，Ⅲ型为Ⅰ型和Ⅱ型的混合型，Ⅳ型为全远端肾小管酸酸中毒。

1. 诊断依据

（1）Ⅰ型　①多见于 20~40 岁成年人，70%~80% 为女性；②有低钙、低磷血症及高钙尿症，临床上肾结石、肾钙化多见，部分伴有软骨病或佝偻病；③高氯、低钾性酸中毒，伴尿 pH>5.5；④不完全型氯化铵负荷试验阳性。

（2）Ⅱ型　①多于幼儿期发病，男性多见；②临床上低钾明显，而低钙与骨病较轻，表现为骨软化及骨质疏松；③高氯、低钾性酸中毒；④ HCO_3^- 负荷试验阳性，尿中 HCO_3^- 排泄分数 >15%。

（3）Ⅲ型　兼有Ⅰ型和Ⅱ型的临床特征，尿可滴定酸及铵离子排出减少，血浆 HCO_3^- 浓度正常时，尿中 HCO_3^- 排泄分数 >15%。

（4）Ⅳ型　①多有慢性肾小管间质病史，伴有中等程度肾小球滤过率降低；②肾小管酸化功能障碍，类似Ⅱ型肾小管酸中毒，但尿中 HCO_3^- 排泄分数 <10%；③高氯性酸中毒伴高钾血症；④尿铵离子减少，血肾素及醛固酮水平降低。

2. 实验室检查项目

（1）尿常规　连续检测尿常规，特别是尿 pH 及尿比重。

（2）血液生化　血气分析、血钾、钠、氯、钙、磷，血尿素氮、肌酐。

（3）尿液生化　24 小时尿钾、钠、氯、钙、磷、镁。

（4）尿碳酸氢盐、可滴定酸和铵离子定量测定　通常远曲肾小管性酸中毒患者尿可滴定酸度 (TA) 和 NH_4^+ 均下降。

（5）酸碱负荷试验　通过氯化铵负荷试验，观察尿 pH 的变化，可判断有无远端小管酸化功能障碍。通过 HCO_3^- 负荷试验观察 HCO_3^- 的排泄分数有助于近端小管酸中毒的诊断。

（6）激素及其代谢物检查 血浆皮质醇，尿 17- 酮类固醇、17- 羟类固醇、游离皮质醇或血醛固酮。

3. 临床常规检查项目 ①血常规、尿常规、大便常规和大便隐血；②血气分析；③肝肾功能、血电解质、血糖、血脂、血浆蛋白；④ 24 小时尿钾、钠、氯、钙、磷、镁；⑤酸碱负荷试验；⑥ 24 小时尿蛋白定量或晨尿尿蛋白 / 尿肌酐比值；⑦腹部 B 超、胸片，心电图。

五、急性肾损伤与急性肾脏病

急性肾损伤（AKI）和急性肾脏病 (AKD) 是国际组织用于描述肾脏功能急性减退的新概念。与急性肾功能衰竭 (ARF) 概念不同，它制定了新的、统一的诊断标准和临床实践指南，使得急性肾功能减退患者得以早期诊断、早治疗。

1. 急性肾损伤的定义和分级 2005 年急性肾损伤网络 (AKIN) 和 2002 年急性透析质量倡议 (ADQI) 对 AKI 的定义（或诊断标准）和分期为：

（1)AKI 定义 由导致肾脏结构或功能变化的损伤引起的肾功能突然 (48 小时以内) 下降，表现为血肌酐 (Scr) 绝对值增加≥ 0.3mg/dl(≥ 26.4 μ mol/L) 或者 Scr 增加≥ 50%（达到基础值的 1.5 倍），或者尿量 <0.5mL/(kg· h)，且持续超过 6 小时，称为急性肾损伤。

当基础血肌酐 <1.5mg/dl 时，肌酐上升≥ 0.5mg/dl，代表新发的 AKI ；当基础血肌酐 >1.5mg/dl 但 <5.0mg/dl 时，肌酐上升≥ 1.0mg/dl，代表慢性肾脏病基础上的 AKI。

（2）我国 AKI 的诊断依据 ①突发肾功能减退（在 48 小时内）；②急性肾损伤 1 期（危险期）：血清肌酐升高≥ 0.3mg/dl（26.4 μmol/L）或为基线值的 1.5~2 倍；或者尿量 <0.5mL /（kg· h）持续 >6 小时：③急性肾损伤 2 期（损伤期）：血清肌酐升高至基线值的 2~3 倍；或者尿量 <0.5mL/(kg · h)，持续 >12 小时；④急性肾损伤 3 期（衰竭期）：血清肌酐升高至基线值的 3 倍或在血清肌酐 >4mg/dl(354 μmol/L) 基础上急性增加 0.5mg/dl(44 μmol/L) ；或者尿量 <0.3mL/(kg · h) 持续 >24 小时，或无尿持续 >12 小时。

2. 急性肾脏病的定义

全球肾脏病预后组织对 AKD 定义（或诊断标准）为：①符合 AKI 标准；② 3 个月内 GFR 下降超过 35% 或 Scr 升高超过 50% ；③ 3 个月内 GFR 下降至 60mL/min · $1.73m^2$)以下；④肾脏损伤时间短于 3 个月；符合以上条件之一者则可称为(诊断为）AKD。

全球肾脏病预后组织还建议：对 AKD 患者，评估其是否会发生 AKI 或慢性肾脏病 (CKD)；评估其 3 个月内是否可恢复；评估其 3 个月后是否会发生 CKD 或原有 CKD 加重。

3. AKI 诊断标志物

（1）血肌酐和尿量 依据 ADQI 的建议，血肌酐和尿量是目前诊断 AKI 唯一可靠的检测指标，也是目前 AKI 分期的依据。血肌酐虽能反映 GFR，但并非一个敏感的指标，受其分布及排泌等综合作用的影响。尿量则更易受到容量状态、药物等非肾脏因素的影响。

（2）目前正在研究的AKI早期诊断标志物主要有胱抑素C、肾脏损伤分子-1(KIM-1)、中性粒细胞相关载脂蛋白(NGAL)、白细胞介素-18(IL-18)、高半胱氨酸蛋r1-61(Cyr61)等。

4. 临床常规检查项目 ①血常规（嗜酸性粒细胞+网织红细胞计数）、尿常规、大便常规；②肝肾功能、电解质包括钙、磷、镁、HCO_3^-或CO_2结合率、血糖、血型、感染性疾病筛查（乙肝、丙肝、HIV、梅毒等）、凝血功能、血气分析、免疫指标（ANA谱、ANCA、抗GBM抗体、免疫球蛋白、补体、CRP、ASO、RF、ESR、iPTH）；③24小时尿蛋白定量、尿电解质、尿肌酐、尿红细胞位相、尿白细胞分类、尿渗透压或自由水清除率；④腹部超声、胸片、心电图。

六、慢性肾病

临床中，诊断为肾小球肾炎、隐匿性肾炎、肾盂肾炎、过敏性紫癜肾炎、红斑狼疮肾炎、痛风肾、IGA肾病、肾病综合征、膜性肾病、肾病综合征、糖尿病肾病、高血压肾病、多囊肾等，当这些肾病的发病迁延难愈，时间超过3个月，病人尿液和相关的血液指标出现异常，肾脏病理学、影像学发现异常，或肾脏的肾小球有效滤过率低于60%，都可统称为“慢性肾病”。慢性肾病如未能及时有效救治，导致病情恶化进展，则随病程迁延，慢性肾病患者将发展成为慢性肾功能不全、肾衰竭，最终形成尿毒症。

1. 慢性肾病发病特点 慢性肾病发病特点有“三高”、“三低”：发病率高、伴发的心血管病患病率高、病死率高；全社会对慢性肾病的知晓率低、防治率低、伴发心血管病的知晓率低。调查显示，我国40岁以上人群慢性肾病的患病率大于10%，知晓率却不足5%。在我国，发生于肾小球肾炎的慢性肾病患者最多，占40%。随我国人群饮食结构和生活习惯的改变，其他的继发性慢性肾病正在不断增多。加上我国现有医疗水平尚有限，导致我国慢性肾病的防治工作形势面临严峻挑战。

2. 慢性肾病的早期症状 熟悉掌握慢性肾病早期可能出现的症状，可以对慢性肾病的发生起到警示作用，便于慢性肾病患者早期诊断和治疗，有效遏制病情恶化。通常，当尿液中出现大量泡沫以及尿中见血色或夜尿增多，即尿常规检查尿中出现尿蛋白和红细胞，则可能为慢性肾病早期发生的预警信号。早期慢性肾病的症状不显见，如一般的慢性肾炎患者都没有特别明显的不适症状。故有尿液异常时，建议就医检查诊断。一旦患者感觉自身有明显疲劳、贫血等非常明显的症状出现才去就医时，可能慢性肾病病情已经过了早期阶段了，这样将为慢性肾病的后期治疗带来更大的难度。

3. 慢性肾病的预防和治疗 一旦患有慢性肾病，是很难根治的。但是，不是说患了慢性肾病，就不可避免地发生尿毒症。早期对慢性肾病进行干预控制，可阻止其恶化。因此，对慢性肾病做好防治工作是慢性肾病患者身体康复的关键所在。

对慢性肾病的防治工作主要包含有以下三点：

首先，鉴于慢性肾病的发病特点——知晓率低，则需要动员全社会所有人引起对慢性肾病的重视，每个人应该积极主动地防治慢性肾病。

其次，要加强早期防治工作，防止慢性肾病的发生。这就需要对自身已有的肾脏疾病（如慢性肾炎）及其危险因素（如蛋白尿、高血压）等进行及时有效的治疗，还要对可能引起肾脏继发损害的疾病（如糖尿病、痛风、高血压等）和危险因素（如吸烟、高脂血症等）进行及时有效的治疗和控制，防止慢性肾病的发生和恶化进展。

最后，延缓甚至逆转慢性肾病的恶化进展。具体就是，不仅要对已有的慢性肾病就其进展的危险因素，如高血压、蛋白尿、血尿、贫血等进行及时有效的治疗；而且对慢性肾病中晚期阶段患者全身各个系统的严重并发症，尤其是心脑血管并发症进行防治，从而降低肾衰、尿毒症的病死率，达到提高慢性肾病患者长期存活的目的。从对慢性肾病的防治临床实践看，中西医结合治疗效果最显著。

病例分析

【病史】 男性 55 岁，面色苍白 40 天，少尿 27 天，低热、水肿 28 天，于 5 月 18 日入院。患者约 2 个月前在饭店进食后，当日出现腹痛、腹泻，伴乏力、纳差、恶心，自服诺氟沙星治疗后情况稍有好转。随后，入院前 1 个月出现咳嗽、咽部不适、发热，经治疗后体温稍有下降，但出现眼睑水肿。入院时出现较多泡沫尿，尿量明显减少至 150mL/d 左右，伴有低热、水肿、关节疼痛，血压增高 20/12kPa，双下肢水肿。

【实验室检查】

1.B 超显示双侧肾脏偏大，左侧 143mm × 62mm，右侧 136mm × 60mm。

2. 尿常规检查　尿蛋白 4.5g/L，尿液红细胞 5~8 个 /HP，尿比重 1.010，24 小时尿蛋白定量 4.95g/L。

3. 血清生化检查　血清白蛋白 20g/L，血肌酐 252 μ mol/L，血尿素 28.8mmol/L，血尿酸 989mmol/L，次日血肌酐 912 μ mol/L，血尿素 55.8mmol/L，内生肌酐清除率 48mL/min。

【临床诊断】

急性肾功能衰竭（怀疑肠道感染后导致急性肾功能衰竭）。

【诊断依据】

1. 临床特点　起病急，泡沫尿，尿量明显减少。

2. 鉴别诊断　血肌酐、血尿素呈进行性上升，无明显钙、磷代谢障碍，双侧肾脏体积增大。

第十一章　心脏标志物检验

第一节　概　　述

一、心脏的生理功能

心脏是人体最重要的器官之一，它和血管组成人体的血液循环系统。心脏有节律地收缩和舒张，推动血液在心脏和血管中单向循环流动，通过毛细血管与组织进行物质交换。血液循环分为体循环和肺循环。血液循环的主要功能是完成氧、二氧化碳、营养物质、中间代谢产物、代谢终产物的运输，使机体新陈代谢能不断进行；体内各内分泌腺分泌的激素或其他体液因素，通过血液的运输，作用于相应的靶细胞，实现机体的体液调节。机体内环境的相对稳定和血液防卫功能的实现，都有赖于血液的不断循环。

心脏除循环功能外，还具有内分泌功能。心钠素是脊椎动物心脏分泌的激素，主要在心房肌细胞内合成，具有利尿、利钠、舒张血管和降血压作用，参与机体水电解质平衡、体液容量和血压的调节。除心钠素外，从哺乳动物的心肌组织中还提取分离出某些生物活性多肽，如抗心律失常肽和内源性洋地黄素等。

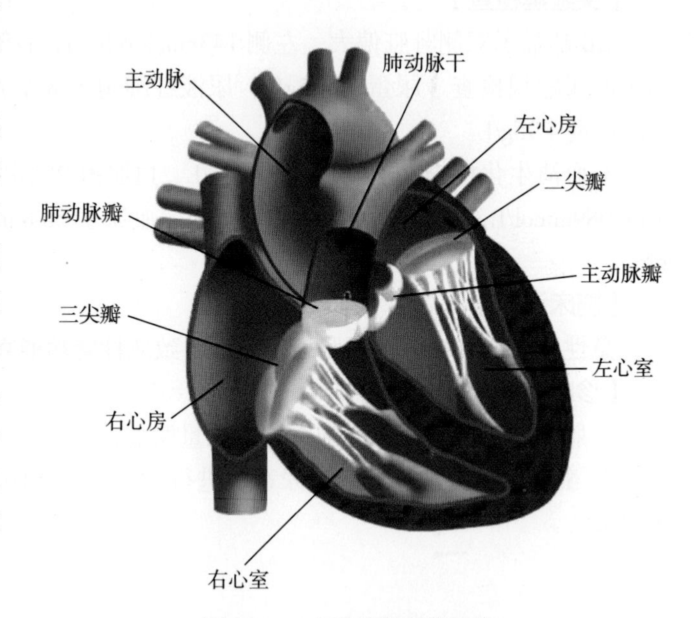

图 11–1　心脏的解剖学结构

二、心脏疾病的诊断

缺血性心脏疾病是心脏病中最常见的疾病之一，包括心绞痛和急性心肌梗死等，其中急性心肌梗死在我国发病率逐渐增加，早期诊断对于治疗十分重要，其诊断除根据临床症状和体征外，还需依靠辅助检查。

心脏疾病的诊断技术除常用的心电图外，还有超声心动图、心导管检查、核素心血管造影、电子计算机断层扫描 (CT) 等。这些检查对心脏病的诊断具有重要意义，但价格昂贵不适合动态监测。血液生化检查对心脏疾病，特别是缺血性心脏疾病的诊断和治疗提供了重要的实验室依据。

第二节 心脏标志物的分类

（一）根据疾病发展可将心脏标志物分成酶类标志物和蛋白质类标志物

1. 酶类标志物 主要包括乳酸脱氢酶及同工酶、天门冬氨酸氨基转移酶、肌酸激酶及其同工酶。

2. 蛋白质类标志物 主要包括肌红蛋白、肌酸激酶同工酶质量、心肌肌钙蛋白。

（二）根据病程可将心脏标志物分成早期标志物和中晚期标志物。

1. 早期标志物 指在症状出现 6 小时内血液中升高的标志物。Mb、CK、CK–MB、cTnT 和 cTnI 可作为早期的标志物，其中 Mb 是 AMI 发生后最早出现的标志物，AMI 后 0.5~2 小时可出现升高，CK 和 CK–MB 是 3~8 小时、cTnT、和 cTnI 是 3~6 小时出现。

2. 中晚期标志 由于怀疑为 AMI 的病人就诊时间不同，对于症状发生后 2~3 天或更长时间的病人，可选择中晚期标志物进行测定。LDH 及其同工酶、cTnT 和 cTnI 可作为中晚期的标志物。AMI 发生后，LDH 及其同工酶维持升高 6~10 天，cTnI 可维持 5~7 天，cTnT 可维持 10~15 天，而早期标志物 Mb 仅维持 18~30 小时，CK 及 CK–MB 维持 2~3 天。

（三）根据特点可将心脏标志物分成排除标志物和确证标志物

1. 排除标志物 可作为排除标志物的有 Mb 和 cTnT 和 cTnI。Mb 在症状出现早期为阴性一般可排除 AMI，应注意症状出现晚期 Mb 阴性不能排除 AMI。同样，中晚期 cTnT 和 cTnI 不升高也不能完全排除 AMI。必须结合病情仔细判断。

2. 确证标志物 确证标志物指在症状出现后 6~12 小时升高，并能维持异常升高几天，必须有高的灵敏度和特异性。cTnT 和 cTnI 是目前认为最好的确证标志物。但应注意，即使 cTnT 和 cTnI 在诊断 AMI 时特异性可达 90% 以上，单纯的 cTnT 和 cTnI 升高仍不能确诊 AMI，必须结合病史或其他实验室检查方可做出诊断。

第三节 酶类标志物

一、心肌酶的种类

（一）肌酸激酶（CK）

CK 主要分布于骨骼肌细胞和心肌细胞中，也存在于脑和其他组织细胞。CK 是一个由 M 和 B 亚基组成的二聚体，有三种同工酶：CK–MM，CK–MB，CK–BB。心肌 CK–MB 的活性 (u/g) 是骨骼肌中含量的 5 倍，但骨骼肌总 CK 活性是心肌的 5 倍。严重骨骼肌创伤或大范围的骨骼肌疾病会引起血清中 CK–MB 的显著升高，但升高幅度不如 AMI。如创伤的病人，CK–MB ／总 CK<6%，而 AMI 时 CK–MB ／总 CK>6%。慢性退行性肌病产生一种胎儿性同工酶，其 CK–MB ／总 CK 可能大于 6%，但结合其他症状和体征可以排除 AMI。不稳定心绞痛也可能出现轻度 CK–MB 升高。由此 CK–MB 成为公认的诊断 AMI 的“金标准”。

（二）乳酸脱氢酶（LDH）

LDH 是由两个亚基 (H 和 M) 组成的四聚体，在组织中有五种同工酶，按电泳速度的快慢命名为 LDH_1、LDH_2、LDH_3、LDH_4 和 LDH_5，心肌细胞中主要的 LDH 为 LDH_1。对可疑的心肌梗死病人，大多数实验室测定总 LDH 和 α – 羟丁酸脱氢酶 (HBDH)。HBDH 是指用酮丁酸取代丙酮酸作为底物时测得的 LDH 活性，因此 HBDH 活性相当于 LDH_1 和 LDH_2。在诊断 AMI 时,HBDH 的特异性高于 LDH 总活性，但不及 LDH_1 同工酶。

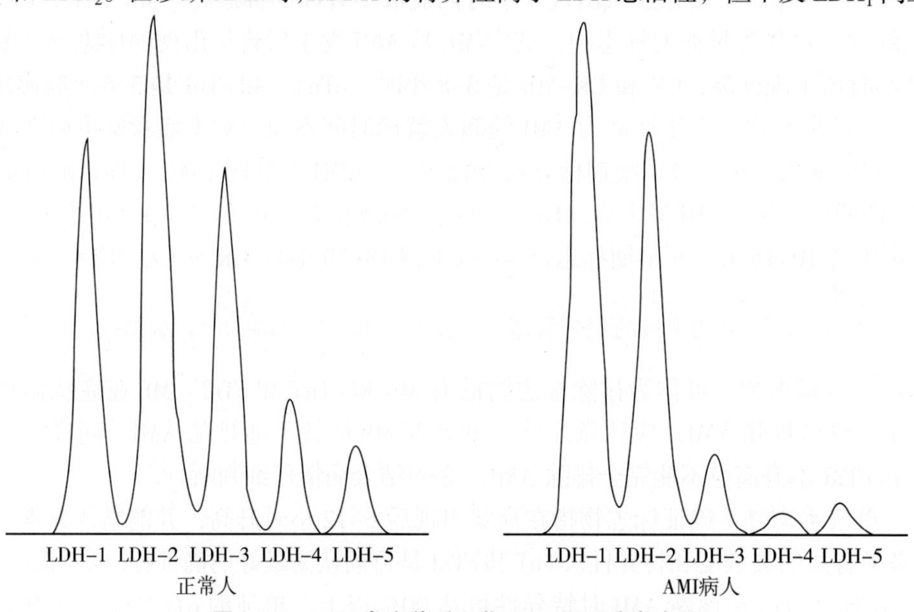

图 11–2 AMI 发生前后血浆 LDH 同工酶电泳图

（三）天门冬氨酸氨基转移酶（AST）

AST 分布较广，主要存在于肝脏、心脏、骨骼肌、肾脏。AMI 发生后，其变化过程和 CK 变化相似，但其升高幅度小。AST 有两种同工酶，胞浆型和线粒体型（AST_m）。AST_m 在心肌细胞发生坏死后释放入血，对于心肌梗死的诊断无特别意义，主要用于预后和判断。AST_m 的活力大小同并发心力衰竭的发生率和死亡率成正比。

二、AST、LDH和CK的特异性比较

（1）AST 在心肌细胞中含量最多，但也大量存在于其他多种器官，如肝脏、肌肉等，故其诊断特异性较低。

（2）LDH 在心肌细胞中的含量仅次于肾，其分子量较大，在 AMI 时血清中此酶活性升高较其他酶迟，但因其半衰期较长，增高持续时间可达 5~10 天，此时其他酶活性已恢复正常。因此,LDH 在亚急性 AMI 诊断上有一定价值。LDH 分布广泛，特异性不高，如急性肝炎、骨骼肌疾病、肾梗死、急性白血病及广泛转移的恶性肿瘤均可使 LDH 增高。

（3）CK 在心肌细胞中的含量仅次于骨骼肌，除了骨骼肌病变或肌细胞膜通透性增加 (包括创伤、手术、进行性肌萎缩、手足搐搦症、震颤麻痹症等)，急性酒精中毒及严重的脑损伤可引起 CK 明显升高外，其他疾病很少升高。AMI 时 CK 阳性率与心电图 ST 段异常相近 (95%)。心电图不易发现的心内膜下梗死合并传导阻滞，多发性小灶性坏死及再发性梗死，CK 大多升高。而肺梗死、心绞痛、陈旧性梗死则 CK 一般不升高。另外，CK 分子量不大，且大量存在于胞质中，在发生 AMI 时，相对其他酶，它最早进入血液。CK 在体内的半寿衰期明显较其他酶短，AMI 后，CK 急剧升高，并很快 (48~72 小时) 恢复正常，因此不能用于亚急性心肌梗死的诊断。在诊断 AMI 时，CK 的假阳性率为 10% ~15%，AST 的假阳性率为 32%。

三、急性心肌梗死后心肌酶的时相变化

急性心肌梗死时，如临床症状不明显或心电图未出现典型改变时，心肌酶测定不失为一种有效的辅助诊断手段。急性心肌缺血后，伴随心肌细胞缺氧程度的增加，心肌细胞能量代谢障碍逐渐加重，膜通透逐渐增加，首先从心肌中释放出的是无机离子，然后是小分子有机物，最后是大分子的酶蛋白。另外，心肌酶从细胞释放后，主要进入组织液，通过淋巴液回流入血。因此，血清中心肌酶增高通常都有延缓期。延缓期是指从心肌细胞受损到血清中酶浓度出现增高的时间间隔。延缓期的长短取决于梗死区的大小、酶的分子大小、酶在细胞中的浓度和定位形式以及酶在血液中稀释和破坏的程度等因素。CK-MB 的延缓期较短，约为 3~8 小时，AST 和总 CK 为 4~10 小时。而 LDH 为 6~12 小时，ASTm 因难以释出，延缓期可长至 8~24 小时。酶从心肌细胞释放后在一定时间达到高峰，CK-MB 的峰值通常出现在心肌梗死后 16~24 小时，CK 和 AST 为 20~30 小时，而 LDH 为 30~60 小时。上升时间较快的酶，其维持增高的时间也较短，CK-MB 只有 1~4 天，CK 和 AST 为 3~6 天，LDH 可维持为 7~14 天。

对于单纯性急性心肌梗死病人，在不同时间采集血标本测定心肌酶浓度，可得出心肌酶浓度和时间的时相变化关系图 (图 11-3)。

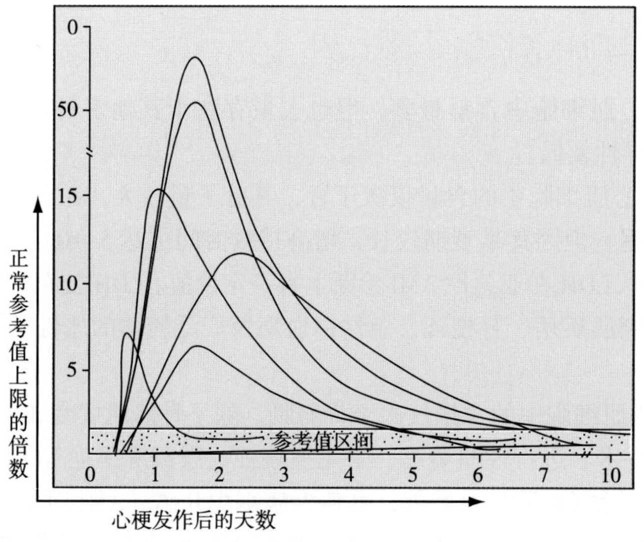

图 11–3

四、心肌酶的生理变异

在应用心肌酶对 AMI 进行诊断时，需考虑生理因素对检测结果的影响。

（一）性别

CK 在男女之间有明显差异，因为 CK 大量存在于肌肉组织中，男性肌肉比女性发达，因此血清 CK 在男性明显高于女性。建议按性别制定参考范围。

（二）年龄

新生儿出生后 24 小时内血清 CK 为成人的 3 倍，婴儿期为 2 倍，青春期降到成人水平。LDH 在出生时为成人的 2 倍，随着年龄增长逐渐下降，到 14 岁时达成人水平。LDH_1 在儿童期比成人高，正常儿童可出现 $LDH_1 > LDH_2$。

（三）运动

剧烈运动可引起心肌酶升高，升高程度和运动量及持续时间有关，也与运动者是否经常锻炼有关，训练有素的运动员，其心肌酶升高幅度小。

五、心肌酶的测定

20 世纪 50 年代以前大都使用“固定时间法”，即让酶与底物作用一段时间，然后停止酶反应，用光电比色法测定产物生成量或底物消耗量来计算酶催化反应的平均速度。20 世纪 50 年代中期，生化分析仪的广泛使用，临床实验室开始采用“连续监测法”(速率法)测定酶反应的初速度，其结果远比“固定时间法”所测平均速度准确。由于两种方法存在单位不一致，

目前，心肌酶测定仍广泛使用速率法，标本在采集、分离和贮存等过程可能会影响酶的活性。

血液标本采集时因抽血不当可导致分析结果的误差，如压脉带使用时间过长可引

起 CK 测定增高。溶血可引起 LDH 明显增高，红细胞中 LDH 约为血清的 100 倍，红细胞被破坏，血清中 LDH 将升高一倍。溶血也可能导致 CK 增高，虽然红细胞中无 CK，但含有丰富腺苷酸激酶 (adenylate kinase，AK)，AK 进入血清使某些用速率法测定 CK 的值升高。采血后如不及时分离血清，红细胞中的酶可以透过细胞膜进入血清，要求采血后 1~2 小时及时分离血清。

心肌酶在体外随存放时间和温度其活性亦发生变化。对于不能及时分析的血标本，应注意存放的时间和温度。

除与年龄有关外，心肌酶的参考范围与试剂及测定方法有关，在使用参考范围时需注意所用方法。

第四节 蛋白类标志物

一、急性心肌梗死的蛋白类标志物

（一）肌红蛋白 (myoglobin，Mb)

Mb 主要存在于骨骼肌和心肌中，其含量为：骨骼肌 3~9mg/g，心肌为 1.4mg/g。Mb 能可逆地与氧结合，在肌细胞内有贮存和运输氧的能力。正常人血清中 Mb 含量甚微，主要经肾脏代谢排出，部分经网状内皮细胞代谢。

Mb 是 AMI 血清中最早出现的生化标志物，在心肌梗死发生后 1 小时，即从受损的心肌细胞中释放入血，2~4 小时在血中明显升高，几乎所有的 AMI 在 6~10 小时 Mb 均升高。因此，血清 Mb 正常有助排除 AMI。另外，Mb 在血中清除迅速，发病 24 小时内即可恢复正常，故 Mb 测定有助于观察心肌有无再梗死及梗死区有无再扩展。

AMI 患者血清 Mb 的升高幅度和持续时间与梗死面积和心肌坏死程度呈明显正相关，一般心内膜下及大面积梗死，血清 Mb 升高可持续 3~4 天。如果血清 Mb 持续不降或反而升高，或下降后又异常升高，说明梗死继续扩大，心肌坏死加重或新梗死发生。

Mb 既存在于心肌又存在于骨骼肌，通过肾脏排泄来清除，当骨骼肌损伤或肾排泄功能障碍时可引起血清 Mb 升高，引起 AMI 诊断的假阳性。因此，应用血清 Mb 诊断 AMI 时，必须结合临床症状和病史，排除引起血清 Mb 升高的其他因素，才能确定诊断。

（二）心肌肌钙蛋白。

心肌肌钙蛋白 (troponin，cTn) 是肌肉组织收缩的调节蛋白，主要存在于骨骼肌和心肌中，在肌肉收缩和舒张过程中起重要作用。cTn 由肌钙蛋白 T(cTnT)、肌钙蛋白 I(cTnI) 和肌钙蛋白 C(cTnC) 三个亚单位组成，其分子量分别为 37KD、21KD 和 18KD，其中 cTnT 将肌钙蛋白复合物与原肌球蛋连接在一起，大部分以结合形式存在于细丝，约 6%

以游离形式存在于细丝外。骨骼肌和心肌氨基酸同源性较低，仅 1% ~2% 的交叉。胎儿、新生儿和成人的 cTn 在心肌和心房是相同的，因此 cTn 是心肌细胞特有的标志物，其血清浓度增高是心肌损伤的特异性标志物。

心肌细胞中的肌钙蛋白 T(cTnT) 和肌钙蛋白 I(cTnI) 是惟一存在于心肌中的收缩蛋白，对心肌坏死或损伤有高度的敏感性和特异性，由于在血中含量极低，因此少量的心肌坏死，血液中浓度快速升高。cTnT 在胞浆中有少量的游离形式，心肌梗死发生后快速释放入血，肌原纤维中 cTnT 以 cTnT–I–C 复合物的形式存在，因此释放缓慢。cTnT 在心肌梗死发生后 3~4 小时血中出现升高，并能维持 10 天或更长的时间。cTnI 无游离形式，心肌梗死发生后，释放到血中的形式主要为 cTn–C 和少量的 cTnT–I–C 复合物。与 cTnT 相同，AMI 发生后其变化同 CK–MB，即 4 小时可检测到升高，峰值在 14~18 小时，血中维持升高 5~10 天。

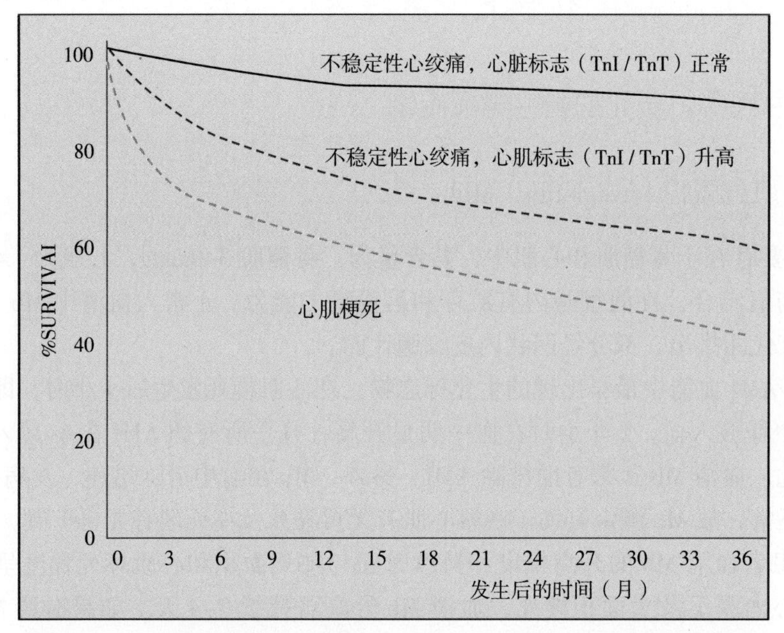

图 11–4 不同的肌钙蛋白水平提示不同的心肌损伤程度和不同预后结果

（三）CK–MB 质量

CK–MB 为 CK 的同工酶，主要存在于心肌细胞中。CK–MB 质量指用免疫法测定 CK–MB 酶蛋白的量，由于免疫抑制法有许多不足而逐渐被 CK–MB 质量测定所代替。在 AMI 发生后 3~8 小时即可在血中检测到 CK–MB 升高，9~30 小时可达峰值，血中维持升高 2~3 天。CK–MB 的正常参考范围依试剂的不同而不同。

二、蛋白类标志物的测定

肌红蛋白、心肌肌钙蛋白、CK–MB 质量均采用免疫学方法进行测定，免疫学方法是 20 世纪 70 年代发展起来的一种利用单克隆技术进行测定的一种分析方法，该方法抗干扰能力强，准确度高，特别是 CK-MB 的质量分析大大提高了 CK-MB 在诊断 AMI 时的准确性。同时，该方法应用于心脏蛋白类标志物的测定目前尚处于发展阶段，仍存在一些不足，表现为：

（一）测定的标准化

肌红蛋白、CK-MB 质量和肌钙蛋白均采用单克隆抗体进行测定。由于针对不同的抗原决定簇而产生不同的单克隆抗体，抗体不一致使测定结果产生较大差异。

（二）测定的不精确性

肌红蛋白和 CK-MB 的生物学变异 (CV) 分别为：≤ 5.6% 和≤ 4.2%，要求分析方法的变异 (来源于仪器和试剂) 小于生物学变异。但实际上，许多分析方法的变异远大于生物学变异。

（三）测定前的因素

血清的存放时间、温度、反复冻溶及抗凝剂等可影响测定结果。如用免疫法测定肌钙蛋白和肌红蛋白，肝素抗凝血和 EDTA 抗凝血会产生 6% 干扰。

第五节 心脏标志物的选择和评价

急性心肌梗死的标志物从酶类发展到蛋白类，从诊断特异性和敏感性来看，蛋白类标志物优于酶类标志物，但蛋白类标志物的分析方法处于发展阶段不够稳定而且价格昂贵。另外，由于 AMI 发病的特殊性，其不及时或不正确诊断可能会引起医疗费用的过度消耗或漏诊。应根据病人发病的不同阶段、诊断目的和经济能力选择合适的标志物，实验室有义务向临床解释结果，合理地使用及认识这些标志物，对正确评价病人 AMI 的可能性或危险程度及判断预后非常重要。

相对于心肌酶测定蛋白质标志物测定花费较高。随着健康医疗体系的改革，应考虑诊断实验的价值与花费之间的关系。同时，心肌酶分析由于价廉、方法成熟，也不失为有效的 AMI 辅助诊断指标。

对心脏标志物的分析应严格控制总的分析时间 (即从标本采集到结果报告的时间) 在 1 小时内。抗凝血标本可缩短血浆分离时间，血清和血浆标本的结果有明显不同，结果分析时应注意相应的参考范围。使用床旁分析仪进行的定性分析可有效地缩短总的分析时间。但床旁分析仪的变异也最大。实验室工作人员必须做好仪器的选择以及对使用人员的培训、设备维护和质量控制。

实验　肌酸激酶同工酶测定

CK 分子是由 M 亚基和 B 亚基组成的二聚体。在细胞质内存在三种 CK 同工酶：即 CK–BB(CK–1)、CK–MB(CK–2)、CK–MM(CK–3)。在细胞线粒体内还有另一种 CK 同工酶，称为 CK–m 或 CK–Mt。这几种 CK 同工酶的分子量虽然相同，但免疫特性和电泳迁移率各不相同。

CK 同工酶的测定方法主要有：①琼脂糖凝胶电泳法；②离子交换柱层析法；③免疫抑制动力学法；④放射免疫法。以下主要介绍免疫抑制动力学法测定 CK 同工酶。

【原理】

用羊抗 CK–M 抗体与患者血清共同温育，血清中的 CK–M 亚基全部被抑制，再用测定空白扣除血清中残余的腺苷激酶 (AK) 活性，测定剩余的非 CK–M 活性。即代表 CK–MB 中的 B 亚基及 CK–Mt 的活性。由于健康人和有心脏、肌肉疾患的病人血清中 CK–BB 量极低，故一般忽略不计，这些样品中的非 CK–M 活性实际上代表 CK–Mt 中的 B 亚基活性，乘以 2 即为 CK–MB 活性。但在某些恶性肿瘤病人、脑神经损伤或严重的平滑肌受伤病人血清中可有 CK–BB 增高，或出现 CK–Mt 或含巨 CK–I(CK–BB 与免疫球蛋白的结合物)，此种情况下以 CK–B 或非 CK–M 表示更合理。

血清中的 CK–M 亚基被免疫抑制后，血清 CK–MB 的测定原理同速率法测定 CK。

肌酸激酶催化磷酸肌酸(CrP)与二磷酸腺苷(ADP)反应生成三磷酸腺苷和肌酸(Cr)，并偶联已糖激酶（HK）及葡萄糖 - 6- 磷酸脱氢酶（G6PD）的催化反应，HK 催化葡萄糖与 ATP 反应，形成葡萄糖 -6- 磷酸（G6P），G6PD 催化 G6P 氧化形成 6- 磷酸葡萄糖酸及 NADPH。NADPH 生成的速率可代表 CK 的活性，其反应式如下：

$$\mathrm{CrP + ADP \xrightarrow{CK} Cr + ATP}$$

$$\mathrm{ATP + Glu \xrightarrow{HK\ (pH6.7)} G6Pr + ADP}$$

$$\mathrm{G6P + NADP^{+} \xrightarrow{G6PD} 6\text{-}磷酸葡萄糖酸 + NADPH + H^{-}}$$

【试剂】

1. 底物缓冲液　100mmol/L 咪唑、20mmol/L 葡萄糖、10mmo1/L 醋酸镁、2mmol/L EDTA，用醋酸调 pH 值至 6.7。

2. 酶试剂（内含酶、辅酶、底物、抗体）　复溶后各成分的浓度为 2mmo1/L ADP、5mmol/L AMP、10mmol/LAP_5A（P_1，P_5 一二腺苷五磷酸）、30mmol/L 磷酸肌酸、2 500 U/L 已糖激酶、1 500U/L G6PD 和 20 U/L N- 乙酰半胱氨酸 (NAC)、抑制 CK–M 的抗体大于 2 000 U/L 等。

3. 空白试剂　除无机磷酸以外其余成分同试剂“1，2”。

4. 器材　试管，恒温水溶箱，刻度吸管，微量移液器，半自动生化分析仪。

【操作】

1. 按比例将底物缓冲液分别加入酶试剂和空白试剂内，轻轻混合使其溶解，即为测定用的酶试剂和空白试剂。

2. 血清 0.05mL，加热预温至 37℃测定用的酶试剂 1.0mL，混匀。立即吸入自动分析仪中进行测定，或放入具有恒温装置的紫外分光光度计中 (波长为 340nm，光径为 1.0cm，37℃)，孵育 180 秒后，读取初始吸光度 (A_0)，同时开始计时，在精确 1、2、3 分钟时，分别读取吸光度 A_1、A_2、A_3，确定每分钟平均吸光度变化值 $\Delta A/\mathrm{min}$。此为总剩余 CK 活性的反应速率，以“($\Delta A/\mathrm{min}$) 总剩余”表示。

3. 以半自动分析仪为例，主要参数为：

系数	6 752
孵育时间	180 秒
连续监测时间	60 秒
比色杯光径	1.0cm
波长	340nm
吸样量	500μL
温度	37℃

4. 同“2”“3”操作条件，以测定用的空白试剂代替测定用的酶试剂，测得线性反应期内吸光度的变化速率 $\Delta A/\mathrm{min}$，即为非 CK 所致之反应速率，以“($\Delta A/\mathrm{min}$) 非”表示。

【计算】

$$\text{CK-MB(U/L)}=[(\Delta A/\min)_{\text{总剩余}}-(\Delta A/\min)_{\text{余}}]\frac{10^6}{6220}\times\frac{1.05}{0.05}\times 2$$

$$=[(\Delta A/\min)_{\text{总剩余}}-(\Delta A/\min)_{\text{非}}]\times 6752$$

式中 6 220 为 NADPH 在 340nm 的摩尔吸光系数。

【正常参考值】

CK-MB<10U/L；CK-MB/CK 总活性 <5%。

【注意事项】

1. 本法线性至少达 3 000U/L，更高活力的血清用已知 CK 活性正常的血清稀释后再测，结果乘以稀释倍数。

2. 试剂空白的速率 ($\Delta A/\mathrm{min}$) 应小于 0.001，即小于 3.7U/L。

3. EDTA 可防止 NAC 由于二价离子催化发生氧化，有利于试剂的稳定。

4. 血清 Ca^{2+} 是 Mg^{2+} 的竞争性抑制剂。加入 2mmol/L 的 EDTA 可消除 Ca^{2+} 的影响；Ca^{2+} 为 10mmol/L 时，虽与 EDTA 结合，但不影响对 CK 的激活。血清中存有内源性的抑制剂，CK 活性随血清稀释倍数增加而增加，故不宜用盐水稀释，而用已知 CK 活性正常的血清稀释后重做。

5. 本法反应温度为 37℃。

6. 红细胞及几乎所有组织中均含有腺苷酸激酶 (AK)，催化下列反应：

$$2ADP \xrightarrow{AK} ATP + AMP$$

反应中产生的ATP导致表观CK活性增加。氟化物、AMP及AP5A抑制AK活性。氟离子可与镁离子形成不溶性的MgF_2，故不宜用氟化物为抑制剂。AMP是AK的竞争性抑制剂，引起AK催化反应的产物抑制。

7. 最好用血清标本，肝素血浆也可用。CK活性不稳定，血清保存时易丧失，室温4小时、4℃下8~12小时、冰冻后2~3天维持活性不变。-20℃可长期保存，活性损失最小。由温度增加引起酶的灭活是不可逆的，加入巯基试剂亦不能恢复。标本采集后应尽快将血清冷却到4℃。在保存的血清标本中不需加巯基试剂，反应液中的EDTA及NAC可使4℃保存1周的血清CK重新激活达99%。

8. 红细胞不含CK，轻度溶血不影响结果。但中度及重度溶血时，因红细胞释放的AK、ATP及G6P影响延滞期及产生副反应，故对CK的测定有干扰。

【临床意义】

1. CK同工酶的检测比单测CK总酶活性具有更高的灵敏度和特异性。CK-MB是目前公认的诊断心肌梗死最有价值的生化指标。此同工酶对心肌梗死的特异性可高达100%。CK-MB的特异性超过了AST、LD、CK，甚至超过LDl。心肌梗死发生后。血清中CK-MB上升(CK-MB>15U/L)，先于CK总活性的升高，24小时达峰值，至48小时消失。一般认为血清CK-MB ≥ CK总活性的6%为阳性，最高值达12% ~38%。若下降后的CK-MB再度上升，提示有心肌梗死复发。

2. 心肌梗死以外的心脏疾患有时也可有血清CK-MB的轻度升高。诸如心包炎、心肌炎、心绞痛和充血性心衰等，其升高机制可能和心肌细胞膜通透性增大有关。

3. 50%的肌营养不良患者的可检出CK-MB。皮肌炎患者中也有部分患者CK-MB升高。

4. CK-MB升高还见于中毒性休克、肌肉创伤、脑血管意外、甲状腺功能低下等。

第十二章　体液电解质检验

体液是指机体内覆盖的液体，包括水和溶解在其中的无机盐和一些有机物。无机物与部分以离子形式存在的有机物统称为电解质。葡萄糖、尿素等不能解离的有机物称为非电解质。正常情况下体液各种成分的含量与分布相对稳定，以利于体内新陈代谢，保证生命活动的正常进行。机体虽然有完善的调节和缓冲系统来维持水、电解质和酸碱平衡状态，但在某些病理情况下，如胃肠道疾病、营养不良和外界环境的剧烈变化等，常可引起水和电解质的代谢异常、酸碱平衡的紊乱，严重时可危及生命。水、电解质和酸碱平衡指标的常规检测是许多疾病临床诊断和治疗的重要依据，已成为临床生物化学检验的重要内容之一。

第一节　电解质的生理功能

一、体液中的电解质

（一）体液电解质的含量

体液以细胞膜为界，可分为细胞内液和细胞外液。细胞外液因其存在的部位不同，又可分为血浆和细胞间液，后者包括淋巴液。各部位体液之间处于动态平衡，其内的水与电解质也处于动态平衡。

体液中主要的阳离子有 Na^+、K^+、Ca^{2+} 、Mg^{2+} 等，主要阴离子有 Cl^-、HCO_3^- 、磷酸根（HPO_4^{2-}、$H_2PO_4^-$）、SO_4^{2-} 及有机离子等。由于测定细胞内电解质含量很困难，所以临床都以细胞外液的血浆或血清的电解质含量作为诊疗的参考依据。

细胞内液的电解质浓度从肌肉活检或红细胞标本中测得，或以同位素示踪方法计算。细胞种类不同，其内电解质的种类及含量是有区别的。细胞内液主要阳离子是 K^+ 和 Mg^{2+}，主要阴离子是蛋白质和有机磷酸盐，而 Na^+、Cl^-、HCO_3^- 则很少；细胞外液的主要阳离子是 Na^+，主要阴离子是 Cl^- 和 HCO_3^-。细胞内高 K^+ 和低 Na^+ 的维持，不是依赖细胞膜对这些离子的不同渗透性，而是依赖膜上的钠钾泵的主动转运。钠钾泵除了维持细胞内外电解质浓度外，还有助于肾的 Na^+ 和 K^+ 的转运，并在调节细胞内电解质的浓度方面发挥重要的作用（表 12-1）。

表 12-1 体液中各种电解质的含量

电解质	血浆	细胞间液	细胞内液
	mmol/L 血浆	mmol/L 水	mmol/L 水
阳离子总量	154	155.5	194
Na^+	142	147	15
K^+	5	4	150
Ca^{2+}	5	2.5	2
Mg^{2+}	2	2	27
阴离子总量	154	155.5	194
HCO_3^-	27	30	10
Cl^-	103	114	1
HPO_4^{2-}	2	2	100
SO_4^{2-}	1	1	20
有机酸	5	7.5	–
蛋白质	16	1	63

(二)电解质分布的特点

1. 溶液呈电中性。

2. 细胞内液和细胞外液的电解质分布差别悬殊。

3. 细胞外液中，血浆与细胞间液所含物质除蛋白质外均可自由通过毛细血管壁，所以二者电解质的阴阳离子含量和排列顺序基本一致，而蛋白质含量差异较大。故血浆中电解质的分布情况可代表细胞外液的总情况。

4. 各种体液的渗透压相等。

二、体液电解质的生理功能

1. 构成组织与体液的成分 体液无机盐的重要组分是 Na^+ 、K^+、Cl^-、HPO_4^{2-}、HCO_3^- 等，骨骼和牙齿中的无机盐主要是钙和磷。其他组织或器官中也因功能与作用不同而具有多种含量不同的无机盐。

2. 维持体液酸碱平衡 体液中所溶解的电解质大多具有调节体内酸碱平衡的作用。例如，血液和其他体液中的 $NaHCO_3$、H_2CO_3、Na_2HPO_4 与 NaH_2PO_4 等。

3. 维持体液的渗透压和保持细胞及各种细胞器的正常结构和容量 例如，Na^+ 和 Cl^- 是维持细胞外液渗透压的主要离子，K^+ 和 HPO_4^{2-} 是维持细胞内液渗透压的主要离子。

4. 维持神经、肌肉的兴奋性 正常神经、肌肉兴奋性的维持，与多种无机离子的相对含量和比例有关：如心肌的兴奋性与 K^+、Na^+、Ca^{2+} 关系密切。血钾过高时心动过缓、传导阻滞和收缩力减弱，严重时心跳可停止在舒张状态。血钾过低时，心脏的自动节律性增高，易产生期前收缩。血钙过高时，心肌收缩加强；反之，心肌收缩减弱。钠离子是心肌细胞兴奋所必需，细胞内钠过低，心脏的应激性降低；钠离子在一定范围内增高，可提高心肌的传导性，减轻钾离子引起的传导抑制。

5. 维持酶的活性 体内有些无机离子是酶的激活剂或抑制剂，或是酶的辅基成分，从而影响物质代谢。

6. 参与组成体内有特殊功能的化合物 血红蛋白和细胞色素中有铁，铁参与血红蛋白的组成；甲状腺素中有碘，作为合成甲状腺素的原料。

三、常见的电解质代谢及其平衡紊乱

（一）钠、氯代谢与体液平衡紊乱

1. 钠、氯代谢 正常成人钠、氯的来源主要是通过膳食以食盐形式（NaCl）摄入氯和钠，每日需要量约 4.5 ~ 9g。体内 Na^+ 约有 50% 存在于细胞外液，血清钠为 135 ~ 145mmol/L，另有 40% ~ 45% 存在于骨骼中。细胞内液中含钠量较少，约占总量的 5% ~ 10%，且主要存在于肌细胞中。氯也主要存在于细胞外液中，血清中氯含量为 98 ~ 106mmol/L。食物中 NaCl 几乎全部以离子态被吸收。Na^+ 和 Cl^- 的排泄主要通过肾脏，少量由汗液排出。肾脏对 Na^+ 的排泄有严格的调节作用，即“多吃多排、少吃少排、不吃不排”。正常人摄入过量 NaCl 时，可以很快由肾脏排出体外。当体内 Na^+ 减少时，Na^+ 的排泄量可以降至很低，甚至接近零，这对于维持体内 Na^+ 含量的恒定有重要意义。此外，通常摄入体内 NaCl 的量大于其需要量，所以人体一般是不会缺钠缺氯的。

2. 钠、氯与体液平衡紊乱 体液平衡主要由体液中水和电解质的含量和比例决定的。Na^+ 离子是细胞外液含量最多的阳离子，对保持细胞外液容量、调节酸碱平衡、维持正常渗透压和细胞生理功能有重要意义。

体内可交换的钠总量是细胞外液渗透压的主要决定因素，通过渗透压作用可影响细胞内液量。细胞外液中钠浓度的改变可由水、钠任一含量的变化而引起，故钠平衡紊乱常伴有水平衡紊乱。水与钠的正常代谢及平衡是维持人体内环境稳定的重要因素。水平衡紊乱可分为两种类型：

（1）脱水 人体体液丢失造成细胞外液的减少。根据失水和失 Na^+ 的比例不同，可将脱水分为：高渗性脱水、等渗性脱水和低渗性脱水。

（2）水肿 也称为水中毒，是当机体摄入水过多或排出量减少，引起体液含水量增多的现象。

（二）钾的代谢及其平衡紊乱

1. 钾的代谢 人体 K^+ 主要来自食物。成人每日约需 K^+ 2 ~ 3g，一个 60kg 重的成人体内 K^+ 总量 120g 左右，其中 98% 存在于细胞内液，仅有 2% 存在于细胞外液。因而血清 K^+ 浓度很低，仅 3.5~5.5mmol/L。女性由于脂肪较多，体钾总量相对较少。食物中所含的钾 90% 在消化道以离子的形式吸收。由于食物中 K^+ 含量很丰富，很少出现 K^+ 的缺乏。K^+ 的排泄主要通过肾脏随尿排出，约占 80% ~ 90%。肾脏排 K^+ 量可根据 K^+ 的摄入量和其他排出途径的排泄情况而变化，但对 K^+ 的控制能力不如保 Na^+ 能力强，肾对钾的排泄特点是“多吃多排，少吃少排，不吃也排”。

2. 钾平衡紊乱　钾平衡紊乱与否，与钾总量和血钾浓度均有关系。血钾浓度是指血清钾的含量。钾总量是指体内钾的总含量，由于钾主要分布在细胞内（约占总量的98%），所以说血钾浓度并不能准确地反映体内总量状况。影响血钾浓度的因素有：

（1）某种原因引起 K^+ 细胞内移出到细胞外液时，则血钾浓度会增高；相反，细胞外液的钾进入细胞时则血钾浓度会降低。

（2）细胞外液受到稀释时，则血钾浓度降低，反之，细胞外液浓缩时，血钾浓度会增高。

（3）钾总量是影响钾浓度的主要因素，如钾总量过多，往往血钾过高，缺钾则伴有低血钾。当细胞外液的钾大量进入细胞内或血浆受到过分稀释时，钾总量即使正常，甚至过多时，也可能出现低血钾，若细胞内钾向细胞外大量释放或血浆明显浓缩的情况下，钾总量即使正常甚至缺钾时也可能出现高血钾。

（4）体液酸碱平衡紊乱，必定会影响钾在细胞内外液的分布以及肾排钾量的变化。酸碱平衡与钾代谢紊乱常常互为因果。碱中毒可引起氢离子由细胞内向细胞外转移增加，钾离子由细胞外向细胞内转移增加而引起低血钾，同时肾脏泌酸作用减弱，排钾增多。低钾血症引起钾离子向细胞外转移而氢离子向细胞内转移而引起碱中毒，同时肾脏泌酸作用增强，排钾减少。

（三）钙、磷代谢和调节

钙、磷是人体含量最多的无机盐，其中大部分以羟磷灰石的形式存在于骨骼、牙齿中，少量分布在其他组织和体液中，具有广泛的生理功用。

血钙通常是指血浆钙，正常成人血浆钙的平均含量为2.45mmol/L，其中50%为游离钙，45%为结合钙，其余与有机酸结合。游离钙与结合钙可相互转化，这种转化受血浆pH值影响。血磷是指血浆中的无机磷，正常成人血磷含量约为1.2 mmol/L。正常成人血浆钙磷乘积为35 ～ 40 mg/dL。

钙主要在酸性较强的小肠上段被吸收，维生素 D_3 是影响钙吸收的主要因素，此外，肠道pH、食物成分及血中钙磷浓度等也可影响钙的吸收。磷比钙易于吸收。钙主要通过粪便排出，磷则主要由肾排出。

体内钙磷代谢主要受甲状旁腺素、降钙素和1,25-（OH）$_2$ 维生素 D_3 三种体液因素的调节，三者共同构成一种激素调节系统，通过影响小肠对钙磷的吸收、钙磷在骨组织与体液间的平衡以及肾脏对钙磷的排泄，维持体内钙磷代谢的正常进行。

四、微量元素与疾病

微量元素是指含量占体重0.01%以下的元素。微量元素可根据其生物学作用不同分为必需的、无害的及有害的三类。目前人类必需的微量元素有铁、铜、锰、镍、钴、钼、硒、铬、碘、钒、硅、砷、氟等。它们对维持机体生长、健康十分重要，缺乏时将引起生理功能及结构的异常，适当补充后又可使失常的结构和功能恢复。

知识链接

微量元素可通过呼吸道、消化道、皮肤黏膜进入体内。例如钴可经消化道和呼吸道进入人体；锰、钒、硅、镍等在职业暴露情况下通过呼吸道进入人体，但其生物学效应可能与消化道吸收有所不同。

影响因素　胃肠道内的pH，机体内环境稳定性调节，微量元素的理化性状，膳食结构和成分，微量元素间的相互作用。

微量元素通过参与体内的新陈代谢、生理、生化反应、能量转换等过程，在机体的生命活动中发挥重要作用。突出的特点是微量元素对生命过程的必需性。机体的需要量很小，但作用极大。

必需微量元素的主要食物来源

元素	来源
铁	动物的肝、心、肾、肉、蛋黄
碘	海带、海藻、鱼类、菠菜
锌	海产贝类、瘦肉、坚果、谷类
硒	动物的肝脏、胰脏，海产品及高蛋白食物、啤酒
铜	谷物制品、动物肝脏、鱼类、乳品、水果、蔬菜
铬	小麦、鸡、鱼肉、贝类、海藻
锰	茶叶、坚果、谷类、豆类、大白菜
钴	动物肝脏、乳类、豆类、谷物、蔬菜、粗麦粉、水果

第二节　电解质的测定方法

一、钠、钾的测定

（一）标本的采集和处理

血清、肝素化的抗凝全血、尿液和其他体液均可作为钠、钾测定的标本。血浆钾浓度比血清钾浓度低0.5mmol/L左右。因为血液凝固成血块时，血小板及其他血细胞中钾释放少量入血清之故，临床以测血清钾为准。

检测Na^+、K^+的标本主要是血清（浆）。标本应注意及时处理及时检测。在贮存过程中，Na^+进入红细胞内，而K^+从红细胞进入血浆，所以测定标本不能溶血，并且要求采血后20分钟内分离出血清。在室温下标本可贮存数日，冰室内可贮存数周，低温情况下可保存数月之久。

尿液采集时应收集24h尿并加防腐剂或冷藏保存。

（二）钠、钾的测定方法

1. 火焰光度法 1950 年开始使用并一直沿用至今，可检测血清、尿液、脑脊液及胸腹水中的 Na^+ 和 K^+ 的浓度，是一种发射光谱分析法，其中钠的特征性谱线为 589nm（火焰颜色为黄色），钾的特征性谱线为 767nm（火焰颜色为深红色）。火焰光度法的精密度高、特异性好、成本低廉，准确可靠，广为临床使用。测定方法分为内标法和外标法两种。

外标法是用不同浓度的钠、钾标准液制成标准曲线，然后对标本进行测定并从标准曲线上查得钠、钾的浓度。外标法操作误差较大，一般不采用。现在主要使用内标法，即标本及标准液采用加进相同浓度的内标元素锂（Li^+）或铯（Cs^+）进行测定。操作时，将样本用含有一定浓度参比元素如 Li^+ 或 Cs^+ 的溶液稀释后，同时测定 K^+、Na^+ 和 Li^+（Cs^+）的浓度，以标本与标准液的 Na^+/Li^+ 与 K^+/Li^+ 比值，计算 Na^+、K^+ 浓度。由于血清稀释倍数大，血清蛋白质黏性的影响几乎可忽略不计。

内标法标本稀释度大，钠、钾测定与标准元素锂（铯）的测定同时进行，可减少由于雾化速度、火焰温度波动所引起的误差，其准确性和精密度均较外标法好，多数实验室采用内标法。

2. 离子选择电极法 离子选择电极法采用灵敏的特定专用电极，在专用仪器上进行血清和尿液等标本中 Na^+ 和 K^+ 的测定，因标本用量少，快速准确，被实验室广泛采用。可分为直接电位法和间接电位法。直接电位法的标本不经稀释直接进行检测，离子选择电极只对水相中的活化离子产生选择性的响应，与标本中脂肪、蛋白质所占据的体积无关，故能真实反映符合生理意义的血清中的离子活度。间接电位法可造成测定值较标本中 Na^+、K^+ 实际活度低的结果。

知识链接

离子选择电极（ISE）是电位分析中常用的一类指示电极，具有以下优点：选择性好，准确度高，线性范围较宽；灵敏、快捷、适于自动化；标本无需复杂预处理，不破坏标本，对有色或混浊溶液均可分析。目前，离子选择电极分析法已成为电位分析中发展最迅速活跃的分支。

Na^+ 离子电极离子交换膜主要成分是硅酸锂，它对 Na^+ 的选择性高于对 K^+ 数千倍，而且在 pH 值大于 1 时，对 pH 值的变化不敏感。K^+ 电极是含缬氨霉素的中性载体膜，尽管血清中 Na^+/K^+ 比值大约 30 倍，但由于 K^+ 电极具有很高的 K^+ 选择性，所以不受 Na^+ 的干扰。

上述电极均有一定的寿命，使用一段时间会自动老化，有效期长短不一。

3. 酶动力学法 自 20 世纪 80 年代末，利用酶动力学测定钾和钠的方法已有较大发展，并不断被改进，逐步进入常规实验室。对 Na^+ 的测定主要应用钠 – 依赖性 β– 半乳糖苷酶，测定 K^+ 则应用钾 – 依赖性丙酮酸激酶。此法具有较好的稳定性，易于自动化，可利用全自动化分析仪对钠、钾同时测定，具有很好的发展前景。

二、钙的测定

测定血钙的方法很多，一般可以分为滴定法、比色法、火焰光度法及原子吸收分光光度法等。其中较普遍应用的是络合滴定法，其优点是操作简便，不需要特殊设备，用血量少，准确性符合要求。常用的指示剂有钙黄绿素与钙红。比色法有甲基麝香草酚蓝法和邻甲酚酞络合酮法。原子吸收分光光度法使用空气－乙炔焰，钙焰的光吸收特征是 422.7nm，较火焰光度法灵敏度高，但不适宜常规检验。离子选择电极法测定钙离子已在临床应用。

1. 离子钙测定　血清离子钙是总钙中具有生理活性的部分，测定离子钙较总钙具有更高的临床价值。临床应用的方法主要以钙离子选择性电极为主，该法迅速、简便、敏感性高、重复性好，能更好地反映钙代谢的情况。

2. 总钙测定　血液总钙测定方法主要有原子吸收分光光度法、染料结合法、滴定法和同位素稀释质谱法等。

（1）邻甲酚酞络合酮法　邻甲酚酞络合酮是一种金属络合染料，也是酸碱指示剂。在碱性条件下可与钙螯合成紫红色的螯合物，与同样处理的钙标准液比色（波长 575nm），可求得血清钙的含量。

邻甲酚酞络合酮可和 Ca^{2+} 螯合的同时亦可与镁螯合，所以在试剂中加入一定量的 8- 羟基喹啉，以消除标本中镁离子的干扰。

Ca^{2+} 与邻甲酚酞络合酮的络合仅在碱性环境下才显色，在 pH 10.5~12 时，反应敏感性最好，所以测定时宜选用 pH11 为测定环境。

（2）甲基麝香草酚蓝　甲基麝香草酚蓝是一种酸碱指示剂和络合剂，在碱性溶液中可与钙螯合，反应液由淡绿色变成蓝色，在 612nm 下比色，与同样处理的钙标准液比较，可求得血清总钙的含量。甲基麝香草酚蓝在酸性溶液中（$pH < 4.0$ 中）稳定，在碱性溶液中不稳定，所以显色剂需新鲜配制。

三、氯化物的测定

氯离子为细胞外液的主要阴离子，血清氯浓度平均为 103mmol/L。它的代谢与钠离子有密切关系，排出途径同钠离子。血钠的升高或下降常伴有氯离子的升高和下降。常用测定方法有：滴定法、比色法、电量分析法和离子选择电极法。

实验一　血清钙离子检测（滴定法）

【实验目的】

1. 掌握 EDTA 滴定法测定血清离子钙的原理和注意事项。
2. 熟悉 EDTA 滴定法测定血清离子钙的操作步骤。
3. 了解血清钙测定的临床意义。

【实验原理】

血清中的钙离子在碱性溶液中与钙红指示剂结合成可溶性的络合物，使溶液显红色。乙二胺四乙酸二钠对钙离子的亲和力大，能与该络合物中的钙离子结合，使指示剂重新游离在碱性溶液中显蓝色。故以 EDTA-Na_2 滴定时，溶液由红色变为蓝色时，即表示终点达到。以同样方法滴定已知钙含量的标准液，从而计算出血清标本中钙的含量。

【实验仪器与试剂】

仪器：酸碱式滴定管 (50mL)、烧杯（25mL）、微量加样器、锥形瓶（50mL）、移液管。

试剂：

1. 钙标准液（1mL 相当于 0.1mg 钙） 取碳酸钙少量，置蒸发皿中，于 110℃ ~ 120℃干燥 2 ~ 4 小时，移入硫酸干燥器中冷却。精确称取干燥碳酸钙 250mg 于烧杯中，加蒸馏水 40mL 及 1mol/L 盐酸 5mL 溶解，移入 1000mL 容量瓶，以蒸馏水洗烧杯数次，洗液一并倾入容量瓶，加蒸馏水稀释至 1000mL。

2. EDTA 二钠溶液 乙二胺四乙酸二钠 150mg，1mol/L 氢氧化钠溶液 2mL，蒸馏水加至 1000mL。

3. 钙红指示剂 称取钙红 0.1g，溶于甲醇 20mL 中。

4. 0.2mol/L 氢氧化钠液。

【实验步骤】

1. 取血清 0.2mL 放入 25mL 烧杯中。
2. 加 0.2mol/L 氢氧化钠 4mL 和钙红指示剂 3 滴。
3. 以标定过的 EDTA 溶液滴定，直至溶液由红色变为蓝色为止。
4. 记录 EDTA 的用量（mL）。
5. 同时作一样品空白对照。

【实验结果计算】

$$\text{血清钙含量(mg/mL)} = \frac{\text{样品 EDTA用量}-\text{空白 EDTA用量}}{\text{标准 EDTA用量}-\text{空白 EDTA用量}} \times \text{标准液浓度}$$

【参考范围】

8.5 ~ 11.5mg/100mL。

【实验报告要求】

记录实验原始数据。

计算血清钙的含量。

【注意事项】

1. 本法的终点反应是由红变蓝，但不是突然变色，故终点判定比较困难。注意红色已褪去，由紫蓝色刚变蓝色时为终点，标准管的终点呈蓝色，测定管的终点则为浅蓝绿色。

2. 滴定速度与终点反应出现的快慢有一定关系。滴定太快，虽然已到终点，并不马上出现反应，需要数秒钟才出现，故易滴过量。滴定速度太慢，则中和充分，消耗量少。因此，标准管与测定管滴定的速度要一致。

3. 加入氢氧化钠和指示剂后，应尽快滴定，否则终点不明显。血清应新鲜，陈旧者终点也不明显。

【临床意义】

钙是动物体内含量最多的无机元素，血清中的钙主要有三种形式存在，即钙离子(约占45%)、柠檬酸钙(约占5%)、蛋白结合钙(约占50%)。前两者称为可扩散钙，后者称为非扩散钙。血清钙增减的意义：

1. 血清钙增高　内服和注射维生素D过多、胃肠炎、由于脱水而发生酸中毒等。

2. 血清钙降低　骨软病、佝偻病、贫血、白血病、肾炎及甲状旁腺机能减退等。

实验二　血清钾、钠的测定（离子选择性电极法）

【实验目的】

1. 掌握离子选择性电极法测定血清 K^+、Na^+ 的原理和注意事项。

2. 熟悉离子选择性电极的基本性能和测定方法。

3. 了解血清 K^+、Na^+ 测定的临床意义。

【实验原理】

溶液中被测定离子接触电极时，在离子选择电极膜基质中的含水层内发生离子迁移，迁移离子的电荷改变存在着电势，因而使膜面发生电位变化，在测量电极与参比极间产生一个电位。理想的离子选择性电极对溶液中所要测定的离子产生的电位差应符合能斯特方程。

$$E = E^0 + RT/ZF \ln \alpha_x$$

E 为测得的电位，E^0 为标准电极电位(常数)，R 为气体常数，T 为绝对温度，F 为法拉弟常数，Z 为离子价，α_x 为离子活度。可见测得的电极电位和“x”离子活度的对数成比例，当活度系数保持恒定时，电极电位与离子浓度“C”的对数也成比例，以此求出溶液中离子的活度或浓度。

【实验仪器与试剂】

离子选择电极法测定 K^+、Na^+，一般由仪器厂家提供试剂盒，不同仪器试剂组分有些差别，通常包含以下4种试剂：

1. 校准液　一般有两个浓度校准液，即高校准和低校准，是一种含有标准钾、钠浓度的缓冲液，pH值一般在7.4左右。分析样品前必须用这两种校准液以两点定标的方式建立测定的斜率曲线。

2. 饱和氯化钾溶液　用分析纯以上的氯化钾配制(25℃)，用作参比电极的电极液。

3. 电极液　用于钾、钠测量电极的内填充液。

4. 电极保养液　一般有两种溶液，一种是去蛋白液，为酸性胃蛋白酶溶液或弱碱性胰蛋白酶溶液，用于除去测定毛细管道中粘附的蛋白质和脂类；另一种是玻璃膜电极的保养剂，常用氟化氢铵配制，对玻璃膜电极有蚀化作用，电极浸泡后可恢复反应敏感性。

【操作步骤】

由于仪器型号不一，使用方法也有所不同，一般包括下列步骤：

1. 开机程序　开启电源后，仪器自检，冲洗管道，等候电路稳定。

2. 定标　可分为全自动液体循环自动定标和手工提供校准液定标，多数离子选择电极直接法定标为前者，离子选择电极间接法定标为后者。每天开机首次定标，一般均需做两点定标，即用高低两种浓度的校准液做线性测定。仪器均有规定的斜率范围，如果超出规定范围为定标失败，说明测量电极响应不佳或校准液浓度与理论值误差较大，或电极需要维护。

3. 测定质控液、待测标本。

4. 显示或打印结果。

5. 关机　使用完毕后先清洗管道再关机。

【注意事项】

1. 仪器使用时，应保持环境清洁，无任何腐蚀性气体，应安放在平稳的工作台上。

2. 在校准及样品测定时，注意测量管道内的标准液及样品不能有气泡存在，否则会造成测定结果不稳或误差，需要重新测量。

3. 标本不得溶血。

4. 注意电极的保养与维护。

【参考范围】

血清钠：135 ~ 145mmol/L，血清钾：3.5 ~ 5.5mmol/L。

【临床意义】

血清钾升高：见于急、慢性肾功能衰竭，休克，组织挤压伤，重度溶血，口服或静脉补液过多，肾上腺皮质功能减退。

血清钾降低：主要见于严重呕吐，腹泻等。

血清钠升高：见于严重高渗性脱水，肾上腺皮质功能亢进及中枢性尿崩症时尿量大增而供水不足。

血清钠降低：多见于胃肠道失钠（如幽门梗阻，呕吐，腹泻等）、尿路失钠（如严重肾盂肾炎，糖尿病等）、烧伤、大汗等。

第十三章　血气分析及酸碱平衡

血气即血液中的气体，严格地说，是指血液中存在的所有气体，在呼吸空气的情况下，应包括 O_2、N_2、CO_2 及稀有气体，但就生理意义而论，主要指与物质代谢和气体交换有关的 O_2、CO_2 两种气体。血气分析各参数与酸碱平衡指标是临床一组重要的生物化学指标，在指导各种原因导致的酸碱平衡失调的判断、呼吸衰竭患者的诊疗以及各种严重患者的监护和抢救中都有十分重要的意义。

第一节　气体在血液中的运输

气体交换包括肺换气和组织换气，即肺泡与肺毛细血管之间进行的 O_2 和 CO_2 的交换叫肺换气；血液与组织细胞之间进行的 O_2 和 CO_2 交换叫组织换气。两种气体交换都是通过物理扩散方式实现的。气体运输是机体通过血液循环来完成的。

一、气体交换

（一）气体交换的动力

气体交换的动力是气体分压差。所谓分压是混合气体中某种气体的分压力。气体分子在分压差的作用下总是从分压高的一侧向分压差低的一侧扩散。在混合气体中，每种气体分子运动所产生的压力为各该气体的分压，它不受其他气体或其分压存在的影响，在温度恒定时，每一气体的分压只决定于它自身的浓度。混合气体的总压力等于各气体分压之和。

（二）气体交换的过程

1. 肺换气　肺换气是指肺泡与肺毛细血管内血液之间的气体交换过程，在安静状态下肺泡内 O_2 分压总是大于静脉血 O_2 分压，而肺泡内 CO_2 分压总是小于静脉血中 CO_2 分压。当静脉血流经肺泡时，在分压差的作用下，O_2 由肺泡内向周围的毛细血管中扩散，使血中 O_2 分压升高；CO_2 由毛细血管向肺泡内扩散，被呼出体外，血中 CO_2 分压降低，于是静脉血变成动脉血。

2. 组织换气　组织换气是指体循环血液与组织之间的气体交换。组织细胞在新陈代谢过程中不断消耗 O_2 并产生 CO_2，所以组织间液中的 O_2 分压总是小于动脉血的 O_2

分压，CO_2 分压总是大于动脉血的 CO_2 分压。当动脉血流经组织细胞时，在分压差的作用下，O_2 由动脉血向组织内扩散，使血液中的 O_2 分压降低；CO_2 由组织向动脉血扩散，结果使血中 CO_2 分压升高，于是动脉血变成静脉血（见图 13-1）。

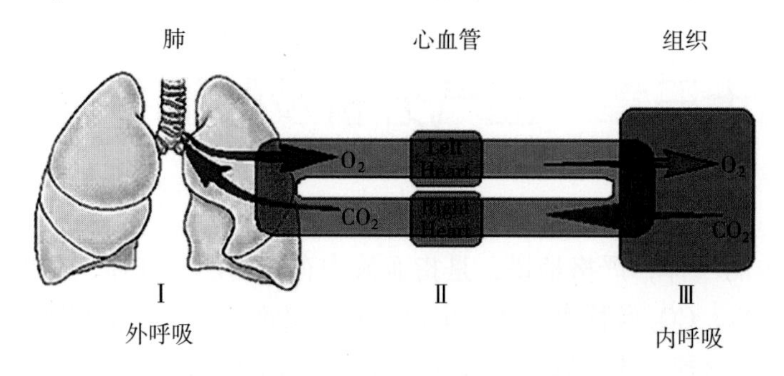

图 13-1 肺和组织中的气体交换

二、气体的血液运输

气体在血液中运输的形式有物理溶解和化学结合两种形式。物理溶解的量比较少，但很重要。气体必须先溶解，才能发生化学结合。气体释放时也必须从化学结合状态解离成溶解状态，然后才能离开血液。

（一）氧的运输

1. 物理溶解 O_2 在血液中溶解量很少，每 100mL 血液中仅溶解 1.3mL，占血液运输 O_2 总量的 1.5%。物理溶解是 O_2 进出红细胞的必经方式，血液中的氧分压（PO_2）也是由物理溶解的 O_2 形成的。因此，PO_2 成为最有意义的血气分析指标之一。

2. 化学结合 O_2 与血红蛋白结合，生成氧合血红蛋白（HbO_2），HbO_2 是 O_2 在血液中运输的主要形式，占血液运输 O_2 总量的 98.5%。这种结合是可逆的，不需要酶参与，结合和解离主要取决于 PO_2。PO_2 高时（在肺中）形成 HbO_2；PO_2 低时（组织中）HbO_2 便迅速解离释放 O_2，以供组织细胞利用。

（二）二氧化碳的运输

1. 物理溶解 CO_2 在血液中的溶解量比 O_2 大，占血液运输 CO_2 总量的 5%。物理溶解在血浆中的 CO_2 所产生的张力，即二氧化碳分压（PCO_2）。它是一个判定呼吸性酸碱平衡紊乱的指标。

2. 化学结合 CO_2 的化学结合方式有两种。

（1）形成氨基甲酸血红蛋白　进入红细胞内的小部分 CO_2 直接与血红蛋白的自由氨基结合，形成氨基甲酸血红蛋白，这一反应是可逆的。以这种形式运输的 CO_2 量约占总量的 7%。

（2）形成碳酸氢盐　这是血液运输 CO_2 的主要形式，约占血液运输 CO_2 总量的 88%。从组织扩散入血的 CO_2 大部分在红细胞内与 H_2O 生成碳酸（H_2CO_3），红细胞内有丰富的碳酸酐酶，在它的催化下，反应迅速而可逆。即 CO_2 与水反应生成 H_2CO_3，H_2CO_3 又可分解为 H^+ 和 HCO_3^-，以 $NaHCO_3$ 形式在血浆中被运输。

机体依赖血液缓冲体系、肺呼吸、肾的排泄和重吸收功能三个方面的共同协调作用，使 HCO_3^-/H_2CO_3 比值维持在 20/1 正常情况下，进入人体的酸碱首先是由血液中的缓冲对起调节作用。调节结果必然导致 HCO_3^-/H_2CO_3 比值不能维持 20/1，而肺脏是通过 CO_2 排出的多少来调节血中 H_2CO_3 浓度，肾脏则通过排泄和重吸收功能调节 HCO_3^- 的浓度，使 HCO_3^-/H_2CO_3 比值恢复 20/1，从而保持血液 pH 的恒定（图 13–2）。

亨德森 – 哈塞巴方程式（H–H 方程）：

$$pH = pK + \lg HCO_3^-/H_2CO_3$$

其 H_2CO_3 为 PCO_2 与其溶解系数的乘积，可知气体在血液中的运输与 pH 的恒定有着密切的关系。因此，通过血气分析实验，检测血液中 HCO_3^-、PO_2、PCO_2、H^+ 浓度即可协助临床医生判断酸碱平衡状态，及时发现和处理酸碱平衡紊乱经常是治疗成败的关键。

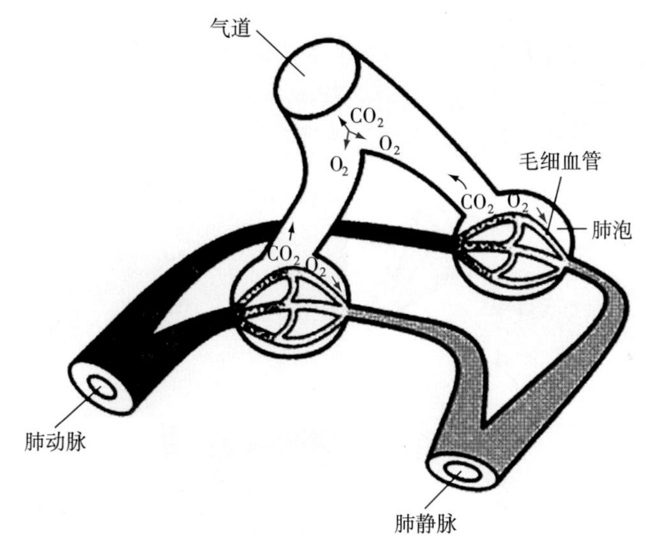

图 13–2　正常通气血流比例

第二节　血气分析的测定方法

一、血气分析标本采集

用于血气分析的血液标本一般采集动脉血或动脉化毛细血管血，静脉血不能反映血气状况，因为不同部位的静脉血的 PO_2 及氧饱和度会有明显差别，故不常采用。重症患者，在特殊情况下，可以从心导管或中心静脉导管取血检查。

（一）动脉和静脉采血法

动脉血的理想采血部位是桡动脉，它非常表浅易于触及，若在穿刺过程中不触及骨膜，一般痛觉不敏感。如果桡动脉因故不能使用，可以选择肱动脉。如果上述部位均不能取血，再做股动脉穿刺，股动脉较粗，容易穿刺采血，但易误伤股静脉，需加以注意。小儿也可穿刺头皮小动脉取血。

动脉血标本采集最好用无菌的，含肝素的专用动脉采血器，也可用 1mL 注射器。皮肤消毒后，对已经选择好的动脉进行穿刺，让注射器针头进入动脉管腔后血液自动流入，不能有气泡，取血 1mL。注意在采血时不要用力抽吸，采血完毕后将针头刺入一个小橡皮塞，封住针头；或取下针头，用小橡皮帽套住针管，隔绝空气。然后将注射器置于手掌上，双手来回搓动 20 秒使其中的血液与肝素混匀，立即送检。

如需抽取静脉血，先将手及前臂浸入 45℃水中 20 分钟，使该部位静脉血动脉化，然后从手臂（或手背）静脉采血，但采血时禁用止血带，只能缓缓抽吸，以免引起气泡。静脉血只适合于代谢性酸碱平衡失调的判断，不适于 PO_2 测定（图 13–3）。

知识链接

如采集桡动脉血，采血前进行 Allen's 试验，让患者抬高手臂并握拳 30 秒，两手同时压住手腕的尺动脉和桡动脉，松开拳头，可见手掌苍白无血色。然后松开尺动脉，在 5 秒钟内恢复血色为尺动脉功能正常，可以进行桡动脉的采集。

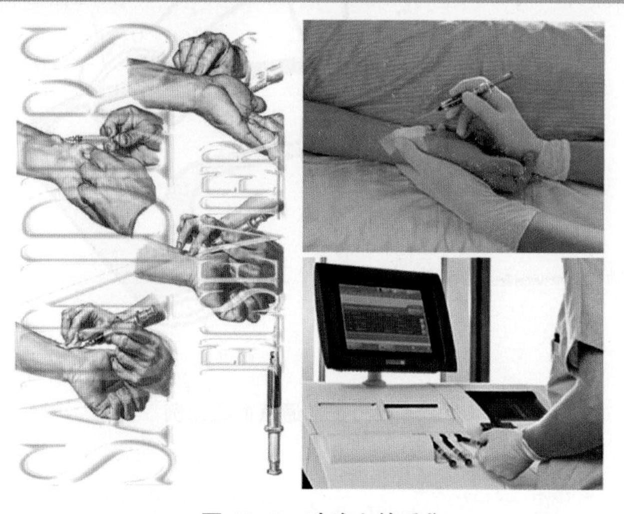

图 13–3 动脉血的采集

（二）毛细血管采血法

采血部位常选择耳垂或手指，婴儿则选择足跟、大趾或头皮。采血前局部应采用 45℃水热敷 5 ~ 10 分钟直至皮肤发红，使局部血管扩张充血，毛细血管充分动脉化，否则可使 PO_2 测定值偏低。如遇收缩压 < 12.7kPa、心排出量减少及血管收缩的病人，或刚出生几天的新生儿，则不能用毛细血管采血法。

在干净的毛细玻管（长约 120mm、容量 100 ~ 140μL）中注入肝素溶液（50μ/mL），经 60℃ ~ 70℃干燥后备用。采血时，针刺深度以血液自然流出为宜，收集时切忌气泡进入毛细玻管。待血液充满玻管后，立即从玻管的一端放入小铁针，并尽快用塑料塞或橡皮泥封住玻管两端，以磁铁沿玻管纵轴来回滑动，以带动管内小铁针滑动而使血液与肝素充分混合。若此操作不当，可使玻管内出现小凝块，以致测定时堵塞仪器管道而影响检测。如能正确而熟练掌握本采血法，所得数据与动脉血相近。但如遇局部循环不好、水肿及休克等情况时，所得结果不能代表动脉血。

（三）注意事项

1. 抽血前及采血时，必须让患者处于安静舒适的环境，保持平静呼吸状态，因通气过度是血气误差的一个主要原因，可使肺泡通气量增加，造成 PCO_2 降低、PO_2 增加等结果。穿刺部位皮肤应是完全健康的，不能从表皮有任何病变的部位进针。

2. 进针的方向尽可能与血管平行，所用针头以 19 ~ 25 号为准，既不影响血的质量，又不能使血管壁的针孔在拔针后很快愈合。采血后在采血处至少按压 2 分钟。

3. 隔绝空气是极重要的，因为空气中的 PO_2 高于动脉血，PCO_2 低于动脉血，根据气体流动规律，高分压流向低分压，从而使血液中 PO_2 和 PCO_2 都发生发生改变而无检测价值。

4. 取出的血样应及时送检，不宜存放。若样本不能在 15 分钟内完成检测，就必须置于冷环境以减少糖酵解和氧消耗。特别是白血病、感染等白细胞增加的情况下，血气和 pH 变化速度增加。可将注射器置于冰上，毛细玻管水平置于冷容器中，可稳定 1 小时。冰水降温可降低血细胞代谢率，减少测定误差，但使用不方便。一般冰箱冷藏室内温度较高（4℃ ~ 8℃），标本不能迅速冷却是其缺点，冷冻室中可使标本冻结，引起溶血而影响测定结果。

二、血气分析仪简介

（一）血气分析仪的发展

目前血气分析，多采用全自动血气分析仪。世界上第一台血气分析仪是 1955 年由丹麦 Astrup 研制成功的，当时称为 E50101 型 pH 平衡仪，以此为基础血气分析仪的研制迅速发展起来，目前全自动血气分析仪能够达到自动恒温、自动定标、自动进样、自动分析、自动冲洗、自动计算及自动打印等。国内外已研制出多种更实用的仪器，如将已启动敏感元件装入体外循环的血液通道中，可以自动连续指示和记录测定数据；将电极和光导纤维探针直接插入血管中，以测定血液 pH 和 PO_2 值。血气分析仪已实现多功能化，除测定 pH、PCO_2、PO_2 等血气指标外，还可同时测定 Hb、K^+、Na^+、Ca^{2+}、HCT、血糖、乳酸等。

（二）血气分析仪原理简介

血气分析仪是根据电化学原理进行工作的，它利用 pH 电极、PCO_2 电极、PO_2 电极和参比电极（甘汞电极）对 pH、PCO_2、PO_2 进行定量分析。并利用这些数据计算出缓冲碱（HCO_3^-）、碱剩余（BE）、标准碳酸氢根（SB）、二氧化碳总量（TCO_2）、氧饱和度（SaO_2）等参数，为疾病诊断提供充分依据。

1. pH 测定系统　pH 测定系统包括 pH 测定电极即玻璃电极、参比电极及两种电极间的液体介质。pH 电极是利用电位法原理测量溶液的 H^+ 浓度，其电极是一个对 H^+ 敏感的玻璃电极，同时必须用另一电位值已知的参比电极配套，通常与甘汞电极保持电接触。血样中的 H^+ 与玻璃电极膜中的金属离子进行交换，产生电位差，并与血样的 H^+ 浓度成正比，二者之间存在着对数关系。在电极内部有 pH 恒定的溶液，与玻璃膜接触。玻璃电极内部还有 Ag/Agcl 参比电极，浸在 pH 恒定液中，电极线连接伏特计，测量血样［H^+］所产生的电位差，即所测 pH 值，并以数字显示再打印结果。参比电极里的 KCl 溶液通过它逸出与标本接触而形成接触面。因为 KCl 浓度很大，所以血标本中离子组成的差异不会改变参比电极上的恒定电位（图 13-4）。

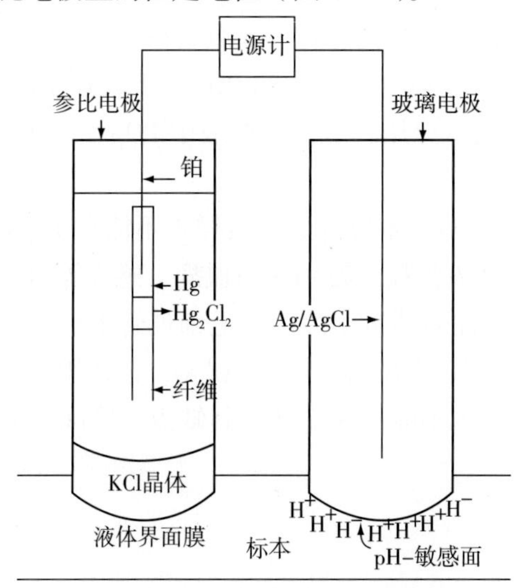

图 13-4　pH 电极结构示意图

2. PCO_2 电极　PCO_2 电极属于 CO_2 气敏电极。主要由特殊玻璃电极和 Ag/AgCl 参比电极及电极缓冲液组成，如图 13-5 所示。这种特殊的玻璃电极是对 pH 敏感的玻璃膜外包围着一层碳酸氢钠溶液（$NaHCO_3$ 5mmol/L、NaCl 20mmol/L，并以 AgCl 溶液饱和），溶液的外侧再包一层气体可透膜。此膜是以聚四氟乙烯或硅胶为材料，可选择性让电中性的 CO_2 通过，带电荷的 H^+ 及带负电荷的 HCO_3^- 不能通过。CO_2 则扩散入电极内，与电极里的碳酸氢钠溶液发生下列变化。使其内的 $NaHCO_3$、NaCl 溶液的 pH 值发生改变，产生电位差，由电极套内的 pH 电极检测。pH 值的改变与 PCO_2 数值呈线性关系（$\Delta pH/logPCO_2$），根据这一关系即可测出 PCO_2 值。

3. PO_2 电极　PO_2 电极是一种对 O_2 敏感的电极，属于电位法，电极结构如图 13-6 所示。以白金丝（Pt）为阴极，Ag/AgCl 参比电极为阳极，以阴极与阳极之间的一层磷酸盐缓冲液藉以沟通，其外包裹一层聚丙烯膜，膜外接触血样品。此膜不能透过离子，仅 O_2 可透过。当样品中的 O_2 透过聚丙烯膜到达 Pt 阴极表面时，O_2 不断地被还原，氧的还原反应导致阴阳极之间产生电流，其强度与氧的扩散量或 PO_2 成正比，以此测出 PO_2 值（图 13-6）。

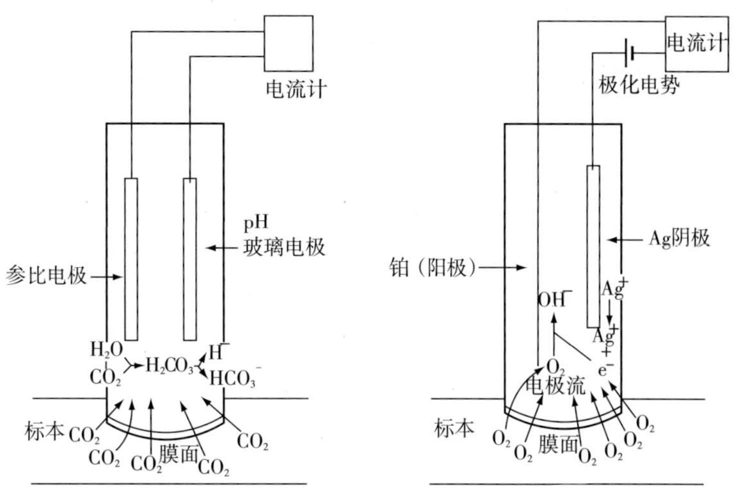

图 13-5　PCO_2 电极结构示意图　　图 13-6　PO_2 电极结构示意图

（三）仪器组成

全自动血气分析仪型号及种类繁多，但其基本结构组成相似，一般由测量电极（pH、PCO_2、PO_2 及参比电极）、测量电路、管道系统、控制系统、计算机系统（包括打印装置、显示器）及电源组成。其基本结构见图 13-7。

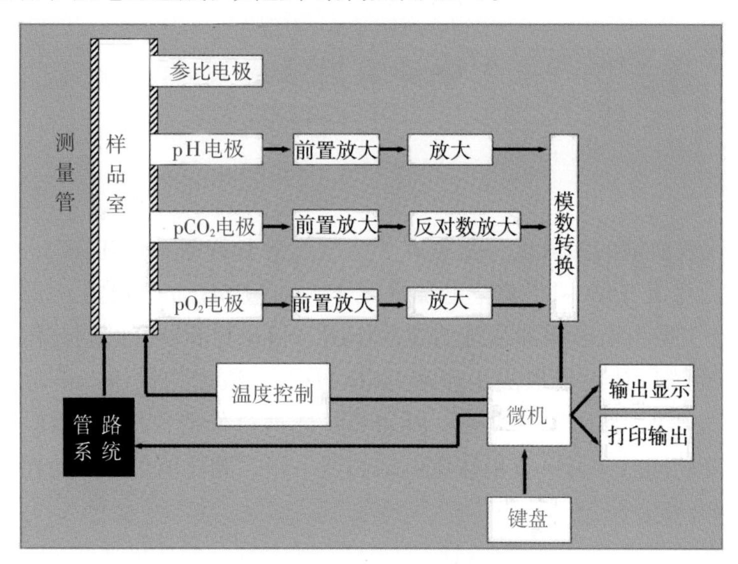

图 13-7　血气分析仪结构简图

三、血气分析的质量控制

血气分析测定的结果准确与否，直接影响临床上对患者病情的判断和救治，因此，开展血气分析的质量控制，保证测定结果的可靠性越来越受重视。

（一）样本的采集

采集样本一定要按要求严格操作，采血量不低于 1mL，要特别注意避免标本与空气接触，及时排出采集时混入血样中的小气泡，密封好标本容器，在检测时要注意将标本充分混匀。

（二）质控物

目前使用的血气分析的参考试剂按基质不同分为水剂缓冲液、全血、血液基质和人造血氟碳化合物四种。目前使用最多的是水剂缓冲液，该质控物具有稳定、使用方便等优点。

（三）温度控制

准确恒定的温度（37℃ ±0.1℃）是精确测定血气和 pH 的基础，温度的变化可造成测定结果读数的漂移，影响测定结果。

（四）仪器操作和保养

必须严格按照仪器的操作说明书和保养维护程序对仪器进行操作和保养，以保证测定结果准确可靠。

第三节　血气分析常用参数及临床意义

一、酸碱度

血液 pH 代表血液的酸碱度，是氢离子浓度的负对数即 $pH=-lg[H^+]$，其参考范围为 7.35 ~ 7.45，新生儿 7.09 ~ 7.50。正常情况下，血液 pH 十分稳定，波动范围在 0.1。血液 pH 的恒定主要由血液缓冲系统的缓冲作用、肺及肾等器官的调节作用来维持，根据 H–H 方程式可知 pH 主要取决于血液 HCO_3^-/H_2CO_3 浓度的比值，正常时为 20/1。当酸碱平衡紊乱发生时，pH 发生改变，但如果机体通过代偿作用，HCO_3^-/H_2CO_3 两者中一方增高或下降的同时，另一方也按比例增高或下降，则比值仍可保持在 20/1，从而血液的 pH 值保持不变。

血液 pH 值 < 7.35 为酸中毒，pH > 7.45 为碱中毒。只凭借血液 pH 高低，不能判断酸碱平衡紊乱的发生是呼吸因素还是代谢因素造成的，即使血液 pH 值正常也不能排除没有酸碱平衡紊乱发生。因此，需同时测定其他血气指标，并结合患者临床情况进行综合分析。

二、二氧化碳分压

二氧化碳分压（PCO_2）是指物理溶解在血液中的 CO_2 所产生的张力。人体动脉血 PCO_2 参考范围为 4.7 ~ 6.0kPa（35 ~ 45mmHg）。PCO_2 是一个呼吸性酸碱指标。由于 CO_2 的弥散能力较强，动脉血液的 PCO_2 基本上反映了肺泡 PCO_2 的平均值。因此动脉血 PCO_2 是衡量肺泡通气情况的理想指标。

动脉血 PCO_2 > 6.0kPa（45mmHg）时，提示肺通气不足，体内有 CO_2 蓄积。PCO_2 < 4.7kPa 时，提示肺通气过度，CO_2 排出过多。PCO_2 增高，可以是原发性的，常见于慢性支气管炎、肺气肿、肺心病等引起的呼吸性酸中毒。PCO_2 > 6.65（50mmHg）为呼吸衰竭。PCO_2 降低，常见于呼吸性碱中毒或由于代谢性酸中毒机体产生代偿作用引起的。

三、氧分压

氧分压（PO_2）是指物理溶解在血液中的 O_2 所产生的张力，人体动脉血 PO_2 参考范围为 10.6 ~ 13.3kPa（80 ~ 100mmHg）。PO_2 主要反映机体心肺功能和缺氧程度。当 PO_2 < 7.3 kPa（55mmHg）时即有呼吸衰竭，PO_2 < 4.0kPa（30mmHg）以下即有生命危险。

联合应用 PO_2 和 PCO_2 可以判断呼吸衰竭，即Ⅰ型呼吸衰竭时 PO_2 < 8 kPa，而 PCO_2 正常或下降；Ⅱ型呼吸衰竭时 PO_2 < 8 kPa，PCO_2 > 6.67 kPa。但必须是海平面平静呼吸空气所测得的 PO_2 和 PCO_2 值。

四、二氧化碳总量

二氧化碳总量（TCO_2）是指血浆中所有各种形式存在的 CO_2 总含量，其中大部分（95%）是以血液中 HCO_3^- 为主，少量（5%）是物理溶解的 CO_2，还有极少量以 H_2CO_3、蛋白质氨基甲酸酯及 CO_3^{2-} 等形式存在。TCO_2 参考范围为 24 ~ 32mmol/L。TCO_2 在体内受呼吸及代谢方面因素的影响，但主要还是代谢因素的影响。代谢性酸中毒时降低，代谢性碱中毒时则升高。其计算公式：

$$TCO_2=[HCO_3^-]+PCO_2\times 0.03\text{mmol/L}。$$

五、氧饱和度

氧饱和度（SaO_2）是指血液在一定的 PO_2 条件下，血液中被氧结合的氧合血红蛋白（HbO_2）的量占全部可结合的血红蛋白（HbO_2）容量的百分比，其参考范围为 91.9% ~ 99%。可用下式表示：

$$SaO_2\%=\frac{HbO_2}{Hb+HbO_2}\times 100\%$$

临床意义：反映 Hb 结合氧的能力，主要取决于 PO_2，SaO_2 与 PO_2 关系为氧解离曲线，不成直线关系，为适应生理的要求，氧解离曲线呈 S 形，如图 13-8。

S 形曲线的特点是：当 PO_2 由 13.3kPa 逐渐下降至 8.0 kPa 时，SaO_2 变化不大。但从 PO_2<8.0kPa 开始，曲线呈陡直图形，故 PO_2 稍有降低，则 SaO_2 急剧下降，此时发生

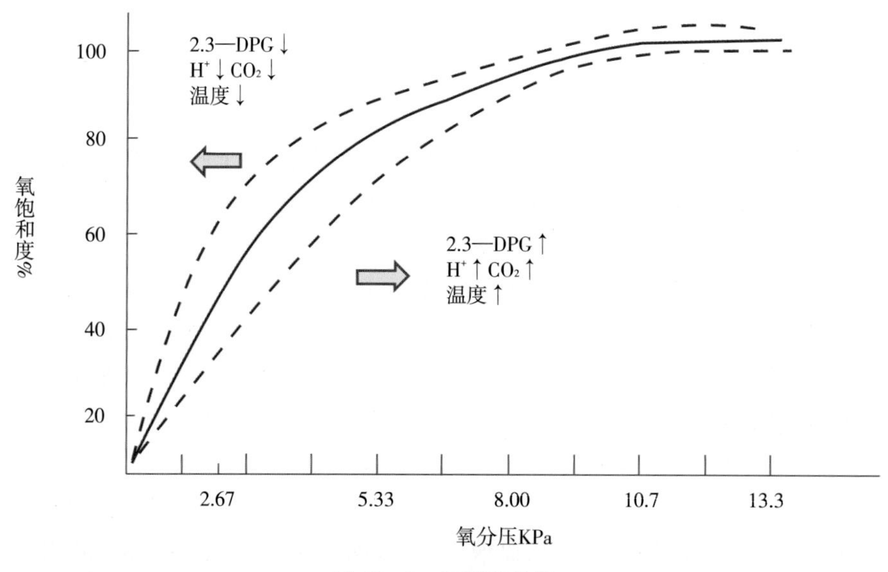

图 13-8 氧解离曲线

严重的缺氧状态。

六、碳酸氢盐

血液中的 HCO_3^- 的浓度代表机体的碱储备情况，因此其测定结果对于判断酸碱平衡中的代谢因素变化及酸碱平衡紊乱的诊断具有重要意义，反映血液 HCO_3^- 浓度的指标有实际碳酸氢根含量和标准碳酸氢根含量。

实际碳酸氢根（AB）指血中 HCO_3^- 的真实含量，其参考范围 22~27mmol/L。HCO_3^- 主要由碳酸氢盐解离而来，它的增减可直接影响 pH 的温度。因此，AB 是反映血中代谢性酸碱失衡的一个重要指标，但其也可以因呼吸性酸碱失衡的 PCO_2 变化而继发性改变。为了除去这一呼吸因素的影响，与 SB 结合起来更有意义。

标准碳酸氢盐（SB），是指全血在标准条件下，即温度 37℃，PCO_2 5.32kPa，SaO_2 100%，所测出的 HCO_3^- 的含量。其参考范围为 22~27mmol/L。

正常人 AB 约等于 SB，二者间的差别就是呼吸对 HCO_3^- 的直接影响，如果 AB > SB 则提示有 CO_2 的潴留（多见于通气不足）；如 AB < SB 则提示 CO_2 排除过多（多见于过度通气）。

一般认为：AB=SB= 正常　判断为正常酸碱平衡状态

AB=SB < 正常　代酸未代偿

AB=SB > 正常　代碱未代偿

AB > SB　呼酸或代碱

AB < SB　呼碱或代酸

七、缓冲碱

缓冲碱（BB），是指血液中具有缓冲作用的阴离子总和，其参考范围为 45~52mmol/L。

包括血红蛋白（Hb^- 和 HbO_2）、血浆和红细胞中的碳酸氢盐（HCO_3^-）、血浆蛋白以及磷酸氢盐（HPO_4^{2-}）等。BB 又可分为血浆缓冲碱、全血缓冲碱、细胞外液缓冲碱等几个指标。

全血缓冲碱是由血浆 HCO_3^- 和 Pr^-（蛋白质阴离子）加上 Hb 组成。反映代谢性因素的指标，它受 Hb 含量的影响，不受呼吸性因素的影响，在代谢性酸中毒时降低，代谢性碱中毒时升高。

血浆缓冲碱主要反映血浆 HCO_3^- 和 Pr^- 的含量，受 PCO_2 的影响。其参考范围为 41~42mmol/L。

细胞外液缓冲碱是血浆 HCO_3^-、Pr^- 及每 100mL 血液中 Hb 相当于 5g 时的缓冲碱（细胞外液 Hb 以 5g 计量，因为正常人血液 Hb 以 15g 计量，血液在细胞外液中占 1/3 量，因此细胞外液 Hb 以 5g 计量）。

缓冲碱的临床意义和 HCO_3^- 浓度变化的意义相同，而 HCO_3^- 能更全面地反映体内中和固定酸的能力。但如测定中 BB 不足而 AB 仍保持正常，则提示病人存在 HCO_3^- 以外的碱储备不足，如贫血、低血浆蛋白血症等。

八、碱剩余

碱剩余（BE）是指在标准条件下，即温度 37℃，PCO_2 5.32kPa，$SaO_2$100% 的情况下，用酸或碱将 1L 全血或血浆的 pH 值调至 pH7.40 时，所消耗的酸或碱的量，以 mmol/L 表示。若需用碱滴定，表示过酸，结果 BE 以负值表示，成为碱缺失（BD）；若需用酸滴定，表示碱过剩，结果 BE 以正值表示，成为碱剩余（BE）。全血 BE 的参考范围为 −3.0mmol/L~3.0mmol/L。BE $>$ 3.0mmol/L 时，表明体内碱过剩，提示代谢性碱中毒；BE $<$ −3.0mmol/L 时，表明体内碱缺失，提示代谢性酸中毒。因此，BE 是观察代谢性酸碱平衡紊乱较为方便的指标，能较为真实地反映体内缓冲碱的不足或过剩。

九、乳酸

乳酸（Lac）是糖无氧氧化（糖酵解）的代谢产物。乳酸产生于骨胳，肌肉，脑和红细胞。经肝脏代谢后由肾分泌排泄，血乳酸测定可反映组织氧供代谢状态以及灌注量情况。乳酸的参考范围为 0.5~2.2mmol/L。

严重的低氧血症、休克、心跳骤停、癫痫大发作、剧烈运动后、一氧化碳中毒、急性肝坏死、酒精中毒等，都可造成乳酸增高。临床医生可通过监测乳酸来评估治疗效果，乳酸水平降低说明组织氧供得到改善。

十、阴离子间隙

阴离子间隙（AG）是血清中测定阳离子总数与阴离子总数之差。AG 的计算公式：

$$AG=Na^+-（Cl^-+HCO_3^-）$$

AG 参考范围为 8~16mmol/L，均值为 12mmol/L。

AG是代谢性酸中毒的指标，根据AG的变化，它可鉴别不同类型的代谢性酸中毒。可将代谢性酸中毒分为AG升高和AG正常两类，AG降低的情况极少见。AG升高，提示肯定存在代谢性酸中毒，在诊断三重酸碱平衡失调时一定有AG的升高。可见于肾功能衰竭引起的尿生成减少，或见于机体分解代谢亢进，糖酵解过程加强等导致的代谢性酸中毒，如酮症性酸中毒、乳酸性酸中毒、肾功能不全性酸中毒。AG正常，可以是正常酸碱状态，也可是代谢性酸中毒，应看是否有血清 Cl^- 的增加，来判断有无代谢性酸中毒，高血氯可能有代酸，低血氯可能有代碱。

第四节 酸碱平衡紊乱的分类及判断

正常状态下，机体通过酸碱平衡调节机制，使体液pH维持恒定状态。病理情况下，凡可引起酸性物质及碱性物质超负荷、严重不足或肺脏、肾等疾病导致的调节功能障碍等因素，均可导致体液内发生酸碱平衡紊乱。

一、酸碱平衡紊乱的分类

机体反映酸碱平衡紊乱的生化指标前已叙述，其中血液pH值的维持和改变与 $NaHCO_3/H_2CO_3$ 浓度的比值及其绝对含量有关。在早期，由于人体代偿能力的发挥，两者比值正常，血pH也正常，但 $NaHCO_3/H_2CO_3$ 的绝对含量已有改变，这种情况称为代偿性酸碱平衡紊乱。如果病情继续发展，突破代偿的限度，则血浆 $NaHCO_3/H_2CO_3$ 升高或降低，血pH值也相应的升高或降低，这种情况称为失代偿性酸碱平衡紊乱。

酸碱平衡紊乱又可分为呼吸性和代谢性两大类型。呼吸性酸碱平衡紊乱时，是由于 H_2CO_3 浓度原发性改变引起的酸碱失衡；代谢性酸碱平衡紊乱时，是由于 $NaHCO_3$ 浓度原发性改变引起的酸碱失衡。

1. 呼吸性酸中毒 即机体由于 H_2CO_3 浓度原发性升高引起的酸中毒。造成呼吸性酸中毒的主要原因有：呼吸道阻塞、肺组织病变等如重症肺结核、慢性支气管炎、支气管哮喘、尘肺、肺心病等使肺通气不足，肺排除 CO_2 的能力降低，造成体内 CO_2 潴留，血液 H_2CO_3 浓度升高，血液pH有降低趋势。

血气分析特点：动脉血 <7.35 为失代偿性呼吸性酸中毒；pH正常为代偿性呼吸性酸中毒。动脉血 $PCO_2>6.0kPa$，动脉血 $NaHCO_3$ 浓度可随机体代偿情况而改变。

2. 呼吸性碱中毒 即机体由于 H_2CO_3 浓度原发性降低引起的碱中毒。引起呼吸性碱中毒的主要原因有：癔症、辅助呼吸过频等换气过度，造成 CO_2 排出增多，血液 H_2CO_3 浓度降低。

血气分析特点：动脉血 >7.35 为失代偿性呼吸性酸中毒；pH正常为代偿性呼吸性酸中毒。动脉血 $PCO_2<47.7kPa$，动脉血 $NaHCO_3$ 浓度可随机体代偿情况而改变。

3. 代谢性酸中毒 即机体由于 $NaHCO_3$ 浓度原发性降低引起的酸中毒。造成代谢性酸中毒。造成代谢性酸中毒的主要原因有：酸性物质产生过多，如严重糖尿病并发酮症酸中毒、严重缺氧所致的乳酸性酸中毒；肾功能衰竭引起的 H^+ 排泄障碍，消耗大量

HCO_3^-，使血液 $NaHCO_3$ 浓度降低；以及碱性物质丢失过多，如严重腹泻丢失大量碱性消化液，使血液 $NaHCO_3$ 浓度降低。

血气分析特点：动脉血 $pH<7.35$ 为失代偿性代谢性酸中毒；pH 正常为代偿性代谢性酸中毒。$HCO_3^-<22mmol/L$，$AG>16\ mmol/L$，动脉血 PCO_2 可随代偿情况而改变。

4. 代谢性碱中毒　即机体由于 $NaHCO_3$ 浓度原发性升高引起的碱中毒。造成代谢性碱中毒的主要原因有：高度的幽门梗阻、高位肠梗阻伴严重呕吐；胃溃疡患者用碱性药物过量等，使体内碱性物质积蓄过多或大量酸性物质丢失造成血液 $NaHCO_3$ 浓度过高。

血气分析特点：动脉血 $pH>7.45$ 为失代偿性代谢性酸中毒；pH 正常为代偿性代谢性酸中毒。$HCO_3^->28mmol/L$，动脉血 PCO_2 可随代偿情况而改变。

5. 混合型酸碱平衡紊乱　两种或三种单纯性酸碱平衡紊乱同时存在时，称为混合性酸碱平衡紊乱。不仅呼吸性与代谢性酸碱中毒可同时存在，甚至酸中毒与碱中毒也可能同时存在。

二、酸碱平衡紊乱的判断

对于酸碱平衡紊乱的实验室诊断，主要依赖于血气分析仪检测系列酸碱指标。根据血气报告，一般应从以下几个方面进行分析。第一，患者是否存在酸碱平衡紊乱，是原发性变化还是继发性变化；第二，如果患者处于酸碱平衡紊乱状态，是呼吸性还是代谢性的，处于代偿期还是非代偿期；第三，酸碱平衡紊乱状态是单纯型的还是混合型的；第四，对患者进行动态观察和综合分析见表 13-1。

表 13-1　酸碱平衡指标

指标	参数	参考值（范围）	代谢性		呼吸性	
			酸中毒	碱中毒	酸中毒	碱中毒
共用	pH	7.35 ~ 7.45 mmol/L	≤ 7.35	≥ 7.45	≤ 7.35	≥ 7.45
	TCO_2	24 ~ 32mmol/L	直接↓	直接↑	间接↓	间接↑
代谢性	SB	22 ~ 26mmol/L	↓↓	↑↑	↑	↓
	BB	45 ~ 52mmol/L	↓↓	↑↑	不变	不变
	BE	-3.0 ~ 3.0mmol/L	↓↓	↑↑	不变	不变
呼吸性	PCO_2	4.7 ~ 6.0kPa	↓	↑	↑↑	↓↓

由于酸碱平衡变化比较复杂，有些学者根据 H-H 方程中 3 个参数，总结绘制出了各种酸碱状况的诊断图，其中以 siggaard-anderson 的酸碱诊断图应用较广泛。利用这个图可以判断酸碱平衡紊乱的类型。

当然，酸碱平衡紊乱有时非常复杂，对酸碱平衡紊乱的诊断有时凭借一次检测是不够的，必须在充分了解原发病的基础上，结合体检多次复查实验室指标，进行综合分析，才能正确地诊断以及发现新的异常。治疗时，除治疗原发病外，针对机体存在酸碱平衡紊乱状态给予适当的纠正。同时，要考虑患者的肝、肾等功能状态，纠正伴发的水、电解质代谢紊乱。科学的方法是临床医生根据实验室测得的血气报告数据，结合患者的临床表现做出病理生理的分析，以指导临床治疗。

实验一　血浆碳酸氢根浓度的测定

血浆碳酸氢根（HCO_3^-）浓度，即体内以 HCO_3^- 形式存在 CO_2 的含量，占血浆中 CO_2 存在形式的 95% 以上。它是一个反映酸碱平衡的常用指标，在代谢性酸中毒或呼吸性碱中毒时，HCO_3^- 浓度降低；代谢性碱中毒或呼吸性酸中毒时 HCO_3^- 浓度升高。

血浆 HCO_3^- 浓度与血液 PCO_2 密切相关，其测定的方法很多，目前有些实验室仍采用酸碱滴定法和酶法。不同测定方法，由于血液标本的来源、采集保存方法及测定原理等不同，结果也不尽相同，以下分别介绍滴定法和酶法。

一、滴定法

【原理】

在待测血浆或血清中加入过量的标准 HCl 溶液，使之与标本中 HCO_3^- 进行中和反应，释放 CO_2，再以酚红为指示剂，用标准 NaOH 溶液滴定剩余 HCl。根据标准 NaOH 溶液的消耗量，即可通过公式计算出血浆 HCO_3^- 浓度。

其反应式如下：

$$HCO_3^- + HCl \rightarrow Cl^- + H_2O + CO_2\uparrow$$

（待测）（定量）

$$NaOH + HCl \rightarrow NaCl + H_2O$$

（剩余）

【试剂及器材】

1.154mmol/L NaCl 溶液　（pH7.0 的生理盐水）。

2.10mmol/L HCl 溶液　准确吸取已精确标定的 1mmol/L HCl 溶液 1mL，移至 100mL 容量瓶中，用生理盐水稀释至刻度。

3.10 mmol/L NaOH 溶液　准确吸取已精确标定的 1 mmol/L NaOH 溶液 1mL，移至 100mL 容量瓶中，用生理盐水稀释至刻度。此液应用塑料试剂瓶密闭保存，约可用 1 周。

4. 酚红指示剂　称取酚红 20mg，加 10 mmol/L NaOH 溶液 5.64mL，研磨溶解后加生理盐水至 100mL。

5. 器材　试管、刻度吸管、微量加液器、微量滴定管、容量瓶。

【实验步骤】

取小试管 2 支，注意孔径一致，按下表操作。

表 13-2 滴定法测定 HCO_3^- 浓度操作步骤

加入物（mL）	滴定管	对照管
酚红指示剂	0.10	0.10
观察两支试管中液体颜色应相同，否则更换试管		
新鲜血浆（清）	0.10	—
10 mmol/L HCl 溶液	0.50	0.50
振摇 1 分钟，CO_2 溢出		
生理盐水	2.4	2.5

将各管混匀，用微量滴定管将 10 mmol/L NaOH，先后滴加入对照管及测定管，当测定管终点色泽与对照管相同，10 秒不退色为滴定终点，记录各管 NaOH 溶液的消耗量。

【计算】

血浆 HCO_3^-（mmol/L）=（标准 HCl 用量 – 测定管消耗标准 NaOH 用量）× 标准 HCl 溶液浓度（mmol/L）× 1/ 血浆（清）用量

=（对照管消耗 NaOH 用量 – 测定管消耗 NaOH 用量）× 10 × 1/0.1

=（对照管消耗 NaOH 用量 – 测定管消耗 NaOH 用量）× 100

【参考范围】

成人 20 ~ 29mmol/L。

儿童 18 ~ 27mmol/L。

【注意事项】

1. 血液标本采集后，应避免与空气接触并迅速分离血浆（清），因血浆（清）接触空气可使部分 CO_2 散失，同时温度自体温下降至室温，均可使血 pH 上升。故一般认为，测定血浆（清）对照管不可省去，并保证测定管与对照管色泽相同。

2. 标准 NaOH 溶液的浓度是影响试验结果准确性的关键。10mmol/L NaOH 溶液很不稳定，应注意密封保存，以免吸收空气中 CO_2 而浓度改变。10 mmol/L HCl 溶液比较稳定，试验中用对照管校正，方法如前述。

【说明】

1. 本法测定结果也包括血浆中的 CO_3^{2-} 及氨基甲酸中的 CO_2，但与 HCO_3^- 相比，由于前两者含量很少可忽略不计，故用 HCO_3^- 表示之。

2. 实际上酚红指示剂敏感性较低，在 pH 轻微变化时并不能反映出来，故血浆（清）对照管作用不大。

二、酶法

【原理】

血浆（清）中的 HCO_3^- 在磷酸烯醇式丙酮酸羧化酶（PEPC）的催化下，与磷酸烯醇式丙酮酸反应，生产草酰乙酸和磷酸；草酰乙酸在苹果酸脱氢酶（MDH）催化下，生产苹果酸，同时将 NADH 氧化成 NAD^+，在 340nm 波长处测定 NADH 吸光度下降值

与样品中 HCO_3^- 含量成正比。反应式如下：

$$磷酸烯醇式丙酮酸 + HCO_3^- \xrightarrow{PEPC} 草酰乙酸 + 磷酸$$

$$草酰乙酸 + NADH + H^+ \xrightarrow{MDH} 苹果酸 + NAD^+$$

【试剂及器材】

1. 酶试剂　试剂成分及在反应液中参考浓度如下：

Tris-HCl 缓冲液　50mmol/L

磷酸烯醇式丙酮酸　1.8mmol/L

PEPC　≥ 300U/L

MDH　≥ 1250U/L

反应液 pH　>0.3mmol/L

硫酸镁　10mmol/L

草氨酸钠　2.5mmol/L

反应液 pH　8.0 ± 0.15

此试剂用煮沸的去 CO_2 蒸馏水复溶，复溶后的试剂加盖存放在 4℃冰箱中保存，可用数小时。

2. HCO_3^- 标准液　30mmol/L

3. 器材　试管、刻度吸管、微量加液器、恒温水浴箱、具有 340nm 波长的分光光度计。

【实验步骤】

1. 手工法操作

(1) 样品收集　采集静脉血 2mL，放置于含有石蜡油和肝素抗凝剂的试管中，混匀，迅速分离血浆，或直接采用血清及时进行测定。

(2) 样品反映及测定　取小试管 3 支，标明测定、标准和空白管，然后按下表操作。

表 13-3　酶法测定 HCO_3^- 浓度操作步骤

加入物 (mL)	测定管	标准管	试剂空白管
酶试剂	2.0	2.0	2.0
血浆 (清)	0.01	—	—
HCO_3^-	—	0.01	—
蒸馏水	—	—	0.01

各管混匀，于 37℃孵育 5 分钟，然后用分光光度计比色。以蒸馏水调零，波长 340nm，光径 1.0cm，分别读取各管吸光度。

【计算】

$$HCO_3^-(mmol/L)=\frac{试剂空白管吸光度-测定管吸光度}{试剂空白管吸光度-标准管吸光度}\times HCO_3^-标准液浓度\ mmol/L$$

【参考范围】

成人 23 ~ 29mmol/L。

【注意事项】

1. 在准备试剂及收集标本时，应严格做好密封工作，以最大限度地减少干扰。

2. 严重高脂血、溶血和黄疸应作标本空白管（血浆 0.01mL，加生理盐水 2.0mL）。

3. 应选用肝素抗凝剂。草酸盐、柠檬酸盐和 EDTA 都不宜使用。

4. 内源性丙酮酸和乳酸的干扰可由草氨酸钠消除。

【临床意义】

1. HCO_3^- 浓度增高　可见于代谢性碱中毒，如幽门梗阻、剧烈呕吐或服用过多碱性药物等；也可见于呼吸性酸中毒代偿期，如呼吸中枢抑制、呼吸衰竭、呼吸肌麻痹、肺气肿、肺心病、支气管扩张和气胸等。

2. HCO_3^- 浓度降低　可见于代谢性酸中毒，如严重腹泻、肾功能衰竭、糖尿病并发酮症酸中毒或服用过多酸性药物等；也可见于呼吸性碱中毒代偿期，如癔症所致换气过度等。

第十四章 实验室质量控制

第一节 概 述

一、临床医学检验质量控制的意义和目的

临床医学检验是医疗工作中非常重要、不可替代的组成部分。在基础医学和医学技术飞速发展的今天，临床医学检验工作也正向着超微量、快速、准确、特异及高度自动化的方向发展。临床医学检验工作的水平、检验结果的质量直接影响医院的诊疗水平——及时、准确、可靠的检验结果有助于医生的正确诊断和合理治疗；低水平的检验质量控制严重影响检验结果的质量，影响整个诊疗过程，甚至引发医疗事故与医疗纠纷。为了保证临床医学检验尤其是临床生物化学检验实验数据的可靠性，为临床提供真实、可信的实验报告，质量控制成为检验医学发展中不可或缺的重要一环。

临床医学检验质量控制的目的就是检测分析中的误差，控制与分析有关的各个环节，使误差控制在“允许限度”（即允许误差）范围内，防止得出不可靠的结果。确保实验数据的真实、可信。

二、临床生物化学检验质量控制发展简史

20 世纪 30 年代，Bell 实验室统计员 Shewhart 将质量控制引入工业生产中，用于产品分组抽样和确定样品组的均值与临界特征范围。

1950 年，两位病理学家 Levey 和 Jennings 利用患者样本进行重复测量，将质量控制引入到医学检验领域。

20 世纪 50 年代末，美国、德国、法国等国家已经开始立法规定，临床生物化学检验必须要有质量控制的保证。目前，WHO 和国际临床生化学会都有质量控制领导机构，领导和管理国际质量控制，并向各国提供标准品的质控物。

20 世纪 60 年代，随着临床医学检验实验室操作的自动化，质量控制变得越来越规范，已经发展到全面质量控制阶段（TQC）。全面质量控制是指全体人员参加的、以数理统计为手段，充分发挥组织管理与专业技术的作用，建立从收集标本到发出报告（或从原材料到产品）完整的质量控制系统。有专门的机构为临床实验室提供商用质控品，支持实验实施常规质量控制。

20 世纪 60 年代到 70 年代，Westgard 多规则质控方法广泛应用于临床实验室的自动分析生化分析仪，以确保实验结果的真实可靠。

同时，我国也在全国各临床生化实验室进行大规模的调查，实行质量控制；此间相继成立了卫生部临检中心，各省市或地区的临床检验中心。明确责任，组织开展全国性和地区性质量控制知识的学习、培训和实施，以保证生化检验的质量。各级卫生行政部门和医院也已将开展质量控制活动作为医院文明建设和评等升级的重要内容之一，以确保质量控制工作能持续有效地进行。医学检验质量控制已经从过去单一的统计质量活动，发展为更趋完备的全面质量控制，并已经遍及临床医学检验各个领域，成为了国际性的活动。

近年来，得益于最先进的自动化仪器在检验实验室的运用以及商品试剂盒和质量控制品的标准化及全面质量控制在医学检验管理中的常规运用，检验过程中的误差得到很好的控制。检验结果与临床信息符合程度越来越高，在疾病的诊断、治疗和预后的估计中起着重要作用。也正因如此，质量控制越来越受到临床和医学检验实验室的重视。

三、临床医学检验质量控制的相关概念

（一）真值与定值

1. 真值 是指采用一组最可靠的参考方法测得的近似真实的数值。这是根据国际临床化学协会（IFCC）公布的有关质控名词解释所规定。严格地说，真值是未知的。

2. 定值 是指标定的质量控制材料的已知值。定值的测得可用决定性方法、参考方法或推荐的常规方法对该物质多次反复测定，测得的该组数据经计算所得的平均值即为定值。临床生化检验中常以定值代表真值进行质量控制。

（二）误差与允许误差

1. 误差 分为系统误差和随机误差。

2. 允许误差 是统计学上样本抽样检查所准许的误差范围。一般生物化学检验结果的允许误差限定在 X ± 2SD 范围，即 95% 可信限范围内。

3. 系统误差 指一系列测定结果与真值有同一倾向的偏离。由恒定的原因引起，具有单向性，在一定条件下重复出现，可校正。系统误差又分为恒定系统误差和比例系统误差。

（1）*恒定系统误差* 是指由干扰物引起的使测定值与真值存在恒定大小的误差。误差大小与被测物浓度无关，而与干扰物浓度相关。

（2）*比例系统误差* 是指相对于被测物浓度有相同的百分比误差，误差的绝对量与被测物浓度成正比。

4. 随机误差 又称偶然误差，是一类不易测定的误差，以偶然不可预料的方式出现，没有一定的大小和方向，数据呈正态分布，不可避免，也不可校正。但可控制在一

定范围内。

引起随机误差的因素既不明确也不可预测，一般由测定仪器、试剂、环境、方法以及分析人员本身等因素造成。分析步骤越多，造成这种误差的机会越多；而随着测定次数的增多，其算术平均值就越接近真值，即随机误差越小。

（三）准确度与精密度

1. 准确度 指在一定实验条件下多次测定的平均值与真值相符合的程度，以误差来表示。它用来表示系统误差的大小。

2. 精密度 指多次重复测定同一量时各测定值之间彼此相符合的程度。表示测定过程中随机误差的大小。

（四）灵敏度与特异性

1. 灵敏度 又称敏感性，真阳性率。实验中，指的是化学反应中能检出的最小值。在病患中，是用实验检查得到阳性结果的百分比。它反映实验发现患者的能力，灵敏度越大表明实验结果准确性越高。

灵敏度 = 真阳性 /（真阳性 + 假阴性）× 100%

2. 特异度 又称特异性，真阴性率，在非病患中，该实验得到阴性结果的百分比。特异度反映实验排除非病患的能力，特异度越大越好。

特异度 = 真阴性 /（真阴性 + 假阳性）× 100%

（五）决定性方法、参考方法和常规方法

1. 决定性方法（definitive method） 是指准确度最高，系统误差最小，经过详细研究没有发现产生误差的原因或在某些方面不够明确的方法，测定结果与“真值”最接近。由于技术要求太高，费用昂贵，不直接用于鉴定常规方法的准确性，只用于发展及评价参考方法和标准品。

2. 参考方法（reference method） 是指准确度与精密度略低于决定性方法，其各种轻微干扰因素已经充分证实的分析方法。这类方法在条件优越的实验室中应经常被使用。但它主要应用于鉴定常规方法、鉴定二级标准品。

3. 常规方法（routine method） 性能指标符合临床或其他目的需要，有适当的分析范围，而且经济实用。在用常规方法作出评价以后，经有关学术组织认可，可以作为推荐方法或选择方法。

临床化学方法之间的关系见图 14-1。

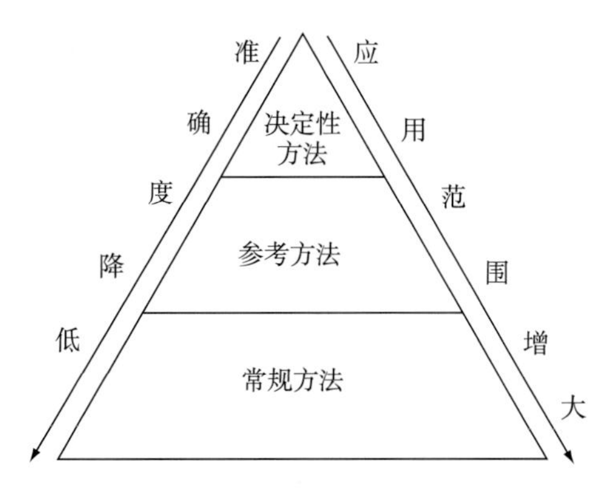

图 14-1　临床化学方法关系图

（六）医学决定水平和参考范围

1. 医学决定水平　在诊断及治疗工作时，对疾病诊断或治疗起关键作用的某一被测成分的浓度，临床上必须采取措施的检测水平。某一测定成分可有多个医学决定水平。如血糖有四个决定水平：2.5mmol/L 表示低于此值出现低血糖症状——昏迷，6.6mmol/L 表示空腹时确定糖尿病的水平，10mmol/L 表示出现尿糖，16.5mmol/L 以上出现高血糖昏迷。

2. 参考范围　包括绝大多数正常人的人体形态、功能和代谢产物等各种生理及生化指标常数。一般以 95% 可信限为界（正态分布以 X ± 2SD 表示，非正态分布用百分位数表示）。

知识链接

在 20 世纪 70 年代以前，人们都以“正常值”一词来表示健康者的生理数据。可是这个概念已经受到多方质疑。1969 年 Grasbeck 首先提出“参考值”的概念，后经 IFCC 认可。“参考值”与“参考范围”是在规定人群中抽样进行测定，由此得到的均数及分布范围，只能作为它所代表人群的判断参考。我们在使用时，一定要注意，不能盲目地把它当作正常与疾病的分界点，要注意它的使用范围，结合临床进行综合评价。

（七）平均数、标准差与变异系数

1. 平均数　是用来说明一组同质计量资料的集中趋势、中心位置或平均水平。临床实验室应用最多的是算术平均数，以 $\overline{X}$ 表示：

$$\overline{X}=\frac{x_1+x_2+......+x_n}{n}=\frac{\sum x}{n}$$

2. 标准差　表示一组正态分布资料的离散程度，常以 S 表示，公式如下：

$$S=\sqrt{\frac{(x_1-\ddot{x})^2+(x_2-\ddot{x})^2+......+(x_n-\ddot{x})^2}{n-1}}=\sqrt{\frac{\sum(x-\ddot{x})^2}{n-1}}$$

3. 变异系数　*CV*，是标准差与样本均数之比，公式如下：

$$CV=\frac{S}{X}\times 100\,\%$$

第二节　全过程质量控制

一项临床生物化学检验，从医生提出申请到检验报告单发出，有分析前、分析中和分析后三个阶段的一系列程序。要得到良好的分析结果，应认真实行全面的质量控制程序。全面质量控制的内容见表 14–1。

表 14–1　全面质量控制的内容

	室内质量控制	室间质量评价
分析前质控	分析中质控	分析后质控
患者准备	工作人员因素	计算、审核结果
原始标本采集	试剂质量	质控图的绘制与应用
标本处理	仪器稳定性	结果统计分析
标本转移和贮存	质控品的性能	与临床对话

分析前、分析中质控属于预防性质量控制，分析后质控和室间质量评价属于回顾性质量控制。

一、预防性质量控制

预防性质量控制至少包括以下几项内容。

1. 领导重视、组织健全、措施落实、经费与人员有保证，确保质量控制经常化，真正起到保证质量的作用。

2. 重视检验人员的素质提高，尤其要加强在实践中坚持不断的培训教育，工作量与人员数要有适当的比例，负荷过大或过小都不适宜。

3. 要保证实验室中仪器、水、试剂、标准品及控制品的质量（参考分析化学）。

4. 选择并评价各种分析方法，各种分析方法须有良好的精密性和准确性，且有详尽的操作规程。

5. 实验室的组织管理要落实，如环境、设备、规章制度等，各级人员的职责要明确。

6. 做好标本分析前的正确处理工作，如病人准备、标本收集方法及初步处理方法等。

二、回顾性质量控制

包括做好室内质量控制和参加室间质量评价等工作（见第四、五节）（图 14–2）。

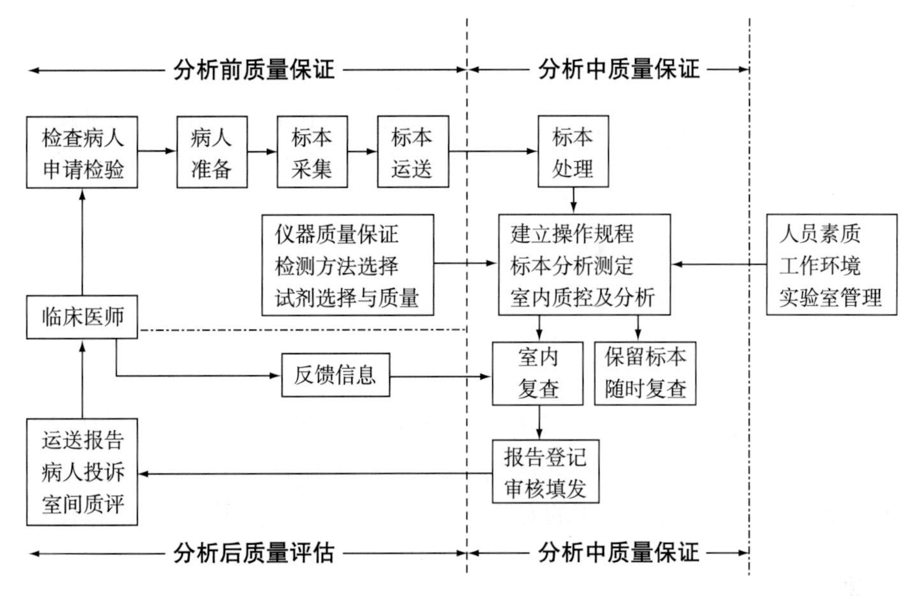

图 14-2 全面质量控制实验保证体系

第三节 临床生化检验室内质量控制

室内质量控制系各实验室为了监测和评价本室工作质量，以决定常规检验报告能否发出所采取的一系列检查、控制手段，包括实验室工作的全过程，旨在检测和控制本室常规工作的精密度，并检测其准确度的改变，提高本室常规工作中批间和日间标本检测的一致性。

一、控制物的种类及其使用

控制物是一个广义名词，它包括标准控制物溶液及控制血清等，目前国内外主要使用未定值的控制血清，随常规标本做室内质控。

（一）控制血清的种类

1. 液态控制血清 有动物血和人血制备的控制血清。目前液态控制血清多为实验室自己制备，其中各种成分的含量经实验室多次测定后确定。

2. 冻干控制血清 多由动物血清（猪、牛、马等）制备，分定值与未定值两种。未定值控制血清多用于室内质控，其成分含量由该实验室多次测定后确定。定值血清多由厂家测定或由邀请某些设备及技术水平较好的实验室协助共同测定，此种血清多供室内核对数值使用。

3. 参考血清 其成分经几种参考方法测定。用冻干血清时其瓶间变异小于 0.25%，一般是先经透析，除去某些成分，再加入已知量的所需纯品。可用于校正仪器及评价试验方法。

（二）使用控制血清注意事项

1. 自制冰冻血清 分装后应注意冰冻保存或低温 -10℃ ~ -20℃。如果在一天内连续使用，应注意加盖，避免蒸发。液体血清的优点是不存在分装的问题。但液体血清容易发生细菌污染，细菌污染会改变许多生化成分。

2. 冰冻混合血清 在低温情况下取出后，应放置使全溶解，注意混匀后再使用。

3. 冻干血清 应严格按照说明书规定操作，注意冻干血清的均一性。即各瓶间差异应在允许范围内，如有怀疑，可随机抽取二三瓶互作测定，观察瓶间差异。如怀疑血清变质或不能较长时间保存，投入使用前应做稳定性试验。一般采用 -10 或 -20℃，室温及 37℃三种温度保存，连续定期做测定，将所得数值做比较，观察差异情况。

4. 定值及定限问题 目前均有市售定值控制血清供应。用户往往容易盲目采用产品商所给的数值，但各实验室所用的实验方法不同，因此，在使用前还应作校对。

二、室内质量控制的主要方法

（一）常规质控图（$\overline{X}$-S 图）

$\overline{X}$-S 图法是国内外目前采用最广泛的一种常规室内质量控制方法。一般步骤和具体做法如下：

1. OCV 和 RCV 的测定及计算 ① OCV（optimal condition variance）：最佳条件下的变异。是指实验室在最理想的条件下（包括仪器、试剂、工作人员等）进行重复测定所能达到的最小变异。选择含量均匀、稳定性良好的未定值质控血清，在“最佳条件”，对该批血清反复测定（至少 20 份），计算出 20 个结果的 X、S 和 CV，此 CV 即为 OCV。② RCV（routine condition variance）：常规条件下的变异。是指在常规工作条件下，进行重复测定的达到的实际变异。 取测过 OCV 的质量控制血清，每天随病人标本测定一瓶，20 天后，计算 X、S 和 CV，此 CV 即为 RCV。③ OCV 可每天做 4、5 批测定，每批测一瓶血清，这样在 4、5 天内即可得到 20 个数值，所测得的 OCV 综合表达了批间和日间的精密度。④ RCV 是常规条件下日间精密度的表达指标，因此，测定时必须保证所有标本的处理条件一致，而且每天要重新打开一瓶，只测一份，20 个数据要来自 20 天的测定。⑤在 OCV 测定中，如有某个数据超出 X ± 3S 范围，则应废除全部数据，重新测定 OCV。⑥在 RCV 测定中，有一个数据超出 X ± 3S 范围，则删除此数据，用剩余的 19 个数据计算 RCV：如有一个以上数据超出 X ± 3S 范围，则应废除该批数据，重新测定 RCV。⑦通常 RCV 比 OCV 大，但一般不超过 2 倍。⑧对同一批号质量控制血清 OCV 和 RCV 测定中所得 $\overline{X}$ 应十分一致，否则应查找原因。

2. OCV 和 RCV 图的绘制 OCV 和 RCV 图十分相似，当使用全国统一印发的质控图纸时，基本步骤如下：

①在纵坐标上标出 $\overline{X}$、$\overline{X}$ + 2S、$\overline{X}$ − 2S、$\overline{X}$ + 3S、$\overline{X}$ − 3S 的标志，并将其具体值标在左侧标尺上。

②用红笔画出 $\overline{X}\pm2S$(警告限)，用蓝笔画出 $\overline{X}\pm3S$ 线（失控限）：即成为一张 OCV（或 RCV）的“空图”。

③填齐图纸上方的各项，如测定项目，测定单位，血清来源及批号，起止日期，主要仪器及使用波长等。测定过程中的特殊情况应在备注栏内记录。

④在图纸下方的“日期”、“测定值”和“操作者”栏内按原始记录填入相应内容，边填写边核对。注意数据顺序应严格按实际操作情况，不得颠倒。日期一栏内，在 OCV 测定中，应改为检测批次（或序号），在 RCV 测定中应改为填写实际日期。

⑤画出每个检测值所对应的图点，用直线将各点按顺序连接，以便于观察。OCV 和 RCV 图中各点应呈正态分布，如失去正态分布特点，应进行分析。

3. $\overline{X}$–S 质控图的应用

（1）测定值的分布规律　按统计学规律，控制血清的数值应依据下列规律分布：① 95% 的结果应落在 $\overline{X}\pm2S$ 范围内。②有 5% 的结果可在 $\overline{X}\pm2S$ 外，但在 $X\pm3S$ 内。③均值两侧的数据分布几乎相同，不能有连续 5 次结果在均值的同一侧，或 5 次数值渐升或渐降，不能连续有 2 次结果在 $\overline{X}\pm2S$ 以外。④没有数值落在 $\overline{X}\pm3S$ 以外。结果违反上述规律时，称为失控。

（2）质控图的几种失控表现　①曲线漂移：“漂移”现象提示存在系统误差，准确度发生了一次性的向上或向下的改变。这种变化往往是由于一个突然出现的新的情况引起的。如更换标准品的生产厂家及批号；重新配制试剂及操作人员的变换等。在寻找原因时，应重点注意“漂移”现象的前后发生了哪些变动因素（图 14–3a）。②趋势性变化：向上或向下的趋势性变化，表明检测的准确度发生了逐渐的变化（图 14–3b）。这种变化往往是由于一个逐渐改变的因素造成的，如试剂的挥发、吸水、沉淀析出、分光光度计的波长渐渐偏移、光电池老化及质控血清本身的变质等。而更换标准品、试剂或操作者等一次性变化的因素则不大可能造成趋势性变化。③精密度的变化：指常规测定中出现日间差异较大的情况（图 14–3c）。

4. 失控后的处理　一般可按以下步骤处理：①填写失控报告单，上报实验室负责

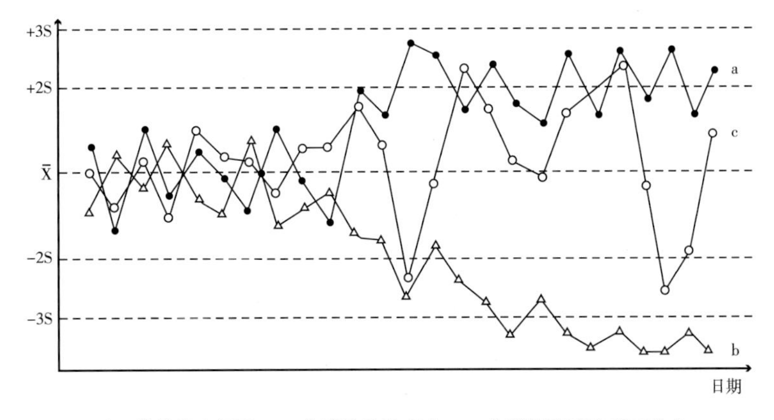

（a. 曲线发生漂移；b. 曲线趋势性变化；c. 曲线精密度出现变化）

图 14–3　$\overline{X}$–S 质控图的几种失控表现

人。②迅速回顾、检查整个操作过程，是否有发生错误的环节，如计算错误、吸管及波长选择是否用错等。③如操作步骤均无问题，可重复试验一次，如有改进，说明误差很可能为操作错误所致，如加标本量或试剂量的错误，波长或滤光片选择的错误等偶然误差所致。④如重做后仍不能更正，可取一份新鲜的控制血清重作，观察是否能更正；⑤如仍不能解决问题，取一份定值血清，用同样方法测定，如结果良好，可能为原血清变质。⑥如仍未得到更正，应仔细检查仪器的各种性能是否正常。⑦如仍未得到纠正，应重新配制试剂或标准液，重新在操作中查找原因。

（二）Westgard 多规则的应用

1. 多规则的构思

（1）在多规则控制方法中，其建议使用 2 个控制品，浓度为一高一低，形成一个范围的控制。

（2）在控制图上绘 7 条平行线，即 $\overline{X}$、$\overline{X}\pm1S$、$\overline{X}\pm2S$、$\overline{X}\pm3S$。

（3）在 Westgard 多规则控制方法中，将 1_{2s} 作为警告规则，不是失控规则。充分利用它对误差检出灵敏度高的特点，但又限制了它对误差识别特异性的弱点，它只指出可能有问题，最后判别要经过系列顺序检查，由其他规则判断。

（4）经过选择，将 1_{3s},2_{2s},R_{4s},4_{1s},$10_{\overline{X}}$ 等列为失控规则，大大提高了多规则的控制效率。

2. 将各规则合在一起形成逻辑判断检索程序。如图 14–4。

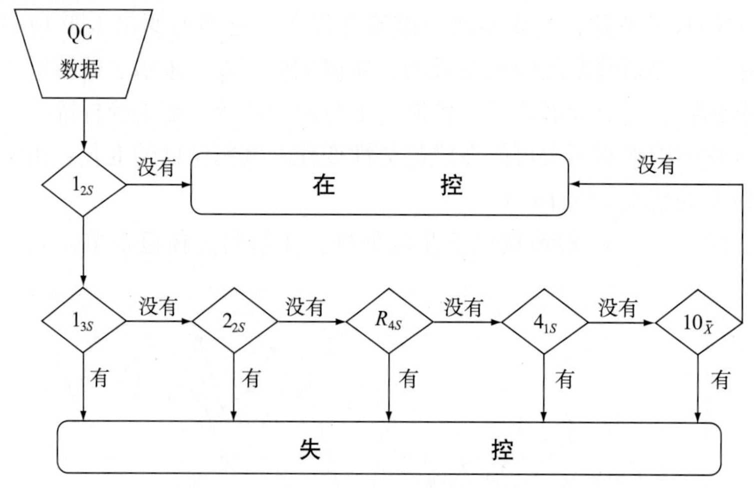

图 14–4 Westgard 多规则逻辑判断检索

3. 各规则的含义

（1）1_{2s} 警告规则 在某水平的控制值超出 $\overline{X}\pm2S$。

（2）1_{3s} 失控规则 在某水平的控制值超出 $\overline{X}\pm3S$。

（3）2_{2s} 失控规则 同一个水平的控制品的连续 2 次控制值同方向超出 $\overline{X}\pm2S$ 限值。或在 1 批检测中，2 个水平的控制值同方向超出 $\overline{X}\pm2S$ 限值。

（4）R_{4s} 失控规则 在同一批检测中，1 个控制品的控制值超出 $\overline{X}\pm2S$ 限值；另 1

个控制品的控制值超出 $\overline{X}$–2S 限值，表现为失控。

（5）4_{1s} 失控规则 1 个水平的控制品的连续 4 次控制值超出了 $\overline{X}\pm1S$ 或 2 个水平的控制品同时连续 2 次的控制值同方向超过 $\overline{X}\pm1S$ 的限值。

（6）$10_{\overline{X}}$ 失控规则 1 个水平的控制品的连续 10 次控制值在均值的同一侧，另一种是 2 个水平的控制品同时连续各有 5 次的控制值在均值的同一侧。

4. 注意事项

（1）1_{2s} 为警告规则，不是失控规则。若本批检验没有出现挖掘结果超出 $\overline{X}\pm2S$ 限值线，表示本批结果没有问题，在控，可以发生报告。若本批检验有一个控制结果超出 $\overline{X}\pm2S$ 限值线，表示本批结果可能有问题，符合 1_{2s} 规则。要检查一下，是一个警告，但不是失控。按多规则程序去检查是否确实有上述的 5 种失控表现。

（2）出现失控时必然已经有了 1_{2s} 规则。失控规则中的各种表现必然已经有 1_{2s} 表现，并且连同这个 1_{2s} 表现一起，形成了各个规则的表现，此时才列为失控。如没有出现 1_{2s} 表现但结果已出现倾向性表现，如已有多次结果偏于 $\overline{X}$ 一侧，甚于 $\overline{X}\pm S$ 以外，这些都不属失控。应主动寻找原因予以纠正，努力减小误差。

5. 几种不恰当的做法 ①控制结果落在 $\overline{X}\pm2S$ 线上就认为失控，这是错误的理解。请注意前面每一点讲“超出”的含义，凡未超出 $\overline{X}\pm2S$，即使在线上都不属于有问题，不必作任何处理，更不是失控。②控制结果超出 $\overline{X}\pm2S$，马上重做。并且将原来的结果抹去，点上新的接近 X 的结果。1_{2s} 是警告规则，不是失控规则。出现超出 2S 限值，不应马上重做，应检查是否发生真正失控的表现。即使失控，也不要将超出 2S 的结果或失控结果抹去，只要将超出 3s 的点子去掉即可。因为将这些点子都去掉，使质控值结果分布范围缩小，下个月控制图的 s 变小；控制范围变的不真实，加大了控制难度。出现 1_2s 表现较好的做法，应先检查是否有失控。确实失控，不仅控制品重做，更应检查失控原因，纠正错误后连同病人样本一起重做。将失控结果和纠正结果均点于图上，做好失控记录。若不是失控，既不要重做控制品，也不必做其他处理，照发报告。符合要求的控制图，就该是所有结果均匀分布于 $\overline{X}\pm2S$, 而不只是在 $\overline{X}\pm1S$ 范围。③直接使用厂商的定值及允许范围作为控制图上的均值和标准差。每个实验室必须自己通过测定，累积控制值来计算自己的均值和标准差，用于自己的控制图上。严格地讲各实验室的检验方法一定不同于厂商的检验方法。厂商提供的允许范围是他们的“保险”范围，不是控制范围，一般很大。它只是告诉用户，你的测定值在此范围内，说明控制品没问题，不说明其他。

第四节 临床生化检验室间质量评价

室间评价（external quality assessment）应在室内质控的基础上进行，方法是组织若干实验室共同在规定的时间内测定同一批血清，收集测定结果作出统计学分析。目的在于调查各参加实验室的工作质量，观察试验的准确性。

比较各实验室间的数值，并采取相应措施使各实验室结果渐趋一致。

一、室间质量评价的作用和目的

（一）室间质量评价的作用

室间质量评价，简称室间质评（EQA），是利用实验室间的比对来确定实验室能力的活动，实际上它是指为确保实验室维持较高的检测水平而对其能力进行考核、监督和确认的一种验证活动。参加 EQA 计划，可为评价实验室所出具的数据是否可靠和有效提供客观的证据。它的主要作用可归纳为以下四点：①评价实验室是否具有胜任其所从事检测工作的能力；②作为实验室的外部措施，来补充实验室内部的质量控制程序；③是对权威机构进行的实验室现场检查的补充；④增加患者和临床医生对实验室能力的信任度，而这种信任度对实验室的生存与发展而言，是非常重要的。

（二）室间质量评价的目的

EQA 是为确定实验室能力而进行的活动，是指按照预先规定的条件，由两个或多个实验室对相同或类似被测物品进行检测的组织、实施和评价。

二、室间质量控制的统计方法

主要以测定值与靶值的离散程度为评价依据。常用的方法有以下几种：

（一）变异指数得分（VIS）

VIS 即变异指数得分。VI < 400 时，VIS = VI；当 VI > 40 时，VIS = 400，其主要目的在于防止由于个别过大的偶然差错造成对检测水平全面评价的假象。一般情况下，VIS 只计整数位，并不带正负符号。VIS 越低越好，当测定结果与靶值完全一样时，VIS = 0。

WHO 对发展中国家在国际质量评价中的标准为 VIS < 50 为优秀；VIS < 100 为良好；VIS < 150 为及格。我国根据具体情况确定对参加全国质量评价活动的实验室 VIS < 80 为优良；VIS < 150 为及格。一般认为，VIS > 200，表明结果中有临床上不允许的误差，而 VIS = 400 的测定结果则会造成临床的严重失误，是绝对不许可的。

（二）变异指数移动总均值（OMRVIS）

OMRVIS 是动态反映实验室工作质量的一个指标，表示实验室工作质量提高或下降的总趋势。假设在一次室间质量评价活动中，某实验室得到 12 个项目的 VIS，其平均值则代表了这次活动时该室工作的质量水平。但这个水平并非偶然的和孤立的，它既是前一阶段工作质量情况发展的必然结果，又是下一阶段工作质量的基础。因此，它只是一个连续的、不断发展变化过程中的一个环节。为了真实生动地反映这一工作质量连续变化的客观过程，采取移动平均值的表达方式，它较少受偶然因素的影响而对总的发展趋势有较好的代表性。

实验　质量控制图的绘制

【实验目的】

1. 巩固质量控制中相关参数的计算。
2. 掌握质量控制图绘制的基本步骤。
3. 学会分析质量控制图。
4. 养成实事求是的实验态度。

【实验试剂与器材】

1. 某时期某单位质控数据。
2. 质量控制图。
3. 计算器、铅笔等文具。

【实验步骤】

1. 填写实验室质量控制的原始记录数据。注意数据顺序，并边填写边核对。

附：某实验室用 GOD-POD 法测定血糖质控品，2012 年 1~5 月间所有数据计算得 $\overline{X}$=5.9，S=0.21。测得 2012 年 6 月的结果如表 14-2:

表 14-2　某实验室 2012 年 6 月血糖质控结果 (GOD-POD 法)

日期	1 号	2 号	3 号	4 号	5 号	6 号	7 号	8 号	9 号	10 号
结果	5.7	5.8	6.0	6.0	5.8	5.7	6.2	5.9	5.4	5.6
日期	11 号	12 号	13 号	14 号	15 号	16 号	17 号	18 号	19 号	20 号
结果	5.7	6.1	5.8	5.7	5.6	5.5	5.3	5.9	6.1	6.0
日期	21 号	22 号	23 号	24 号	25 号	26 号	27 号	28 号	29 号	30 号
结果	6.0	6.4	5.7	6.1	6.2	5.2	5.9	6.1	6.5	6.3

2. 计算 CV 值。
3. 在纵坐标上标出 $\overline{X}$、$\overline{X}\pm 2S$、$\overline{X}\pm 3S$ 的标志，并将其具体值标在左侧标尺上。
4. 用红笔画出 $\overline{X}\pm 2S$，用蓝笔画出 $\overline{X}\pm 3S$ 线。
5. 填齐图纸上其他各项等。
6. 画出每个检测值所对应的图点，并用直线连接相邻各点。
7. 分析绘制好的质量控制图。失控者请标示出失控点，并说明失控原因。
8. 简述失控后的处理措施。

附 ________ 临床检验质量控制图

单位名称：________ 起止日期： 年 月 日至 年 月 日

试验项目：________ 方法：________ 仪器型号：________ 使用波长：______nm

质控物来源与批号：________ 你室测定的RCV：X______ S______ CV______%

+3S																															
+2S																															
X																															
-2S																															
-3S																															
测定值																															
测定者																															
日 期	1	2	3	4	5	6	7	8	9	10	11	12	13	14	15	16	17	18	19	20	21	22	23	24	25	26	27	28	29	30	31

本月的 X________ S：________ CV：________%

备 注

第十五章　分子生物学诊断

第一节　聚合酶链反应诊断技术

知识链接

1983年春天的一个晚上，穆里斯在蜿蜒的乡间公路上开着车，一段DNA反复复制的景象在他的脑海里冒了出来。同年8月穆里斯着手证明这个构想的可行性。但是实验结果始终不够肯定，顶多只在电泳凝胶上形成一条若有若无的线条，不能说服旁人PCR发挥了增幅的功效。在自动化的仪器出现之前，PCR是个一个需要长时间反复操作的实验，手脚不利落的人是做不来的。直至1985年初，公司的日裔技术员才木加入工作，才木的结果干净漂亮，让人无从置疑。该结果于1985年发表在《科学》，自此PCR之名及其强大的应用性就广为人知了。

PCR的最大特点，是能将微量的DNA大幅增加。因此，无论是化石中的古生物、历史人物的残骸，还是几十年前凶杀案中凶手所遗留的毛发、皮肤或血液，只要能分离出一丁点的DNA，就能用PCR加以放大，进行比对。这也是“微量证据”的威力之所在。PCR的发明人穆里斯（K.Mullis）也因此获得了1993年的诺贝尔化学奖。

一、PCR技术原理

聚合酶链反应(PCR)是20世纪80年代中期发展起来的体外核酸扩增技术。它具有特异、敏感、产率高、快速、简便、重复性好、易自动化等突出优点；能在一个试管内将所要研究的目的基因或某一DNA片段于数小时内扩增至十万乃至百万倍，使肉眼能直接观察和判断；可从一根毛发、一滴血甚至一个细胞中扩增出足量的DNA供分析研究和检测鉴定。过去几天几星期才能做到的事情，用PCR技术几小时便可完成。PCR技术是生物医学领域中的一项革命性创举和里程碑。

（一）PCR技术简史

1. PCR的最早设想　核酸研究已有100多年的历史，20世纪60年代末70年代初人们致力于研究基因的体外分离技术，Korana于1971年最早提出核酸体外扩增的设想：

“经过DNA变性，与合适的引物杂交，用DNA聚合酶延伸引物，并不断重复该过程便可克隆基因”。

2.PCR的实现　1985年美国PE公司人类遗传研究室的Mullis等发明了具有划时代意义的聚合酶链反应。其原理类似于DNA的体内复制，只是在试管中给DNA的体外合成提供一种合适的条件——模板DNA，寡核苷酸引物，DNA聚合酶，合适的缓冲体系，DNA变性、复性及延伸的温度与时间。但由于早期使用的DNA聚合酶不耐热，在DNA模板进行热变性时，会导致此酶失活，每加入一次酶只能完成一个扩增反应周期，给PCR技术操作程序添了不少困难。这使得PCR技术在一段时间内没能引起生物医学界的足够重视。到了1988年初，Keohanog改用T_4DNA聚合酶进行PCR，其扩增的DNA片段很均一，真实性也较高，只有所期望的一种DNA片段。但每循环一次，仍需加入新酶。1988年A.Chien等从美国黄石公园的温泉中生存的一株水生嗜热杆菌中提取到一种耐热DNA聚合酶。此酶具有以下特点：①耐高温，在70℃下反应2h后其残留活性大于原来的90%，在93℃下反应2h后其残留活性是原来的60%，在95℃下反应2h后其残留活性是原来的40%。②在热变性时不会失活，不必在每次扩增反应后再加新酶。这样就大大提高了扩增片段特异性和扩增效率，增加了扩增长度(2.0Kb)。由于提高了扩增的特异性和效率，因而其灵敏性也大大提高。此酶被命名为Taq DNA多聚酶(Taq DNA Polymerase)。此酶的发现使PCR的应用迅速得到推广。

知识链接

第一篇报道分离耐高温DNA聚合酶的论文的作者是台湾的年轻科学家——钱嘉韵。1973年，钱嘉韵随着留学热潮到俄亥俄州的辛辛那提大学生物系就读。她的指导老师崔拉对一种黄石公园的热泉里发现的嗜热菌感到好奇，就让钱嘉韵及另一位美国学生以该细菌为论文研究的主题。在另一位老师的指导下，钱嘉韵学会了从细胞中分离蛋白质，成功分离出该细菌耐高温的Taq DNA聚合酶。1975年获硕士学位后，钱嘉韵转往衣阿华州立大学取得神经生物学博士学位，1982年回到阳明医学院神经科学研究所任教。那篇历史性作品，发表于1976年的《细菌学杂志》，她是第一作者只不过用了英文名字Alice，再加上她后来挂了夫姓（Chang），以至没有太多人知道，该篇被广为引用的文章的作者A. Chien就是钱嘉韵。Taq DNA聚合酶不但大大简化了PCR工作，同时专一性及活性都比之前使用的酶更强，背景信号也几乎都消除了。

（二）PCR技术的基本原理

PCR技术的基本原理类似于DNA的天然复制过程，其特异性依赖于与靶序列两端互补的寡核苷酸引物。PCR由变性—退火—延伸三个基本反应步骤构成。

1. 模板DNA的变性　模板DNA经加热至93℃左右一定时间后，使模板DNA双链或经PCR扩增形成的双链DNA解离，使之成为单链，以便它与引物结合，为下轮反应作准备。

2. 模板 DNA 与引物的退火(复性) 模板 DNA 经加热变性成单链后，温度降至 55℃左右，引物与模板 DNA 单链的互补序列配对结合。

3. 引物的延伸 DNA 模板—引物结合物在 TaqDNA 聚合酶的作用下，以 dNTP 为反应原料，靶序列为模板，按配对与半保留复制原理，合成一条新的与模板 DNA 链互补的半保留复制链重复循环变性—退火—延伸三过程，就可获得更多的“半保留复制链”，而且这种新链又可成为下次循环的模板。每完成一个循环需 2~4 分钟，2~3 小时就能将待扩目的基因扩增放大几百万倍。

PCR 扩增产物可分为长产物片段和短产物片段两部分。短产物片段的长度严格地限定在两个引物链 5’端之间，是需要扩增的特定片段。短产物片段和长产物片段是由于引物所结合的模板不一样而形成的，以一个原始模板为例，在第一个反应周期中，以两条互补的 DNA 为模板，引物是从 3’端开始延伸，其 5’端是固定的，3’端则没有固定的止点，长短不一，这就是“长产物片段”。进入第二周期后，引物除与原始模板结合外，还要同新合成的链(即“长产物片段”)结合。引物在与新链结合时，由于新链模板的 5’端序列是固定的，这就等于这次延伸的片段 3’端被固定了止点，保证了新片段的起点和止点都限定在引物扩增序列以内、形成长短一致的“短产物片段”。不难看出“短产物片段”是按指数倍数增加，而“长产物片段”则以算术倍数增加，几乎可以忽略不计，这使得 PCR 的反应产物不需要再纯化，就能保证足够纯 DNA 片段供分析与检测用。

(三) PCR 体系的基本成分

1. 引物 引物是 PCR 特异性反应的关键，PCR 产物的特异性取决于引物与模板 DNA 互补的程度。理论上只要知道任何一段模板 DNA 序列，就能按其设计互补的寡核苷酸链做引物，利用 PCR 就可将模板 DNA 在体外大量扩增。

设计引物应遵循以下原则：①引物长度：15　30bp，常用为 20bp 左右。②引物扩增跨度：以 200　500bp 为宜，特定条件下可扩增长至 10kb 的片段。③引物的组成：G+C 含量以 40%　60% 为宜，G+C 太少扩增效果不佳，G+C 过多易出现非特异条带。ATGC 最好随机分布，避免 5 个以上的嘌呤或嘧啶核苷酸的成串排列。④避免引物内部出现二级结构，避免两条引物间互补，特别是 3’端的互补，否则会形成引物二聚体，产生非特异的扩增条带。⑤引物 3’端的，特别是最末及倒数第二个，应严格要求配对，以避免因末端不配对而导致 PCR 失败。⑥引物的特异性：引物应与核酸序列数据库的其他序列无明显同源性。⑦引物量：每条引物的浓度 0.1~1 μmoL 或 10~100pmol，以最低引物量产生所需要的结果为好，引物浓度偏高会引起错配和非特异性扩增，且可增加引物之间形成二聚体的机会。

2. 酶及其浓度 目前有两种 TaqDNA 聚合酶供应，一种是从栖热水生杆菌中提纯的天然酶，另一种为大肠菌合成的基因工程酶。酶的浓度过高可引起非特异性扩增，浓度过低则合成产物量减少。

3.dNTP 的质量与浓度　dNTP 的质量与浓度和 PCR 扩增效率有密切关系，dNTP 粉呈颗粒状，如保存不当易变性失去生物学活性。dNTP 溶液呈酸性，使用时应配成高浓度后，以 1MNaOH 或 1MTris-HCL 的缓冲液将其 pH 调节到 7.0　7.5，小量分装，-20℃冰冻保存。多次冻融会使 dNTP 降解。在 PCR 反应中，dNTP 应为 50~200 μmoL/L，尤其是注意 4 种 dNTP 的浓度要相等（等摩尔配制），如其中任何一种浓度不同于其他几种时（偏高或偏低），就会引起错配。浓度过低又会降低 PCR 产物的产量。dNTP 能与 Mg^{2+} 结合，使游离的 Mg^{2+} 浓度降低。

4. 模板（靶基因）核酸　模板核酸的量与纯化程度是 PCR 成败与否的关键环节之一，提取的核酸即可作为模板用于 PCR 反应。一般临床检测标本，可采用快速简便的方法溶解细胞，裂解病原体，消化除去染色体的蛋白质使靶基因游离，直接用于 PCR 扩增。RNA 模板提取一般采用异硫氰酸胍或蛋白酶 K 法，要防止 RNase 降解 RNA。

5. Mg^{2+} 浓度　Mg^{2+} 对 PCR 扩增的特异性和产量有显著的影响，在一般的 PCR 反应中，各种 dNTP 浓度为 200 μmoL/L 时，Mg^{2+} 浓度为 1.5　2.0mmol/L 为宜。Mg^{2+} 浓度过高，反应特异性降低，出现非特异扩增，浓度过低会降低 TaqDNA 聚合酶的活性，使反应产物减少。

（四）PCR 反应条件的选择

1. 温度与时间的设置　基于 PCR 原理三步骤而设置变性—退火—延伸三个温度点。在标准反应中采用三温度点法，双链 DNA 在 90℃ ~95℃变性，再迅速冷却至 40℃ ~60℃，引物退火并结合到靶序列上，然后快速升温至 70℃ ~75℃，在 TaqDNA 聚合酶的作用下，使引物链沿模板延伸。对于较短靶基因（长度为 100~300bp 时）可采用二温度点法，除变性温度外退火与延伸温度可合二为一，一般采用 94℃变性，65℃左右退火与延伸（此温度 TaqDNA 酶仍有较高的催化活性）。

（1）变性温度与时间　变性温度低，解链不完全是导致 PCR 失败的最主要原因。一般情况下，93℃ ~94℃ 1 分钟足以使模板 DNA 变性，若低于 93℃则需延长时间，但温度不能过高，因为高温环境对酶的活性有影响。此步若不能使靶基因模板或 PCR 产物完全变性，就会导致 PCR 失败。

（2）退火（复性）温度与时间　退火温度是影响 PCR 特异性的较重要因素。变性后温度快速冷却至 40℃ ~60℃，可使引物和模板发生结合。由于模板 DNA 比引物复杂得多，引物和模板之间的碰撞结合机会远远高于模板互补链之间的碰撞。退火温度与时间，取决于引物的长度、组成及其浓度，还有靶基序列的长度。对于 20 个核苷酸，G+C 含量约 50% 的引物，55℃为选择最适退火温度的起点。

（3）延伸温度与时间　PCR 反应的延伸温度一般选择在 70℃ ~75℃之间，常用温度为 72℃，过高的延伸温度不利于引物和模板的结合。PCR 延伸反应的时间，可根据待扩增片段的长度而定，一般 1Kb 以内的 DNA 片段，延伸时间 1 分钟是足够的。3~4Kb 的靶序列需 3~4 分钟；扩增 10Kb 需延伸至 15 分钟。延伸时间过长会导致非特异性扩增带的出现。对低浓度模板的扩增，延伸时间要稍长些。

2. 循环次数 循环次数决定PCR扩增程度。PCR循环次数主要取决于模板DNA的浓度。一般的循环次数选在30~40次之间，循环次数越多，非特异性产物的量亦随之增多。

（五）PCR反应特点

1. 特异性强 PCR反应的特异性决定因素为：①引物与模板DNA特异正确的结合；②配对原则；③TaqDNA聚合酶合成反应的忠实性； ④靶基因的特异性与保守性。其中引物与模板的正确结合是关键。引物与模板的结合及引物链的延伸遵循配对原则。聚合酶合成反应的忠实性及TaqDNA聚合酶耐高温性，使反应中模板与引物的结合（复性）可以在较高的温度下进行，结合的特异性大大增加，被扩增的靶基因片段也就能保持很高的正确度。再通过选择特异性和保守性高的靶基因区，其特异性程度就更高。

2. 灵敏度高 PCR产物的生成量是以指数方式增加的，能将皮克($pg=10^{-12}$)量级的起始待测模板扩增到微克($\mu g=10^{-6}$)水平。能从100万个细胞中检出一个靶细胞；在细菌学中最小检出率为3个细菌。

3. 简便、快速 PCR反应用耐高温的TaqDNA聚合酶，一次性地将反应液加好后，即在DNA扩增液和水浴锅上进行变性—退火—延伸反应，一般在2~4小时完成扩增反应。扩增产物一般用电泳分析，不需要用同位素，无放射性污染、易推广。

4. 对标本的纯度要求低 不需要分离病毒或细菌及培养细胞，DNA粗制品及总RNA均可作为扩增模板。可直接用临床标本如血液、体腔液、洗漱液、毛发、细胞、活组织等粗制的DNA扩增检测。

二、PCR产物的检测

PCR产物是否为特异性扩增，其结果是否准确可靠，必须对其进行严格地分析与鉴定才能得出正确的结论。PCR产物的分析，可依据研究对象和目的不同而采用不同的分析方法。

（一）凝胶电泳分析

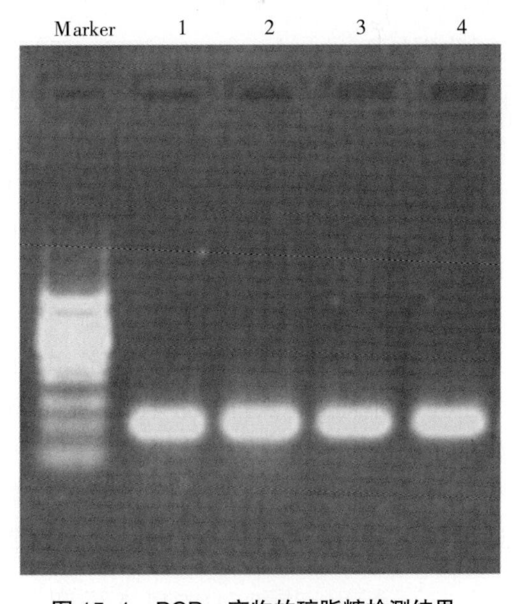

图15-1 PCR 产物的琼脂糖检测结果

PCR产物电泳，EB溴乙锭染色紫外仪下观察，初步判断产物的特异性。PCR产物片段的大小应与预计的一致，特别是多重PCR，应用多对引物，其产物片断都应符合预计的大小，这是起码条件。核酸的检测目前多采用琼脂糖凝胶电泳（图15-1），通常采用1%~2%的琼脂糖凝胶，供检测用。6%~10%聚丙烯酰胺凝胶电泳的分离效果比琼脂糖好，分辨率高，但是制备相对比较麻烦，因而常用于科研及相关的检测分析。

（二）分子杂交

分子杂交是检测 PCR 产物特异性的有力证据，也是检测 PCR 产物突变的有效方法。分子杂交可以有效地确定 PCR 的产物是否为特异性的扩增，但其操作相对较复杂，故临床应用较少。

（三）Southern 印迹杂交

在两引物之间另合成一条寡核苷酸链（内部寡核苷酸）标记后做探针，与 PCR 产物杂交。此法既可作特异性鉴定，又可以提高检测 PCR 产物的灵敏度，还可知其分子量及条带形状，该法主要用于科研。

（四）斑点杂交

将 PCR 产物点在硝酸纤维素膜或尼膜薄膜上，再用内部寡核苷酸探针杂交，观察有无着色斑点，该法主要用于 PCR 产物特异性鉴定及变异分析。

（五）核酸序列分析

这是目前检测 PCR 产物特异性的最可靠方法，通常由专业的测序公司来完成。

第二节　实时荧光定量 PCR

事实上，第一节中介绍的 PCR 检测方法，无论是哪一种，在临床的操作实践中都是很难实现的。就以最常规的琼脂糖电泳来讲，在每天要检测上百例甚至上千例的样本时，仅在电泳槽中加样就是一个非常大的工作量，而且极易造成偏差，影响检测的结果。而且以上的结果均是对 PCR 的最终结果进行检测，再根据扩增的结果推测原始模板含量的情况，因此应用于临床时，假阳性率及假阴性率都很高。也正是因为这个原因，PCR 检测在很长的一段时间内主要应用于科研而极少用于临床，直至荧光定量 PCR 的出现。

无论是对遗传病（如地中海贫血和血友病）、传染病（如肝炎和艾滋病）或肿瘤进行基因诊断，还是研究药物对基因表达水平的影响，或者监控药物和疗法的治疗效果，定量 PCR 技术都可以发挥很大作用。定量 PCR 技术的最新进展是实时荧光定量。该技术借助于荧光信号来检测 PCR 产物，一方面提高了灵敏度，另一方面还可以做到 PCR 每循环一次就收集一个数据，建立实时扩增曲线，准确地确定 CT 值，从而根据 CT 值确定起始 DNA 拷贝数，做到了真正意义上的 DNA 定量。这是 DNA 定量技术的一次飞跃。

一、荧光定量PCR的基本原理

实时荧光定量是指在 PCR 反应体系中加入荧光基团，利用荧光信号累积实现了实时监测整个 PCR 进程，对起始模板进行定量分析的方法。根据所使用的技术不同，荧光定量 PCR 又可以分为 TaqMan 探针和 SYBRGreenI 荧光染料两种方法。比较而言，探针杂交技术在原理上更为严格，所得数据更为精确；荧光染料技术则成本更为低廉，实验设计更为简便。在选择实验方案时要根据实验目的和对数据精确度的要求来决定。

定量实验与定性实验最大的不同，是要考虑统计学要求并对数据进行严格的校正，以消除偶然误差。因此重复实验和设立内对照非常重要。当然与定性实验一样，定量 PCR 也要设立阴性和阳性对照，以监控试剂和实验操作方面可能出现的问题。

1. TaqMan 荧光探针　PCR 扩增时在加入一对引物的同时再加入一个特异性的荧光探针，该探针为一寡核苷酸，两端分别标记一个报告荧光基团和一个淬灭荧光基团。探针完整时，报告基团发射的荧光信号被淬灭基团吸收；PCR 扩增时，Taq 酶的 5'–3' 外切酶活性将探针酶切降解，使报告荧光基团和淬灭荧光基团分离，从而荧光监测系统可接收到荧光信号，即每扩增一条 DNA 链，就有一个荧光分子形成，实现了荧光信号的累积与 PCR 产物形成完全同步（图 15–2）。

2. SYBRGreen 荧光染料　在 PCR 反应体系中，加入过量 SYBRGreen 荧光染料，SYBRGreen 荧光染料非特异性地掺入 DNA 双链后，发射荧光信号，而不掺入链中的 SYBRGreen 染料分子不会发射任何荧光信号，从而保证荧光信号的增加与 PCR 产物的增加完全同步（图 15–3）。

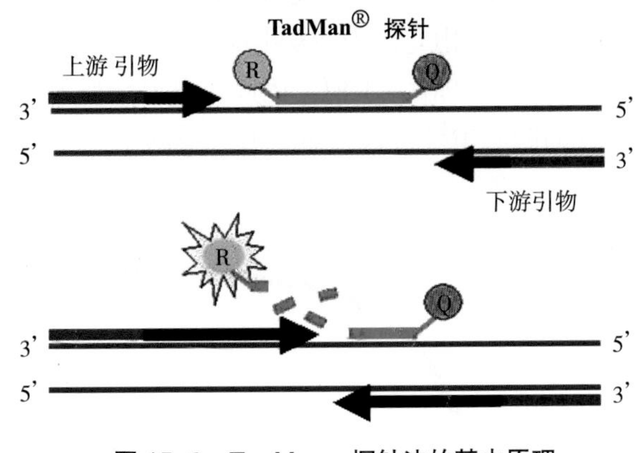

图 15–2　TaqMan　探针法的基本原理

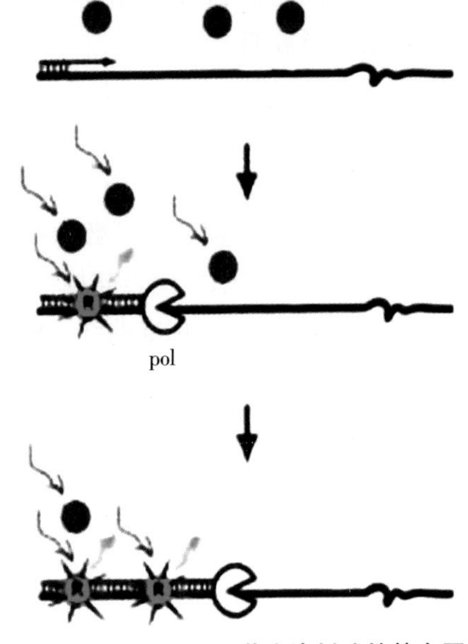

图 15–3　SYBRGreen 荧光染料法的基本原理

二、荧光定量中的几个基本概念

（一）扩增曲线

荧光定量 PCR 也被称为 Real–TimePCR。该技术是在常规 PCR 基础上加入荧光标记探针或相应的荧光染料来实现其定量功能的。随着 PCR 反应的进行，PCR 反应产物不断累计，荧光信号强度也等比例增加。每经过一个循环，收集一个荧光强度信号，这样我们可以通过荧光强度变化监测产物量的变化，从而得到一条荧光扩增曲线图。

一般而言，荧光扩增曲线可以分成三个阶段：荧光背景信号阶段，荧光信号指数扩增阶段和平台期。在荧光背景信号阶段，扩增的荧光信号被荧光背景信号所掩盖，无法判断产物量的变化。而在平台期，扩增产物已不再呈指数级的增加，PCR 的终产物量与起始模板量之间没有线性关系，根据最终的 PCR 产物量也不能计算出起始 DNA 拷贝数。只有在荧光信号指数扩增阶段，PCR 产物量的对数值与起始模板量之间存在线性关系，我们可以选择在这个阶段进行定量分析。

（二）荧光定量 PCR 中参数的含义

为了定量和比较的方便，在实时荧光定量 PCR 技术中引入了几个非常重要的概念：基线，阈值线和 Ct 值。

1. 基线（baseline） 是指在 PCR 扩增反应的最初数个循环里，荧光信号变化不大。接近一条直线，这样的直线即是基线。

2. 阈值线（threshold） 一般将 PCR 反应的前 15 个循环的荧光信号作为荧光本底信号，荧光阈值是 PCR 的第 3–15 个循环荧光信号标准偏差的 10 倍，荧光阈值设定在 PCR 扩增的指数期。

3. CT 值 表示每个 PCR 反应管内荧光信号到达设定的阈值线时所对应的循环数。在荧光定量 PCR 技术中，CT 值是一个很重要的概念，C 代表 Cycle，T 代表 threshold。研究表明，每个模板的 CT 值与该模板的起始拷贝数的对数存在线性关系：起始拷贝数越多，CT 值越小；起始拷贝数越低，CT 值越大。利用已知起始拷贝数的标准品可作出标准曲线，其中横坐标代表起始拷贝数的对数，纵坐标代 CT 值。因此，只要获得未知样品的 CT 值，即可从标准曲线上计算出该样品的起始拷贝数。如图 15–4 所示。

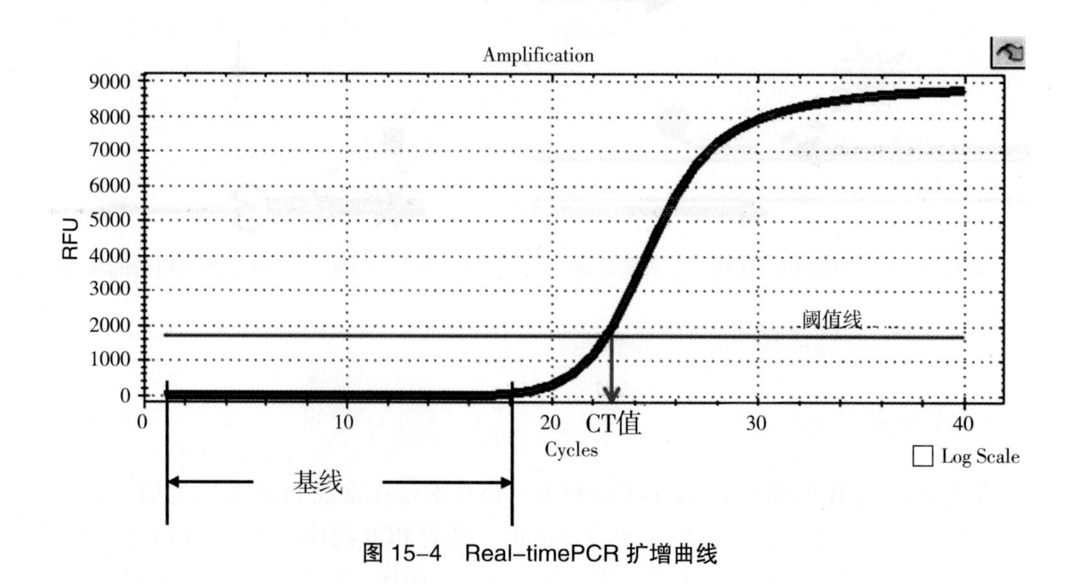

图 15–4 Real–timePCR 扩增曲线

三、荧光定量PCR的方法应用

目前荧光定量 PCR 在试剂应用中主要采用的方法有绝对定量法和相对定量法。

1. 绝对定量 绝对定量分析用于确定未知样本中某个核酸序列的绝对量值，即通常所说的拷贝数。绝对定量最为简单的方法就是标准曲线法，用一系列已知浓度的标准品制作标准曲线，在同等条件下目的基因测得的荧光信号量同标准曲线进行比较，从而得到目的基因的量。该标准品可以是纯化的质粒双链 DNA，体外转录的 RNA，或者是体外合成的单链 DNA。目的基因与标准品在不同的反应管内同时进行扩增，使用的荧光材料可以是杂交探针、水解探针或是 SYBRGreenI。

定量实验，误差是不可避免的。设立重复实验对数据进行统计处理，可以将误差降低到最小。所以定量实验的每个样本至少要重复 3 次以上，严格的定量更应当重复 6~8 次，以满足小样本统计的要求。如果做绝对定量，则标准曲线需要在 5 个点以上。标准曲线使用的标准品是浓度已知的 DNA 样本，可以自己制备，也可以购买商品化的试剂盒。其 PCR 反应条件应当与未知样本的一致，以便在同一反应板上同时定量。阴性对照中不加模板 DNA，以水或缓冲液代替，用于检验是否存在 PCR 污染。阳性对照则用于检验 PCR 试剂和实验操作上可能出现的问题。

2. 相对定量 相对定量用于测试一个测试样本中目标核酸序列与校正样本中同一序列表达的相对变化。相对定量可以测定经过不同处理样本之间特定基因的表达差异(如药物处理、物理处理、化学处理等)，特定基因在不同时相的表达差异以及 cDNA 芯片或差显结果的确证。另外我们还通常会引入熔解曲线来证明扩增的特异性。

熔解曲线的设置是在整个 PCR 完成后进行，从 60℃升至 95℃，每升高 1℃仪器会自动收集荧光信号，得到的熔解曲线是逐渐下降的过程，且在 Tm 值下降最快，为方便分析，我们将温度与荧光强度的变化求导，即得到单峰的熔解曲线（图 15-5）。这样我们就可以证明引物的特异性良好，实验结果不受非特异性扩增和引物二聚体的干扰。

四、荧光定量PCR的临床应用

1. 产前诊断 人们对遗传性物质改变引起的遗传性疾病还无法治疗，到目前为止还只能通过产前监测，减少病婴出生，以防止各类遗传性疾病的发生，如为减少 X 连锁遗传病患儿的出生，从孕妇的外周血中分离胎儿 DNA，用实时荧光定量 PCR 检测其 Y 性别决定区基因是一种无创伤性的方法，易为孕妇所接受。

2. 病原体检测 采用荧光定量 PCR 检测技术可以对淋球菌、沙眼衣原体、解脲支原体、人类乳头瘤病毒、单纯疱疹病毒、人类免疫缺陷病毒、肝炎病毒、流感病毒、结核分枝杆菌、EB 病毒和巨细胞病毒等病原体进行定量测定。与传统的检测方法相比具有灵敏度高、取样少、快速简便等优点。

3. 药物疗效考核 对乙型肝炎病毒 (HBV)、丙型肝炎病毒 (HCV) 定量分析显示病毒量与某些药物的疗效有关。HCV 高水平表达，干扰素治疗作用不敏感，而 HCV 低滴度，干扰素作用敏感；在拉米夫定治疗过程中，HBV-DNA 的血清含量曾有下降，随后若再

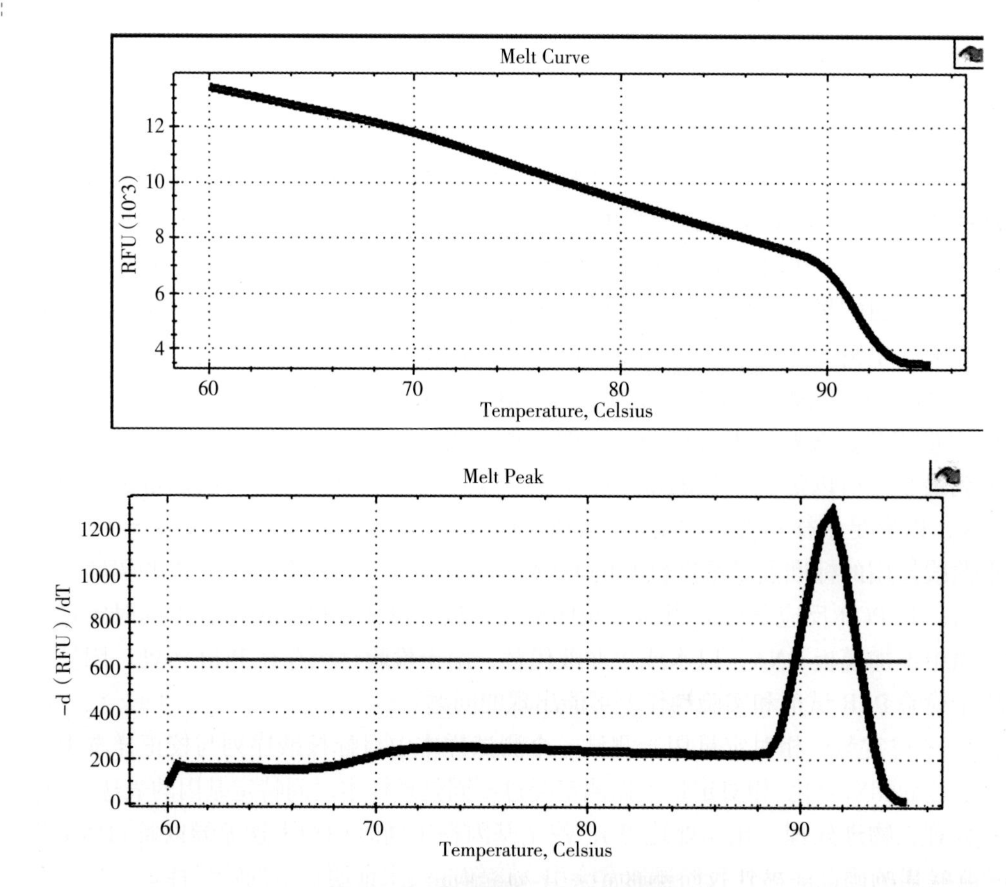

图 15-5 荧光定量 PCR 的熔解曲线

度上升或超出以前水平，则提示病毒发生变异。

4. 肿瘤基因检测 尽管肿瘤发病的机理尚未清楚，但相关基因发生突变是致癌性转变的根本原因已被广泛接受。癌基因的表达增加和突变，在许多肿瘤早期就可以出现。实时荧光定量 PCR 不但能有效地检测到基因的突变，而且可以准确地检测癌基因的表达量。目前用此方法进行端粒酶 hTERT 基因、慢性粒细胞性白血病 WT1 基因、肿瘤 ER 基因、前列腺癌 PSM 基因、肿瘤相关的病毒基因等多种基因的表达检测。

第三节 常用的分子诊断技术

在临床医学检验中，以 DNA 分析为核心的分子生物学诊断技术是当今医学研究和应用的热点，并迅速在向医学的各个领域渗透。应用相关技术对遗传疾病检测、癌基因外源基因的检测、甚至是个体化的用药方案的制定，都是必不可少的手段。

（一）DNA 序列测定

目前应用的两种快速序列测定技术是 Sanger 等（1977 年）提出的酶法（双脱氧链终止法）和 Maxam（1977 年）提出的化学降解法。虽然其原理大相径庭，但这两种方法都同样生成相互独立的若干组带放射性标记的寡核苷酸，每组核苷酸都有共同的起点，却随机终止于一种（或多种）特定的残基，形成一系列以某一特定核苷酸为末端的长度各不相同的寡核苷酸混合物，这些寡核苷酸的长度由这个特定碱基在待测 DNA 片段上的位置所决定。然后通过高分辨率变性聚丙烯酰胺凝胶电泳，经放射自显影后，从放射自显影胶片上直接读出待测 DNA 上的核苷酸顺序。

DNA 序列测定的简便方法为详细分析大量基因组的结构和功能奠定了基础，时至今日，绝大多数蛋白质氨基酸序列都是根据基因或 cDNA 的核苷酸序列推导出来的。

双脱氧终止法和化学降解法自 1997 年提出并逐渐完善，无疑是目前公认的两种最通用、最有效的 DNA 序列分析方法。但实际操作中都存在一些共同的问题，如放射性核素的污染、操作步骤繁琐、效率低和速度慢等缺点，特别是结果判断的读片过程实在是费时又乏味的工作。随着计算机软件技术、仪器制造和分子生物学研究的迅速发展，DNA 自动化测序技术取得了突破性进展，以其简单（自动化）、安全（非同位素）、精确（计算机控制）和快速等优点，已成为今天 DNA 序列分析的主流。

（二）DNA 限制性长度多态性分析

在人群中人体间基因的核苷酸序列存在着差异性，这被称为 DNA 多态性。与基因突变相比，这种核苷酸的序列改变不会对基因的功能产生有害的影响，是 DNA 序列的中性变异。在人类的基因组中存在着几类多态性，如单碱基改变，小卫星 DNA 和微卫星重复。最简单的一类是单碱基的改变。发生在一种限制性内切酶的识别位点上的单碱基改变，能破坏这个酶的识别序列并取消该位点。此外，多态性还有可能创造出新位点。这种自然形成的单碱基多态性将改变酶切 DNA 片段的大小，使其电泳迁移率发生差异，琼脂糖电泳即可检测出这种差异。如果一个限制性酶切位点被破坏，与群体比较其多态性片段将变大；如果产生新的位点，多态性片段将变小。这种由于限制性内切酶位点变化导致的 DNA 片段长度的差异称为限制性片段长度多态性（RFLP）。通过分析这种变异的片段，可推测基因结构是否改变。根据统计资料，在人类的基因组中大约每间隔 1Kb 就有一个单碱基多态，其中六分之一可以用 RFLP 来检测。

（三）基因芯片

随着人类基因组（测序）计划的逐步实施以及分子生物学相关学科的迅猛发展，越来越多的动植物、微生物基因组序列得以测定，基因序列数据正在以前所未有的速度迅速增长。然而，怎样去研究如此众多基因在生命过程中所担负的功能就成了全世界生命科学工作者共同的课题。为此，建立新型杂交和测序方法以对大量的遗传信息进行高效、快速的检测、分析就显得格外重要了。

基因芯片（又称 DNA 芯片、生物芯片）技术就是顺应这一科学发展要求的产物，它的出现为解决此类问题提供了光辉的前景。该技术系指将大量（通常每平方厘米点阵密度高于 400）探针分子固定于支持物上后与标记的样品分子进行杂交，通过检测每个探针分子的杂交信号强度进而获取样品分子的数量和序列信息。通俗地说，就是通过微加工技术，将数以万计、乃至百万计的特定序列的DNA片段（基因探针），有规律地排列固定于硅片、玻片等支持物上，构成的一个二维DNA探针阵列，与计算机的电子芯片十分相似，所以被称为基因芯片。基因芯片主要用于基因检测工作。基因芯片从实验室走向工业化直接得益于探针固相原位合成技术和照相平板印刷技术的有机结合以及激光共聚焦显微技术的引入。基因芯片技术由于同时将大量探针固定于支持物上，所以可以一次性对样品大量序列进行检测和分析，从而解决了传统核酸印迹杂交技术操作繁杂、自动化程度低、操作序列数量少、检测效率低等不足。通过设计不同的探针阵列、使用特定的分析方法可使该技术具有多种不同的应用价值，如基因表达谱测定、实变检测、多态性分析、基因组文库作图及杂交测序等。

第四节　分子诊断的临床应用

分子诊断是以分子生物学理论为基础，利用分子生物学的技术和方法来研究人体内源性或外源性生物大分子和大分子体系的存在、结构和表达调控的变化，为疾病的预防、预测、诊断、治疗和转归提供信息。

以往对疾病的实验室诊断是基于疾病的表型改变，如对糖尿病的诊断，要检测患者的血糖和糖化血红蛋白是否已升高到一定的浓度。分子诊断主要以引起疾病的基因为检查对象，属于病因学诊断，对疾病的检测结果不仅具有描述性，更上升到了预测性。分子诊断不仅可对有表型改变出现的疾病做出准确诊断，还可对疾病基因型的变异做出诊断。

分子诊断技术可广泛应用于疾病诊断和治疗、药物筛选、农作物的优育优选、司法鉴定、食品卫生监督、环境检测、国防、航天等许多领域，它将为人类认识生命的起源、遗传、发育与进化、为人类疾病的诊断、治疗和防治开辟全新的途径。

PCR产品占据目前分子诊断的主要市场，基因芯片是分子诊断市场发展的主要趋势。PCR产品灵敏度高、特异性强、诊断窗口期短，可进行定性、定量检测，可广泛用于肝炎、性病、肺感染性疾病、优生优育、遗传病基因、肿瘤等，填补了早期免疫检测窗口期的检测空白，为早期诊断、早期治疗、安全用血提供了有效的帮助。

基因芯片作为一种先进的、大规模、高通量检测技术，应用于疾病的诊断，其优点有以下几个方面：一是高度的灵敏性和准确性；二是快速简便；三是可同时检测多种疾病。如应用于产前遗传性疾病检查，抽取少许羊水就可以检测出胎儿是否患有遗传性疾病，同时鉴别的疾病可以达到数十种甚至数百种，这是其他方法所无法替代的，非常有助于“优生优育”这一国策的实施。又如对病原微生物感染诊断，目前的实验室诊断技术所需的时间比较长，检查也不全面，医生往往只能根据临床经验做出诊断，降低了诊断的准确率，如果在检查中应用基因芯片技术，医生在短时间内就能知道病人是哪种病原微生物感染；而且能测定病原体是否产生耐药性、对哪种抗生素产生耐药性、对哪种抗生素敏感等，这样医生就能有的放矢地制定科学的治疗方案；再如对具有高血压、糖尿病等疾病家族史的高危人群普查、恶性肿瘤普查等，如采用了基因芯片技术，立即就能得到可靠的结果，其他对心血管疾病、神经系统疾病、内分泌系统疾病、免疫性疾病、代谢性疾病等，如采用了基因芯片技术，其早期诊断率将大大提高，而误诊率会大大降低，同时有利于医生综合了解各个系统的疾病状况。

实验一　基因扩增检验标本的处理保存及核酸提取

【实验目的】

应用聚合酶链反应（PCR）技术测定临床标本中的病原体核酸成分，是一种高度敏感且最为直接的检测手段。由于临床标本中含有蛋白质、脂类等物质，可干扰 PCR 反应，故在做 PCR 反应前必须进行核酸提取。经典的核酸提取方法通常是加去污剂（SDS 等）裂解细胞，经蛋白酶处理、有机溶剂提取及乙醇沉淀等步骤。

由于样本的处理及保存对 DNA 和 RNA（尤其是 RNA）的影响较大，因此在核酸测定时标本的处理及适当保存对测定结果的准确有效非常重要。

临床常见的标本有血清（浆）、全血、分泌物、棉拭子、脓液、体液、新鲜组织、石蜡切片等，这些临床标本的处理和保存方法各有不同。

【实验原理】

血清（浆）标本的处理：一些病原体，如乙肝病毒（HBV）、丙肝病毒（HCV）、人类免疫缺陷病毒（HIV）等的 PCR 检测常采用血清或血浆标本。

HBV：标本通常由医护人员采集，应注意避免溶血，如为血浆标本注意抗凝剂的选择，一般用 EDTA-Na_2 或枸橼酸钠，不可使用肝素。标本为全血时，及时分离出血浆，提取病毒 DNA 进行检测。

HCV：检测 RNA 病毒。由于 RNA 极易降解，标本的制备和保存方式往往可以影响测定结果。若用血浆标本，应使用 EDTA 抗凝。严禁使用肝素，因其对 PCR 扩增有抑制作用，且无法在核酸提取过程中去除。抗凝后 6 小时内分离血浆。如用血清标本，则应尽快（2 小时内）分离血清进行检测，或 -20℃保存。

全血标本：通常用来提取外周血单个核细胞核酸；如基因组 DNA、线粒体 DNA、总 RNA 等。抗凝剂一般使用 EDTA-Na_2、枸橼酸钠，不使用肝素。

痰标本：痰属于分泌物，临床上常用作结核杆菌 DNA 测定样本，由于痰标本中含大量黏蛋白和杂质，故在核酸提取时，一定要对标本进行前处理，即用 4%NaOH 液化，去除黏蛋白，然后用煮沸或蛋白酶、酚 / 氯仿等经典法提取 DNA。

以下以外周血基因组 DNA 的提取为例说明 DNA 的提取过程。

【实验器材】

0.9%NaCl 异丙醇或无水乙醇 Eppendorf 管微量加样器等。

【实验步骤】

1. 取抗凝血 300 μL。
2. 加无菌重蒸水 1000 μL；13000rpm/min 离心 5 分钟。

3. 弃上清，加 100 μL 5mol/L KI，旋涡振荡 30 秒。

4,0.9% NaCl 300 μL，450 μL 氯仿；异戊醇，充分混匀 5 分钟；13000rpm/min 离心 5 分钟。

5. 吸上清，加等体积的异丙醇或者 2 倍体积的无水乙醇，轻轻混匀，13000rpm/min 离心 5 分钟。

6. 弃上清，加 800 μL 70% 乙醇洗涤，13000rpm/min 离心 5 分钟。

7. 弃去 70% 乙醇，离心 1 分钟，将残液用移液器取出，自然干燥；20 μL 无菌重蒸水，混匀溶解备用。

【实验结果】

取 10 μL 提取的 DNA 与 DNALadderMarker 进行琼脂糖凝胶电泳分析，分析结果采用紫外灯照相，分析。

实验二　聚合酶链反应

【实验目的】

了解聚合酶链反应（PCR）的基本原理及其影响因素，掌握 PCR 的基本操作过程。

【实验仪器】

PCR 仪、台式离心机、电泳仪、电泳槽、紫外检测仪。

【实验试剂】

1. 引物：用去离子水配成 10 μ mol/ μL。

2. Taq 聚合酶。

3. 10 × PCR 反应缓冲液（加镁离子）。

4. dNTPs：四种核苷酸混合物，浓度为 10mM。

5. 模板：含有 R 基因片段的重组 cDNA 的质粒。

6. 1% 琼脂糖凝胶。

7. 50 × TAE 电泳缓冲液 (1000mL)，Tris 242g，$Na_2EDTA \cdot 2H_2O$37.2g，溶于 600mL 去离子水中；加冰乙酸 57.1mL, 最后用去离子水定容至 1000mL。

8. 6 × 上样缓冲液 0.25% 溴酚蓝, 0.25% 二甲苯腈蓝, 30% 甘油，溶于水中, 4℃保存。

【实验步骤】

1. 反应混合液的配制　在一个 0.5mLPCR 管中加入下列成分：

两种引物（各）	2 μL
10 × PCR 缓冲液	10 μL
dNTPs	2 μL
模板	1 μL
Taq 酶	0.5 μL
去离子水	补至 100 μL

充分混匀，离心片刻，使液体沉至管底。

实际操作时，先根据所需进行的反应数，配制反应混合物（按上述配方，不含模板）。每组进行 3 个反应，需配制 76 μL 反应混合物，则按上述配方的 4 倍进行配制。然后分装于 4 个 PCR 管中，每管 19 μL。其中 3 管每管加入 1 μL 模板，另一管加入 1 μ L 水，作为对照。

2. PCR 反应条件 94℃，3 分钟；循环 2~31：94℃变性 45 秒、52℃退火 45 秒、72℃延伸 1 分钟；共 30 个循环；最后 72℃延伸 10 分钟。反应结束后，取 5 μL 反应产物在 1% 琼脂糖凝胶上进行电泳分析，其余置 4℃保存备用。

（1）用 1×TAE 缓冲液配制琼脂糖凝胶；在电子天平上准确称取琼脂糖 0.2g，倒入 100mL 三角瓶，加入 20mL 缓冲液。

（2）微波炉上加热 40 秒。

（3）待冷却至 60℃左右时，加入 1 μL 溴化乙啶，摇匀。

（4）将凝胶倒入预先准备好的制胶板上，插入梳子，待冷却。

（5）取 5 μLPCR 产物在 1 %琼脂糖胶上电泳：80V，20 分钟。

（6）取出凝胶，在紫外灯下观察，记录观察结果。

3. PCR 产物的纯化

（1）向 PCR 产物中加入等体积的酚 / 氯仿 / 异戊醇（25:24:1，v/v），混匀。

（2）14000r/m 离心 5 分钟。

（3）取上清液，再加等体积的酚 / 氯仿 / 异戊醇（25:24:1，v/v），混匀。

（4）14000r/m 离心 15 分钟。

（5）取上清液，加入 1/10 体积的 3MNaAc(pH5.2) 和 2.5 倍体积的无水乙醇，混匀，-20℃放置 2 小时或过夜。

（6）4℃，14000r/m 离心 15 分钟，弃上清液。

（7）沉淀用 70% 乙醇洗涤 1 次。

（8）14000r/m 离心 10 分钟，弃上清，风干。获得纯化的 PCR 产物。

【注意事项】

由于 PCR 灵敏度非常高，所以特别需要防止反应混合物受到 DNA 的污染，因此在实验中应注意下列事项：

1. 所有与 PCR 有关的试剂，只作 PCR 实验专用，不得挪作它用。

2. 操作中使用的 PCR 管、离心管、吸头等，只能一次性使用。

3. 特别注意防止引物受到用同一引物扩增的 DNA 的污染。所有试剂，包括引物，应从母液中取一部分稀释成工作液以供平常使用，避免污染母液。